AME 学术盛宴系列图书 3H003

世界急诊外科学会临床实践指南
（第3版）

主编　[以]约拉姆·克鲁格（Yoram Kluger）
　　　[意]费德里科·科科利尼（Federico Coccolini）
主译　聂时南　赵晓东　杨志洲

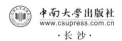

中南大学出版社
www.csupress.com.cn
·长沙·

WSES

AME
Publishing Company

图书在版编目（CIP）数据

世界急诊外科学会临床实践指南/（以）约拉姆·克鲁格（Yoram Kluger），（意）费德里科·科科利尼（Federico Coccolini）主编；聂时南，赵晓东，杨志洲主译. —3版. —长沙：中南大学出版社，2020.8
　ISBN 978 - 7 - 5487 - 3641 - 7

　Ⅰ.①世… Ⅱ.①约… ②费… ③聂… ④赵… ⑤杨… Ⅲ.①外科—急性病—诊疗—指南　Ⅳ.①R605.97-62

中国版本图书馆CIP数据核字(2019)第107433号

AME 学术盛宴系列图书 3H003

世界急诊外科学会临床实践指南
（第 3 版）

SHIJIE JIZHENWAIKE XUEHUI LINCHUANG SHIJIANZHINAN (DI-SAN BAN)

[以]约拉姆·克鲁格（Yoram Kluger）

[意]费德里科·科科利尼（Federico Coccolini）　主编

聂时南　赵晓东　杨志洲　主译

□丛书策划　郑　杰　汪道远

□项目编辑　陈海波　廖莉莉

□责任编辑　孙娟娟　李　娴　江苇妍

□责任校对　石曼婷

□责任印制　周　颖　潘飘飘

□版式设计　王　李　林子钰

□出版发行　中南大学出版社

　　　　　　社址：长沙市麓山南路　　　　　　邮编：410083

　　　　　　发行科电话：0731-88876770　　　　传真：0731-88710482

□策　划　方　AME Publishing Company

　　　　　　地址：香港沙田石门京瑞广场一期，16 楼 C

　　　　　　网址：www.amegroups.com

□印　　装　天意有福科技股份有限公司

□开　　本　787×1092　1/16　□印张 23.5　□字数 459 千字　□插页

□版　　次　2020 年 8 月第 1 版　□2020 年 8 月第 1 次印刷

□书　　号　ISBN 978 - 7 - 5487 - 3641 - 7

□定　　价　185.00 元

原著主编

约拉姆·克鲁格（Yoram Kluger）

以色列理工学院（Israel Institute of Technology Haifad），医学博士，FACS主席。以色列Rambam医疗保健校园（Rambam Health Care Campus）普外科主任，布鲁斯·拉帕波特医学技术学院（Bruce Rappaport Faculty of Medicine Technion）外科系主席。

费德里科·科科利尼（Federico Coccolini）

医学博士，意大利贝加莫"Papa Giovanni XXIII"医院（前"Ospedali Riuniti"医院）急诊科、普外科、移植科和创伤外科的顾问外科医生。

编委风采

主译

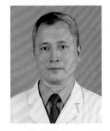

聂时南 主任医师、教授、博士生导师

中国人民解放军东部战区总医院急诊医学科主任

南京大学、南方医科大学、南京医科大学等教授，兼任国家卫健委卫生应急处置指导专家，中国医师协会急诊医师分会副会长，中国急诊专科医联体副主席，中华医学会急诊医学分会全国委员，解放军急救医学专业委员会副主任委员，国家卫健委能力建设和继续教育急诊学专家委员会委员，《中华急诊杂志》《中国急救医学》《临床急诊杂志》《解放军医学杂志》等杂志常务编委、编委。主持国家、军队及省部级课题多项，发表论文100余篇，获军队科学技术进步奖4项，主编、主译及参编专著10部。被表彰为原南京军区"优秀一线带兵人"，荣立二等功1次、三等功2次，被评为南京地区"人民满意的卫生工作者"暨"十佳医生"及江苏省医院管理先进工作者，荣获首届"中国急诊事业坚守奖"，全国首届"白求恩式好医生"荣誉称号，"首届感动无锡联保中心十大人物"荣誉称号，军队急救医学突出贡献奖，江苏省有突出贡献中青年专家称号。

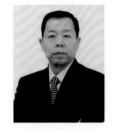

赵晓东 主任医师，教授，博士生导师，中央保健组专家

中国人民解放军总医院第四医学中心急救部主任

兼任解放军急救医学专业委员会主任委员、中国医师协会急诊医师分会候任会长、中华医学会急诊医学分会副主任委员、中国急诊专科医联体执行主席、北京急诊医学学会急诊外科分会主任委员、国家卫健委能力建设急诊专家委员会副主任委员、北京急诊医学学会副会长、中国医师协会军民融合卫生培训学院副院长。《解放军医学杂志》副主编，*Journal of Translational Internal Medicine*副主编，《中华急诊医学杂志》《协和医学杂志》《中国急救医学》《临床急诊杂志》《创伤外科杂志》《临床误诊误治》《中华老年多器官疾病》等杂志常务编委及编委。担任全军重大课题和医疗科技成果奖评审专家、中华医学科技奖评审委员会评审专家、首都卫生发展科研基金评审专家。获得解放军总医院科学技术成果一等奖、军队医疗成果三等奖、盛志勇医学成就二等奖、马万祺医学奖等奖励。

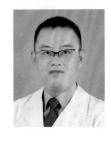

杨志洲 副主任医师、副教授、硕士研究生导师

中国人民解放军东部战区总医院急诊医学科副主任

第二军医大学硕士，南京大学博士，江苏省"科教强卫工程"青年医学人才，江苏省第五期"333高层次人才培养工程"第三层次培养对象。已发表论文20余篇，其中8篇被SCI收录，单篇最高影响因子6.008分，获得国家实用新型专利4项，主持国家自然科学基金、中国医师协会睿E基金、全军青年培育项目、江苏省课题及南京总医院课题各1项，以第二完成人获得军队科技进步二等奖1项。担任中国医师协会急诊医师分会急诊外科专业委员会委员、全军急救医学专业委员会危重症学组秘书、中国医师协会急诊医师分会急诊外科专业委员会委员。获中国医师协会急诊医师分会"急诊未来"杰出青年中国急诊医师，军队优秀专业技术人才岗位津贴三类津贴、全军急诊青年岗位标兵。荣获三等功1次，嘉奖5次。

副主译

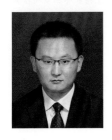

孙兆瑞 特聘文员、副研究员、科主任助理，南京大学生物学博士

中国人民解放军东部战区总医院急诊医学科

主要研究方向为脓毒症肺损伤和百草枯中毒致肺纤维化发生发展的分子机制，主持和参与多项国家自然科学基金、江苏省"科教强卫工程"青年医学人才项目、中国博士后/江苏省博士后课题、江苏省社发面上项目、全军面上项目等国家级、省部级课题多项，主持课题总经费70余万元。发表科研论文20余篇，其中16篇被SCI收录。连续多次获得医院嘉奖、被评为"优秀文员"。目前为中国人民解放军急救医学专业委员会中毒学组委员。美国宾夕法尼亚州立大学Hershey医学中心访问学者。

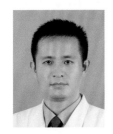

张炜 副主任医师、副主任

中国人民解放军东部战区总医院急诊医学科

中国人民解放军第四军医大学临床医学专业本科，南京大学医学院急救医学硕士，南京医科大学博士；担任全军急救医学专业委员会专业学组（中毒）委员、全军急救医学专业委员会青年委员学组委员、中国急诊青年医师协会第一届委员会委员、中国医师协会急诊医师分会急诊医学人文学组委员、江苏省医学会急诊医学分会复苏学组成员、南京医学会急诊医学专科分会第二届青年委员会委员。主要研究领域为中毒、创伤、脓毒症、门急诊流程改造。

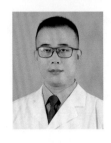

任艺 副主任医师，科主任助理

中国人民解放军东部战区总医院急诊医学科

解放军第二军医大学临床医学系学士、南京大学医学院硕士、南京医科大学博士。国家应急救援队批量伤员救治组组长，野战医疗所分类后送组组长。长期工作于急诊一线，具备丰富的理论知识和娴熟的操作技能。于核心期刊发表论文10篇，主持和参与国家级、省级和军队课题9项。荣获嘉奖3次，三等功1次。

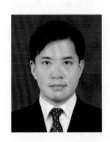

费立博 主治医师

中国人民解放军东部战区总医院急诊医学科

中共党员，长期工作于急诊临床一线，有丰富的急危重症患者的抢救经验，擅长于各类创伤、中毒患者的救治。曾参加国家应急救援队批量伤员救治组及野战医疗所，于核心期刊发表论文多篇，主持和参加多项各类课题的研究。多次获得市级和院级的表彰、表扬。

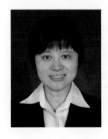

韩小琴 护士长

中国人民解放军东部战区总医院急诊医学科

全军危重症急救专科护士，担任中国人民解放军第十届急救医学专业委员会护理学组副组长、中国急诊专科护理联盟常委、全军急救医学专业委员会保健与院前急救专业学组委员、江苏省护理学会院前急救学组委员、南京市护理学会门急诊护理专业委员会委员。主要从事中毒、创伤等各种急危重症患者的救治和临床护理管理工作，对大规模的突发公共卫生事件、群体伤害的救治和组织管理有丰富的临床经验。

译者（按姓氏首字母排序）：

范博
大连医科大学附属第二医院泌尿外科

任辉
吉林大学第二医院普通外科

李波
兰州大学第一医院普通外科

佟鑫
锦州医科大学附属第一医院胃肠外科

李静
中国人民解放军北部战区总医院消化内科

温爽
大连市友谊医院病理科

梁宇鹏
河南科技大学第一附属医院急诊科

徐海栋
中国人民解放军东部战区总医院骨科

刘序
中国人民解放军南部战区总医院普通外科

余跃天
上海交通大学医学院附属仁济医院重症医学科

马锐
中国人民解放军北部战区总医院普通外科

张彪
苏州市中西医结合医院重症医学科

彭隽晖
广东省佛山市广州中医药大学顺德医院外二科

郑楚发
汕头市中心医院普通外科

祁兴顺
中国人民解放军北部战区总医院消化内科

审校者（按姓氏首字母排序）：

曹丽萍
中国人民解放军东部战区总医院急诊医学科
主治医师

狄佳
中国人民解放军东部战区总医院急诊医学科
主治医师

陈蔚军
中国人民解放军东部战区总医院急诊医学科
主治医师

冯靖
中国人民解放军东部战区总医院急诊医学科
主治医师

陈鑫
中国人民解放军东部战区总医院急诊医学科
主治医师

符红娜
中国人民解放军东部战区总医院急诊医学科
医师

葛鑫
中国人民解放军东部战区总医院急诊医学科
医师

刘月荷
中国人民解放军东部战区总医院急诊医学科
医师

吉其舰
盱眙县人民医院重症医学科副主任医师

陆明峰
江苏省苏北人民医院急诊医学科副主任医师

李辞茹
中国人民解放军东部战区总医院急诊医学科
医师

孙宝迪
中国人民解放军东部战区总医院急诊医学科
主治医师

温彦芳
中国人民解放军东部战区总医院急诊医学科
主治医师

张波
中国人民解放军东部战区总医院急诊医学科
主治医师

徐娜
中国人民解放军东部战区总医院急诊医学科
医师

朱旭辉
中国人民解放军东部战区总医院急诊医学科
主治医师

AME 学术盛宴系列图书序言

这个系列图书具有几大特色：其一，这个系列图书来自Springer，Elsevier，Wolters Kluwer，OUP，CUP，JBL，TFG等各大出版社，既有一些"经典图书"，也有一些实用性较强的"流行图书"，覆盖面甚广；其二，这个系列图书的翻译工作，都是基于"AME认领系统"，我们花费近1年时间，开发了这套"认领系统"，类似出版界的"Uber/滴滴"，成功地对接了图书编辑、译者和审校者之间的需求。一般情况下，我们发布一本书的目录等信息之后，48小时内该书的翻译任务就会被AME注册会员一抢而空——在线完成译者招募和审校等工作，参与翻译和校对工作的人员来自国内众多单位，可谓"智力众筹"；其三，整个翻译、审校、编辑和出版过程，坚持"品书"与"评书"相结合，在翻译的同时，我们邀请国内外专家对图书进行"点评"，撰写"Book Review"，一方面刊登在我们旗下的杂志上，另一方面将其翻译成中文，纳入本书中文版，试图从多个角度去解读某本图书，给读者以启迪。所以，将这个系列图书取名为"学术盛宴"，应该不足为过。

虽然鲍鱼、鱼翅等营养价值较高，但是并非适合所有人，犹如餐宴一样，享受学术之宴也很有一番讲究。

与大家分享一个真实的故事。有一天，南京一家知名上市公司的总裁盛情邀请我参加一个晚宴。

席间，他问了我一个问题："国外的医术是不是比中国先进？瑞士的干细胞疗法是不是很神奇？"

因为我没有接受过瑞士的干细胞治疗，所以，对此没有话语权，我个人对这个疗法的认识仅限于"一纸"——只是有几次在航空杂志上看到过相关的"一纸"广告。

正当我准备回答他的时候，他进一步解释："上个月，我的一位好朋友就坐在你今天这个座位，他已超过50岁，但是，看起来很年轻，因为他去瑞士接受过干细胞治疗……"

"您的这位朋友，他的心态是不是很平和？他的家庭是不是很幸福？他的爱情是不是很美满？"我反问了几个问题。

他毫不犹豫地回答："是的。"

"他的外表看起来很年轻，可能是由于接受干细胞治疗这个因素导致的，更可能是干细胞治疗、家庭、爱情、事业等多个因素共同作用所造成的。"听完我的回答，这位优秀的总裁先生好像有所感悟，沉默了片刻。

虽然这个系列图书，从筛选图书，到翻译和校对，再到出版，所有环节层层把关，但是，我们仍无法保证其内容一定就适合您。希望您在阅读这个系列图书的过程中，能够时刻保持清醒的头脑、敏捷的思维和独立的思考，去其糟粕，取其精华，通过不断学习消化和吸收合适的营养，从而提高和超越自我的知识结构。

开卷有益，思考无价，是为序。

汪道远
AME出版社社长

前言

我们很高兴能够为世界急诊外科学会（WSES）、AME出版社和中南大学出版社联合出版的这本书作序。该联合项目旨在将WSES指南以中文形式传播给更多的读者。通过此项合作，WSES的所有指南将帮助更多的中国临床医生和患者。

本书是系列书籍中的第一本，这一系列书籍旨在定期更新和实施新的WSES指南——WSES执行委员会的关键社会使命之一。本书主要讲述急诊和创伤手术范畴的内容。现代急诊外科医生需要不断了解其所在领域的最新趋势和新发展，以便为患者提供最佳的外科治疗和急诊护理。自成立以来，WSES一直致力于急诊外科服务和相关知识的推广、应用。目前已取得了一些成果，但仍需进一步努力，以便在全球范围内得到推广。

本书体现了WSES与中国同道交流和合作的意愿，这种合作也可以为双方带来好的结果。事实上，WSES坚信全世界为共同的教学计划制定基准核心是有必要的。其指南的传播和探讨必将实现互惠共赢，同时也能让指南更加契合外科实践和医疗实践。

我们要感谢AME出版社和中南大学出版社的合作，同时感谢所有为制定指南作出贡献的WSES成员。最后，希望大家喜欢这本书，也希望这本书可以帮助您解决日常临床实践中遇到的困惑，同时能让您更好地了解急诊外科医生日常所面对的疾病以及临床相关的病理生理学知识。

Yoram Kluger，医学博士，教授
WSES主席、普外科主任、胰腺外科主任
兰巴姆医疗中心，海法，以色列

Federico Coccolini，医学博士
世界急诊外科杂志主编、WSES理事会成员
普外科、急诊科和创伤外科，帕帕·乔瓦尼二十三世医院，贝加莫，意大利

目　录

WSES指南1：急性结石性胆囊炎（ACC）的管理

L. Ansaloni[1], M. Pisano[1*], F. Coccolini[1], A. B. Peitzmann[2], A. Fingerhut[3], F. Catena[4], F. Agresta[5], A. Allegri[1], I. Bailey[6], Z. J. Balogh[7], C. Bendinelli[7], W. Biffl[8], L. Bonavina[9], G. Borzellino[10], F. Brunetti[11], C. C. Burlew[12], G. Camapanelli[13], F. C. Campanile[14], M. Ceresoli[1], O. Chiara[15], I. Civil[16], R. Coimbra[17], M. De Moya[18], S. Di Saverio[19], G. P. Fraga[20], S. Gupta[21], J. Kashuk[22], M. D. Kelly[23], V. Koka[24], H. Jeekel[25], R. Latifi[26], A. Leppaniemi[27], R. V. Maier[28], I. Marzi[29], F. Moore[30], D. Piazzalunga[1], B. Sakakushev[31], M. Sartelli[32], T. Scalea[33], P. F. Stahel[34], K. Taviloglu[35], G. Tugnoli[19], S. Uraneus[36], G. C. Velmahos[37], I. Wani[38], D. G. Weber[39], P. Viale[40], M. Sugrue[41], R. Ivatury[42], Y. Kluger[43], K. S. Gurusamy[44] and E. E. Moore[35]

[1]General Surgery I, Papa Giovanni XXIII Hospital, Piazza OMS 1, 24127 Bergamo, Italy; [2]Department of Surgery, UPMC, University of Pittsburgh School of Medicine, Pittsburgh, PA, USA; [3]Department of Surgical Research, Medical Univeristy of Graz, Graz, Austria; [4]Department of Emergency and Trauma Surgery of the University Hospital of Parma, Parma, Italy; [5]Department of General Surgery, Adria Civil Hospital, Adria (RO), Italy; [6]University Hospital Southampton, Southampton, UK; [7]Department of Traumatology, John Hunter Hospital and University of Newcastle, Newcastle, NSW, Australia; [8]Acute Care Surgery, Queen's Medical Center, School of Medicine of the University of Hawaii, Honolulu, HI, USA; [9]Department of Surgery, IRCCS Policlinico San Donato, University of Milan Medical School, Milan, Italy; [10]University of Verona, Verona, Italy; [11]Unit of Digestive, Hepato-Pancreato-Biliary Surgery and Liver Transplantation, Henri Mondor Hospital AP-HP, Université Paris Est–UPEC, Créteil, France; [12]Surgical Intensive Care Unit, Department of Surgery, Denver Health Medical Center, University of Colorado School of Medicine, Denver, USA; [13]General Surgery - Day Surgery Istituto Clinico Sant'Ambrogio, Insubria University, Milan, Italy; [14]Ospedale San Giovanni Decollato – Andosilla, Civita Castellana, Italy; [15]Emergency Department, Trauma Center, Niguarda Hospital, Milan, Italy; [16]Department of Surgery, Auckland City Hospital, Auckland, New Zealand; [17]Division of Trauma, Surgical Critical Care, Burns, and Acute Care Surgery, University of California San Diego Health Sciences, San Diego, CA, USA; [18]Harvard University, Cambridge, MA, USA; [19]General, Emergency and Trauma Surgery, Maggiore Hospital Trauma Center, Bologna, Italy; [20]Division of Trauma Surgery, University of Campinas, Campinas, SP, Brazil; [21]Department of Surgery, Government Medical

College, Chandigarh, India; [22]Tel Aviv University Sackler School of Medicine, Assia Medical Group, Tel Aviv, Israel; [23]Acute Surgical Unit, Canberra Hospital, Canberra, ACT, Australia.[24]Surgical Department, Mozyr City Hospital, Mozyr, Belarus; [25]Erasmus MC Rotterdam, Rotterdam, Holland, Netherlands; [26]University of Arizona, Tucson, AZ, USA; [27]Meilahti Hospital, Helsinki, Finland; [28]Department of Surgery, Harborview Medical Center, Seattle, WA, USA; [29]Department of Trauma, Hand, and Reconstructive Surgery, University Hospital, Goethe-University Frankfurt, Frankfurt, Germany; [30]Department of Surgery, University of Florida, Gainesville, FL, USA; [31]First General Surgery Clinic, University Hospital St. George/Medical University, Plovdiv, Bulgaria; [32]Department of Surgery, Macerata Hospital, Macerata, Italy; [33]Shock Trauma Center, Critical Care Services, University of Maryland School of Medicine, Baltimore, MD, USA; [34]Denver Health Medical Center, Denver, CO, USA; [35]Taviloglu Proctology Center, Istanbul, Turkey; [36]Department of Surgery, Medical University of Graz, Graz, Austria; [37]Emergency Surgery, and Surgical Critical Care, Massachusetts General Hospital, Boston, MA, USA; [38]DHS, Srinagar, Kashmir, India; [39]Trauma and General Surgery & The University of Western Australia, Royal Perth Hospital, Perth, Australia; [40]Infectious Disease Unit, Teaching Hospital, S. Orsola-Malpighi Alma Mater Studiorum, University of Bologna, Bologna, Italy; [41]Letterkenny University Hospital & Donegal Clinical Research Academy, Donegal, Ireland; [42]Virginia Commonwealth University, Richmond, VA, USA; [43]Division of General Surgery, Rambam Health Care Campus, Haifa, Israel; [44]Royal Free Campus, University College London, London, UK.

原文：2016年WSES急性结石性胆囊炎指南（2016 WSES guidelines on acute calculous cholecystitis）

摘要：急性结石性胆囊炎是一种非常常见的疾病，但是在这种疾病的诊断过程中仍然有几个不确定的地方。世界急诊外科学会（World Society of Emergency Surgery，WSES）制定了具有普遍性的指南，以便覆盖诊断过程中出现的不明确的地方。WSES的这一指南讨论了诊断标准、抗微生物治疗、胆总管结石相关的评估、"高风险"患者的鉴别、手术时机、手术方式和手术替代方案等。此外，指南还提出了一套诊疗流程：一旦急性结石性胆囊炎的诊断明确，在评估完胆管结石的风险后，除了那些手术风险发生率或病死率高的患者，其他患者都应接受腹腔镜胆囊切除术。需要注意的是，指南在疾病的诊疗过程中仅起到辅助作用，而不能替代对于个体患者的临床判断。

关键词：急性结石性胆囊炎；诊断；胆囊切除术；胆道结石；手术风险；经皮穿刺胆囊引流术；超声内镜；磁共振；抗生素；腹腔感染

一、背景

胆结石是一种常见的疾病。在有症状的患者中，20%的患者表现为急性结石性胆囊炎（acute calculous cholecystitis，ACC），但其症状的严重程度差异较大。在发达国家，10%~15%的成年人患有胆结石。根据美国第三次国家健康和营养调查，在美国20~74岁年龄段内有630万男性和1 420万女性患有胆囊疾病[1-5]。在欧洲，意大利多中心胆石症研究项目（Multicenter Italian Study on Cholelithiasis，MICOL）在意大利10个地区的18个队列中检查了33 000名30~69岁的受试者。胆囊疾病的总体发病率如下：女性为18.8%，男性为9.5%[6]。然而，在不同种族之间，胆结石的流行程度差异很大。每年胆绞痛的发病率是1%~4%[1,7-9]。10%~20%未治疗的患者会发生ACC[9]。在未经手术出院的ACC患者中，胆结石相关事件在6周内、12周内和1年内的发生率分别为14%、19%和29%。复发性症状例如胆绞痛、胆道梗阻、胰腺炎的发生率分别为70%、24%和6%[10]。尽管ACC的发病率高，但是ACC的诊断和治疗仍然存在诸多争议。2007年和2013年先后两次发布的两个版本的《东京指南》（Tokyo Guide，TG）试图建立ACC诊断的参考标准[11-12]。然而，单一超声"US"征象以及实验室检查的诊断价值仍然存有争议。关于ACC的治疗，从既往研究上看，主要的争议在于手术的时机。与保守治疗相比，手术治疗的相关研究较少，特别是在手术风险较高的患者中。其他主要的分歧包括：在诊治ACC期间，诊断潜在相关胆道系统结石的方法和必要性、治疗选择、手术类型、高风险手术患者的定义和治疗（明确胆囊造瘘术的作用）。

虽然TG确实提高了大家对于ACC的认识，但一些批评也随之而来[13-14]。例如，TG中的一些建议已经过时；ACC评分系统尚未得到验证，并不能将可疑的胆囊炎症和ACC的全身症状完全进行区分。而且，TG的结论也并不清楚，因为不同严重程度的胆囊炎使用的治疗方法是一样的。由于这些原因，WSES决定召开一个共识会议来调查这些争议并完善ACC诊断和治疗的指南。

二、材料与方法：共识会议组织模式

2013年8月，WSES第2届世界大会科学委员会授命其主席，组织关于ACC的共识会议，以制定有关这一主题的WSES指南。主席从WSES的专家附属机构中选出了相关人员，其中4名成员组成了科学秘书处，8名成员组成了委员会，8名成员组成了科学委员会。他们提出了关于ACC诊断和治疗的8个关键问题（见表1），并进行了充分的分析和讨论。在科学秘书处的监督下，文献管理专家（来自意大利贝加莫Papa Giovanni XXIII医院医学图书馆）提供了2015年5月无时间和语言限定的 PubMed和EMBASE的电子检索结果。用于电子检索的关键词列于表1中。参与分析上述8个问题的工作组的每个成员进行了另外的参考文献搜索。在共识会议之前，委员会为每个主要问题以及每个陈述的证据水平（Level of Evidence，LoE）和推荐等级（Grade of Recommendation，GoR）制定了一些声明通则。证据水平和推荐等级参考2011年牛津分类标准（http://www.cebm.net/explanation-2011- ocebm-levels-evidence/ ）。与会者可在共识会议

表1 用于制定急性胆囊炎共识会议的关键问题和关键词

关键问题	关键词
1）ACC的诊断：调查研究	ACC的诊断、超声、胆石症的诊断
2）治疗ACC：最佳选择	胆结石溶解、未手术胆结石、体外冲击波碎石、ACC、胆结石、胆结石治疗、内镜检查、取石、胆结石的监测
3）ACC抗生素治疗	抗生素、ACC、胆石症、胆结石治疗
4）手术患者选择：风险分层，即高风险患者的定义	ACC、胆石症、手术风险评分、高风险患者、老年患者、PPossum评分、APACHE评分
5）ACC手术时机	ACC、急性胆囊炎
6）ACC手术类型	ACC、手术、腹腔镜、剖腹术、胆囊切除术、部分胆囊切除术、胆囊次全切除术、肝硬化、妊娠
7）相关胆总管结石：怀疑和诊断	胆总管结石、胆总管结石病、内镜超声、MRCP、ERCP
8）高风险患者的替代疗法	ACC、手术、胆囊引流、经皮胆囊引流术、胆囊造瘘术、高风险患者

之前通过电子邮件将其支持证据发送给所有共识会议的参与成员和WSES董事会成员，同时根据反馈进行必要的修改。

2015年7月6日，在第3届WSES世界大会上，ACC共识会议在以色列耶路撒冷举行。共识会议的第一部分，每个小组的一名成员针对"证据水平（LoE）""推荐等级（GoR）"提供一个有文献依据的见解。然后，使用电子投票系统，每个声明都以"同意"或"不同意"的方式接受参会人员投票。立即记录投票情况，在意见分歧超过30%的情况下，先进行讨论然后修改。此外，委员会还收集了大家对于每一项见解的反馈意见。投票结果见附录1。在共识会议的第二部分开始之前，委员会、科学委员会和科学秘书处的主席和代表根据共识会议第一部分的调查结果修改声明。然后，修改后的声明再次提交给参会人员。在共识会议期间，根据共识会议第一部分调查的结果，制定了ACC的治疗综合方针（图1），并由参会人员投票决定。简单的见解以及他们的LoE和GoR可以在附录2中找到。同时，所有的见解都在下文的"结果"部分中进行了详细报告，由8个问题中的每一个细分结构延伸，并配有相关的讨论和支持证据。

这些指南仅仅只是一个诊断辅助性的工具，对于个体患者来说指南并不能替代临床判断。

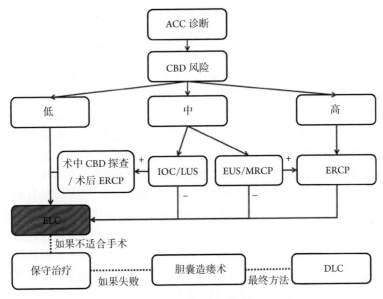

图1　ACC治疗的总体流程

ACC，急性结石性胆囊炎；CBD，胆总管；DLC，延迟腹腔镜胆囊切除术；ELC，早期腹腔镜胆囊切除术；ERCP，内镜逆行胰胆管造影；EUS，内镜超声；IOC，术中胆管造影术；LUS，腹腔镜超声；MRCP，磁共振胰胆管造影。

三、结果

（一）诊断：调查研究

虽然ACC是急诊科经常遇到的常见疾病，但其诊断过程仍然比较复杂。在不同的文献中已经报道了不同的诊断标准，如TG[12]等。伴有结石的胆囊发炎是该疾病诊断的必要条件。ACC诊断的主要依据是患者的临床表现、实验室数据和影像学检查。

1. 单纯的临床表现或实验室检查结果不具有诊断准确性，不能用于确定或排除急性胆囊炎的诊断（LoE 2；GoR B）。结合详细的病史、全面的体格检查和实验室检查可有力支持ACC的诊断。（LoE 4；GoR C）

在ACC的诊断研究中，科研人员对不同临床体征和临床试验的作用进行了系统综述和Meta分析，其中包括17项对临床试验诊断价值进行定量评估的研究[15]。在腹部疼痛或疑似急性胆囊炎患者队列中测试了与病史和临床检查相关的12个变量，与基础实验室检查相关的5个变量，以及临床体征和实验室检

查结合的1个变量。结果显示，除了墨菲征之外，临床试验的概率阳性似然比
（Likelihood，LR）均未达到1.6，阴性LR中没有一个小于0.4。墨菲征阳性LR
2.8（95% CI：0.8~8.6），阴性LR 0.5（95% CI：0.2~1），但95% CI包含1。虽然
根据牛津分类，该研究属于成功方案之一，但是它有一些限制。该研究没有报
告腹痛患者的比例和疑似急性胆囊炎患者的比例。虽然LR对患病率的评估是
很可靠的，但是将患有腹痛的患者与疑似急性胆囊炎的患者一起纳入研究，这
可能是异质性的来源，因为不同的预测概率可能与之相关，从而改变LR值。
此外，急性胆囊炎确诊的参考标准在不同的研究中有所不同，这可能会在结
果中引入进一步的误差。最后，ACC和急性非结石性胆囊炎在本次评价中属于
目标条件。如果ACC单独作为目标条件，结果可能不同。在不同的针对ACC诊
断的前瞻性研究中，在一项针对患有腹痛的患者的队列研究中，评估了来自病
史或临床症状的22个变量，临床检查的15个体征和2个实验室检查的诊断准确
性，结果发现，报告的阳性LR为25.7，阴性LR为0.24[16]。这一诊断是基于临床
试验的结果，在此不会提供如何进行临床测试的细节。该研究的证据强度可能
较低，但是涉及一项前瞻性研究，其中包括1300多名患者。

2. 腹部超声（AUS）检查是临床疑似患有ACC患者的首选检查，因为其成本更低，可操作性更好，没有创伤，检测胆囊结石的准确性高。（LoE 2；GoR B）

AUS的特点是拥有广泛的实用性，没有创伤，无电离辐射的暴露以及检查
时间短，这些特点使得AUS成为ACC诊断的首选检查[17]。为了达到ACC的诊断
标准，必须满足两个条件：胆囊结石的存在和胆囊壁的炎性改变。毫无疑问，
AUS是检测第一个条件的最佳选择。Shea的Meta分析强烈支持这一声明。根据
3项研究报告的诊断准确性数据，AUS对胆结石诊断的综合敏感性和特异性分
别为84%（95% CI：0.84~0.92）和99%（95% CI：0.99~1）[18]。

3. 腹部超声探测是一种相对可靠的研究方法，但根据所采用的腹部超声标准，其诊断胆囊壁炎症的敏感性和特异性可能相对较低。（LoE 3；GoR C）

在最近的一项Meta分析中研究者指出，在诊断胆囊壁炎症时，其诊断表
现并不像其在胆结石诊断中的表现那么好[17]。这项Meta分析是基于26项研究
的结果，其中包括2 847例患者。个体研究的敏感性在50%~100%之间，特异性
在33%~100%之间。这一结果表明，AUS的诊断性能有一些异质性。整体灵敏
度为81%（95% CI：0.75~0.87），综合特异性为83%（95% CI：0.74~0.89）。
然而，检测结果中不一致指数表明存在强烈的异质性，据报道灵敏度为80%，
还有的灵敏度为89%。作者还强调，在26项研究中已经报告了14种不同的阳
性AUS定义。然而据报道，异质性探索的结果是不确定的，这一项研究的质

量并不能得出肯定结论。根据牛津分类的高质量诊断准确性研究已经出版了两种标准[19-20]，在两种标准中充分描述了患者选择、诊断标准、对照法和从诊断到参考方法的时间选择标准。在Hwang等的研究中包括107例患者，敏感性为54%（95% CI：未报道），特异性为81%（95% CI：未报道），报告联合使用墨菲征、超声图像、胆囊壁增厚超过3 mm和胆囊周围渗出作为主要标准，肝胆管扩张和胆囊积液作为次要标准[19]。在Borzellino等的研究中，包括186例患者，使用多变量分析评估诊断标准[20]。多变量分析后，采用胆囊扩张、胆囊壁水肿和胆囊周围渗出量作为ACC存在的标准。AUS中存在这三项标准中的至少一项，因此灵敏度为83.7%（95% CI：0.751~0.897），特异性为47.7%（95% CI：0.376~0.58）。所以，根据所使用的AUS标准，腹部超声探测对于诊断或排除急性胆囊炎的诊断所起的作用是有限的。

4. 计算机断层扫描诊断准确性的证据很少。虽然磁共振成像的诊断准确性可能与AUS的诊断准确度相当，但是因为数据不足，所以证据不成立。放射性核素肝胆系统扫描对急性胆囊炎具有最高的敏感性和特异性，且不论其稀缺可用性，但是因为其进行测试所需的时间长，并且暴露于电离辐射，所以限制了其使用的范围。（LoE 2；GoR B）

由于AUS诊断ACC诊断性能差，因此必须对其他成像方式的诊断准确性进行评估。Kieiwiet等的Meta分析，是在AUS基础上进行的关于计算机断层扫描（CT）、磁共振成像（MRI）和放射性核素肝胆系统扫描（HIDA扫描）的研究[17]。由于CT诊断准确性数据有限，Kieiwiet等仅分析了一项包括49例患者的研究。急性胆囊炎患者的CT检查发现包括胆囊扩张（41%）、胆囊壁增厚（59%）、胆囊周围脂肪密集（52%）、胆囊周围渗出量（31%）、浆膜下水肿（31%）和高胆囊胆汁稀薄（24%）[21]。据此可知，没有单一的CT特征可用于诊断ACC。此外，患者会暴露于电离辐射也是一个问题。因此，当超声检查不能满足诊断或患者有复杂的体征和症状时，通常会选择CT[22]。Kieiwiet等分析了3项关于MRI的研究，共包含病例131例[17]。总敏感性为85%（95% CI：0.66~0.95），特异性为81%（95% CI：0.69~0.90）。敏感性（I^2 = 65%）和特异性异质性（I^2 = 0%）存在明显的异质性。相比之下，MRI的诊断准确度与AUS相当。由于两项研究总共只有59例，因此证据不足。Kieiwiet等进行了40项研究，共有4 090例HIDA扫描患者。整体灵敏度为96%（95% CI：0.94~0.97），特异度为90%（95% CI：0.86~0.93），灵敏度异质性差异无统计学意义（I^2 = 18%），但特异性具有明显异质性（I^2 = 76%）。HIDA与AUS的对比基于11项研究，包括1 199例患者，结果证明HIDA比AUS具有更好的诊断准确性。HIDA与AUS的总敏感性分别为94%（95% CI：0.90~0.97）和80%（95% CI：0.71~0.87），$P<0.001$。HIDA与AUS的总体特异性分别为

89%（95% CI：0.84~0.92）和75%（95% CI：0.67~0.82），*P*<0.001。如文献报道，Kieiwiet等强调，由于限制胆道信息，缺乏HIDA的可用性，以及数小时的检查时间等，在很大程度上减少了HIDA在临床实践中的使用[23]。

5. 建议结合临床表现、实验室检查和影像学检查的结果综合判断，尽管目前还没有确定最佳组合方案。（LoE 4；GoR C）

结合临床表现和AUS检查结果可以提高诊断准确性，然而，一些与临床表现和影像学检查相结合的研究结果却不太令人满意。Hwang等通过结合阳性墨菲征、中性粒细胞计数和AUS结果，获得了74%的敏感性和62%的特异性[19]。有趣的是，在这项研究中，单纯升高的嗜中性粒细胞计数的敏感性为79%，高于联合临床表现、实验室检查和AUS检查结果的74%的敏感性。此外，AUS单独的特异性为81%，高于当联合分析临床表现、实验室检查和AUS检查结果时的62%。

另一项研究通过联合C反应蛋白（CRP）检测和AUS检查，获得了97%的敏感性和76%的特异性。然而，根据纳入标准，该过程在将结果普遍适用于常规临床实践方面，仍然存在问题[24]。

Yokoe等的研究评估了《东京指南》标准，发现ACC的诊断敏感性为91.2%，特异性为96.9%[12]。在《东京指南》中，将不同的临床表现、实验室检查和影像学检查结果结合在一起，给诊断提供了更大的可能性。不过，本报告中并没有定义不同的组合。如前文所述，由于本研究中使用的纳入标准，这些发现在常规临床实践中的普遍使用存在问题。

医生应结合实验室检查炎症指标和AUS检查进行全面的临床检查和记录。没有明确的证据表明，在AUS检查结果不确定但根据临床表现疑似ACC的情况下，是否需要采用更高准确度的但更加昂贵的检查，或者即假定其患有ACC而进行经验性治疗。

（二）治疗：最佳选择

1. 胆结石溶解、药物治疗或体外冲击波碎石术或将这些治疗方法联合应用在ACC中是无效的。（LoE 2；GoR B）

通过药物溶解胆结石或通过体外冲击波碎石术（extracorporeal shock wave lithotripsy，ESWL）或两者联合应用取代手术取石来解决胆结石，并没有在ACC中得到评估。要从这些治疗选择中获得满意的结果，需要进行严格的选择。拟向胆囊使用体外冲击波碎石时需要满足以下条件：直径<5 mm的结石、单个结石、胆固醇结石、胆囊功能完好和胆囊壁完整[25]。ESWL术后5年的复发率为30%~50%[26]。在一项大型随机、双盲、安慰剂对照试验中，在有胆绞痛症

状、接受了选择性胆囊切除的患者中，熊去氧胆酸治疗无效[27]。胆结石去除后，引起胆结石形成的相同致病因素持续存在，这是非手术治疗胆结石患者复发的主要原因[28]。

2. 由于没有ACC患者可手术取石的报道，胆囊切除术仍是外科手术的主要方式。（LoE 4；GoR C）

除了胆囊切除术之外，还有其他与胆囊切除术不同的方式去除胆结石，这些技术被应用于急性病例的报道很少。2013年，Yong等发表了316例腹腔镜保胆取石术的研究结果。同时，使用胆道镜评估胆囊结石清除率，似乎可以将复发率大幅度降低到15%，而在1980年的早期报道中，复发率高达70%。但是使用这一方法需要患者有功能正常的胆囊；然而ACC患者并不符合这个条件[29]。

3. 在临床结局中，ACC的外科手术效果优于观察后的效果，并且由于观察组的胆结石相关并发症发生率高以及再入院率和手术率高，因此，外科手术手段显示出一些成本效益优势。（LoE 3；GoR C）

我们发现只有一项前瞻性随机对照（RCTs）研究，比较了ACC患者手术和观察的效果，该研究由Shmidt于2011年发布[30]。共纳入病例64人，33人分配到观察组，31人分配到手术组。平均随访14年后，观察组中33%（11例）的患者观察到了胆结石病（8/11：ACC）复发，均需手术。

5年后，该研究中描述的复发的症状可以忽略不计。尽管长期的后续行动具有价值，但研究报告被作者们所认可。此外，在合格患者中，41.3%因未知原因被排除，随机化方法也没有报告。2014年的临床证据将本研究评为中等/低质量[31]。基于Shmidt的研究和一项针对有症状却没有并发症的胆石症的RCT研究[32]，Brazzelli等使用英国的经济模型，进行临床和成本效益分析，比较手术组与观察组。他们发现，与手术组相比，随机观察组的患者胆囊结石相关并发症的发生率高（14% *vs.* 2%）。ACC患者比胆道结石患者的并发症发生率更高。从经济的角度来看，观察组的手术频率（需要重新入院）略优于手术组。因为患者数量很少，所以作者的表达非常严谨。另外，研究中并没有分析所有方面的因素（例如，在患者进行手术的长期随访中出现腹痛，全科医生为观察组患者开出的止痛药的花费成本，胆汁相关症状等）[33-34]。

4. 抗生素的使用属于支持疗法，用于治疗ACC的第一次发作是有效的，但可能会有比预期更高的复发率。在治疗ACC时手术比单独使用抗生素更有效。（LoE 2；GoR C）

尽管在开始时，ACC是一种炎症过程，但由于胆囊管闭塞伴有结石和水肿可导致持续的胆囊管阻塞，可能会发生继发性感染，从而导致患者出现败血症。虽然许多临床医生主张在诊断为急性胆囊炎的所有患者中进行常规的抗生素治疗，但是根据临床经验，若实验室和影像学检查发现患者出现脓毒症[35]可以使用其他的限制性的抗生素。因此，抗生素治疗是延期手术患者或观察患者的主要疗法。Papi等报道，在一项包括早期或延迟胆囊切除术、包含9项RCT的Meta分析中，在延迟手术组503例患者中，有9.3%的患者接受抗生素治疗和支持治疗失败，近15%的患者起初就发生复发。计划外手术率为26.5%，总共有23%的患者保守治疗失败[36]。相似的结果也在Cochrane的研究中被报告，其中包括仅在2013年由Gurusamy进行的腹腔镜胆囊切除术。大约有18.3%的患者在抗生素治疗期间和等待ACC行延迟腹腔镜胆囊切除术期间复发[37]。2012年，德梅斯特拉尔发布了2004—2011年间加拿大安大略省和加拿大的人口分析报告。他们收集了25 397例ACC。其中约41%的患者在入院时未进行手术。胆结石相关病例在6周、12周和1年时测量，比例分别为14%、19%和29%。胰腺炎和胆道梗阻占这些事件的30%。18~34岁的患者胆石相关事件的发生率更高[10]。

5. 胆囊切除术是ACC治疗的金标准。（LoE 3；GoR C）

6. 如果手术不可行，抗生素、止痛药等药物需要按照临床指征来使用，并且，由于胆结石相关并发症的发生率高，应该将患者转诊至手术中心（视一般情况而定）。（LoE 5；GoR D）

外科高危患者可考虑采用非手术方案（如胆囊引流）。非手术治疗的疗效将在不同的部分进行分析。

（三）抗微生物治疗

使用适当的抗微生物治疗是ACC患者治疗的重要组成部分[38-39]。在复杂的胆囊炎和延迟治疗无并发症的胆囊炎方案中推荐使用抗生素。

1. 单纯性胆囊炎患者通过胆囊切除术治疗时，不需要使用术后抗生素。（LoE 1；GoR B）

在最近报道的一项前瞻性随机对照试验中，共有414名患者在法国17个医疗中心接受Ⅰ级或Ⅱ级ACC治疗，每次接受2 g阿莫西林和克拉维酸进行治疗，每天3次，并在2010年5月—2012年8月期间将手术后的患者列入一项开放性、非劣效性的随机临床试验[40]。患者术后随机分为无抗生素治疗组或术前抗生素治疗组，持续5 d。414例愿意接受治疗的患者分析显示，非治疗组的术后感染率为17%（35/207），抗生素组为15%（31/207）（绝对差异：0.19%；

95% CI：−0.898~0.512）。在具体的研究中，涉及338例患者，相应的比率分别为13%（绝对差异：0.3%；95% CI：−5.0~6.3）。在患有轻度胆囊炎或ACC、术前和术中使用抗生素的患者中，手术后患者没使用阿莫西林和克拉维酸治疗显示并没有导致术后感染发生率升高。

2. 在复杂胆囊炎的治疗中，抗微生物治疗方案取决于相关的病原体和主要耐药模式的危险因素。（LoE 3；GoR B）

经验性抗生素治疗的原则应根据最常见的病原体来决定，始终要考虑局部抗生素耐药性趋势。在胆道感染中，最常见的病原体是革兰阴性菌，如大肠埃希菌、肺炎克雷伯杆菌和厌氧菌，特别是脆弱拟杆菌[41-42]。肠道感染在胆道感染中的致病性尚不清楚，对于特定覆盖范围的社区获得性感染不做常规推荐[43]。对于特定的存在免疫抑制的患者，如肝移植患者，应始终评测和治疗肠球菌感染[44]。主要的抗生素耐药性是由于肠杆菌科的细菌可产生广谱β-内酰胺酶（ESBL）。社区获得性感染的患者更加需要频繁的抗生素治疗[41-42]。院内感染通常由更耐药的菌株引起。对于这些感染，推荐使用更广谱的治疗方案，因为足够的经验性治疗似乎是影响术后并发症和病死率的关键因素，特别是对危重患者来说[44]。虽然没有临床或实验数据支持对这些患者使用抗生素以便其到达胆囊内部，但抗生素治疗胆汁感染的功效也可能取决于有效的胆汁抗生素浓度。然而，在患有胆道梗阻的患者中，带有抗生素的胆汁渗透可能疗效较差，仅在少数患者中可以达到有效的抗生素胆汁浓度[45]。抗生素胆汁的穿透能力（用胆汁与血清浓度的比值表示）列于表2[46]。

表2　通常用于治疗胆道感染的抗生素及其胆汁穿透能力[46]

良好的渗透效率（ABSCR≥1）	渗透效率低（ABSCR<1）
哌拉西林/他唑巴坦（4.8）	头孢曲松钠（0.75）
替加环素（>10）	头孢噻肟（0.23）
阿莫西林/克拉维酸钾（1.1）	美罗培南（0.38）
环丙沙星（>5）	头孢他啶（0.18）
氨苄西林/舒巴坦（2.4）	万古霉素（0.41）
头孢吡肟（2.04）	阿米卡星（0.54）
左氧氟沙星（1.6）	庆大霉素（0.30）
青霉素"G"（>5）	
亚胺培南（1.01）	

注：ABSCR 抗生素胆汁 / 血清浓度比。

通常，在治疗危重ACC患者时，抗生素治疗方案的选择可能会出现问题。在腹部严重脓毒症或脓毒性休克（surviving sepsis campaign，SSC）的患者中，早期正确的经验性抗生菌治疗对最终结果有重要影响[47]。在一项前瞻性观察性研究中，涉及180例继发性弥漫性腹膜炎患者，Richéet等证实脓毒性休克的病死率明显高于无败血性休克的病死率（35% *vs.* 8%）[48]。

最近针对严重脓毒症和脓毒性休克的国际治疗指南建议在第1个小时内静脉注射广谱抗生素以渗透到预测的感染部位[49]。在胆汁败血症的情况下，药代动力学可能在严重脓毒症和败血性休克患者中引起明显的改变。应根据患者的病理生理状况和所用抗生素的药代动力学特性，每天重新评估抗生素剂量[50]。

3. 微生物分析结果有助于为每个患者设计针对性治疗策略，通过定制抗生素治疗方案，来确保患有复杂胆囊炎且具有高耐药风险的患者能够拥有充分的抗微生物覆盖率。（LoE 3；GoR C）

识别病原体是ACC治疗中的一个重要步骤，特别是在具有高耐药风险的患者中，例如院内感染。据报道，急性胆囊炎的胆汁或胆囊培养阳性率范围是29%~54%[51-58]。表3列举了针对ACC提出的抗微生物治疗方案。

（四）手术患者选择：风险分层（即高风险患者的定义）

ACC处于复杂环境。炎症的严重程度及患者有无生命危险由患者的一般状况决定。我们可以认为，早期胆囊切除术的替代治疗可能对功能储备减少的患者有益。我们回顾了现有文献，以确定在这个人群中分层手术风险的参数，并验证对于高风险选择组来说是否有最佳方案。

1. 在ACC中，患者年龄在80岁以上是临床恶化、发病率和死亡率高的危险因素。（LoE 3；GoR B）

一些研究将老年认定为胆囊切除术的围术期危险因素。然而，早期腹腔镜胆囊切除术是否是ACC老年患者的最佳治疗方案，目前还没有得到证实。在Kirshtein等的回顾性队列研究中，75岁以上年龄组的死亡率（4.8% *vs.* 0.5%）、发病率（31% *vs.* 15%）和平均住院时间（3.9 d *vs.* 2.8 d）存在明显的差异[59]。Nielsen等最近的一项研究报道显示，ACC患者年龄>80岁，麻醉死亡风险（美国麻醉科医师协会Ⅰ~Ⅱ级评分）明显高于65~79岁年龄组和50岁年龄组，至64例（30.9% *vs.* 5.5% *vs.* 1%）[60]。根据Girgin等研究，患者年龄、曼海姆周围炎指数≥29，与并发症和发病率有明显的相关性，年龄增加与白细胞计数低和坏死性胆囊炎死亡率明显相关[61]。在Lupinacci等的研究中，80岁以上患者的

表3　急性结石性胆囊炎抗微生物治疗方案建议

社区获得性感染	院内感染
1）β-内酰胺/β-内酰胺酶抑制药组合方案 阿莫西林/克拉维酸（稳定型患者） 替卡西林/克拉维酸（稳定型患者） 哌拉西林/他唑巴坦（不稳定型患者）	替加环素+哌拉西林/他唑巴坦（稳定型患者） 亚胺培南/西司他丁+/–替考拉宁（仅限不稳定型患者） 美罗培南+/–替考拉宁（仅限不稳定型患者中） 多西他汀+/–替考拉宁（仅限不稳定型患者中）
2）基于头孢菌素的方案 头孢曲松+甲硝唑（稳定型患者） 头孢吡肟+甲硝唑（稳定型患者） 头孢他啶+甲硝唑（稳定型患者） 头孢唑兰+甲硝唑（稳定型患者）	
3）基于碳青霉烯的方案 厄他培南（稳定型患者） 亚胺培南/西司他丁（仅限不稳定型患者） 美罗培南（仅限不稳定型患者） 多立培南（仅限不稳定型患者）	
4）于氟喹诺酮的方案（在β-内酰胺过敏的情况下） 环丙沙星+甲硝唑（仅限稳定型患者） 左氧氟沙星+甲硝唑（仅限稳定型患者） 莫西沙星（仅限稳定型患者）	
5）基于甘氨酰环类的方案 替加环素（有ESBLs风险的稳定型患者）	

急性胆囊切除术结果显示，患者死亡率为34.2%，而选择性和半选择组的死亡率均为0%，住院时间和发病率具有统计学意义，但是研究显示胆囊切除术组美国麻醉科医师协会Ⅰ~Ⅱ级评分为Ⅲ级和Ⅳ级的患者的发生率明显高于对照组（76%，25.6% *vs.* 28.6%），而腹腔镜胆囊切除术数量较少（20% *vs.* 81.3%，82.8%）[62]。

在少数回顾性队列研究中，未能证明早期和延迟胆囊切除术的ACC的老年患者，在死亡率、术后并发症方面有明显差异[63-66]。Cull等的一项研究表明，胰腺炎、胆囊炎和胆管炎的复发发作要早于已行胆囊切除术后的患者[65]。这些调查结果证实了近期基于医疗保险人群样本数据的分析结果。在这种分析中，老年人入院指数缺乏明确的手术治疗，两年内胆结石相关患者的再入院率为38%，而接受了早期胆囊切除术的类似患者的再入院率则为4.4%[67]。

2. 合并糖尿病的患者并非紧急手术的禁忌证，但必须重新考虑患者的并发症对总体治疗的影响。（LoE 3；GoR C）

1995 年，Shpitz 等在患有 ACC 且进行了急性胆囊切除术的糖尿病患者中发现，心血管疾病和相关性细菌性疾病的发病率更高。然而，他们没有发现术后结果存在明显差异[68]。美国外科医生国家外科手术质量改进计划数据库的一项大型 ACC 胆囊切除术分析显示，糖尿病增加了死亡风险[4.4% *vs*. 1.4%，调整后的比值比（OR）为 1.79（95% CI：1.09~2.94），调整后 P=0.022]，心血管事件[2.3% *vs*. 0.5%；OR 2.50（95% CI：1.25~4.99）；P=0.010]和肾功能衰竭[2.5% *vs*. 0.3%（95% CI：1.82~8.40）；调整后的 P=0.001]的发生率增加[69]。同一系列的第二项研究表明，糖尿病患者手术的延迟与高风险手术感染部位、住院时间有关。在同一系列的非糖尿病患者中没有相同的发现，这表明在糖尿病患者中需要对其适时采取治疗行动[70]。

3. 目前，各项评分系统在确定 ACC 手术中患者风险方面没有任何的证据。ASA、POSSUM 和 APACHE Ⅱ 评分系统[1]与胆囊穿孔患者的手术风险相关，APACHE Ⅱ 评分系统的准确度更高。然而，APACHE Ⅱ 评分系统旨在预测 ICU 患者的发病率和死亡率：作为术前评分的使用属于原始理念的扩展使用。因此，对不同危险因素和分数的多中心前瞻性研究进行比较是必要的。（LoE 4；GoR C）

对于急性病症手术风险评估的临床评分均未在 ACC 得到验证。最近，《东京指南》试图通过包含风险分层的一些因素的治疗算法来处理 ACC 人群的异质性。他们建议基于严重性评估标准（如局部炎症程度和患者病情）的分期系统，而不包括任何最常采用的风险分层评分[71]。然而，这些研究中的分类缺乏临床验证，并没有通过在引入分类标准后能改善结果的验证。事实上，一个关于随访的系列研究没有找到任何明显的治疗改善[13]。2006 年，Yi 等将风险分为 ASA 评分。该研究显示 ASA Ⅲ 与 ASA Ⅰ 患者的发病率（20% *vs*. 9.1%）存在明显的差异，转移率、恢复时间或住院后住院时间无明显差异[72]，风险评估评分的唯一比较（ASA，APACHE Ⅱ 和 POSSUM）仅限于一系列穿孔 ACC。该研究突出显示了三项得分与发病率和死亡率的重要关联。在风险预测中，POSSUM 和 APACHE Ⅱ 评分系统均优于 ASA 评分系统[73]。最后，我们想指出，任何分数的有用性是用来给能否手术作参考的，并不能作出直接判断。换句话说，不是所有患者变量（例如最近的冠状动脉支架或最近的肺栓塞等）都能够使用这个评分系统进行诊断。

---

[1] POSSUM 评分系统：由 Copeland 等建立，确定了 12 项术前生理学评分和 6 项手术严重性评分组成；APACHE Ⅱ：Acute Physiology and Chronic Health Evaluation，急性生理与慢性健康评分。

（五）手术时间：什么是早期胆囊切除术？

几项随机对照试验研究了早期腹腔镜胆囊切除术与延迟腹腔镜胆囊切除术[74-82]。早期和延迟腹腔镜胆囊切除术在不同试验中的定义不同。一般来说，早期腹腔镜胆囊切除术的定义为在症状发生时间<72 h或<7 d，但确诊4~6 d内的急性胆囊炎患者中进行的腹腔镜胆囊切除术。这大概能适用于临床症状发作10 d内的情况。延迟腹腔镜胆囊切除术可定义为在初始诊断后至少6周内进行，或者在初始诊断后7~45 d之间进行。

1. 在ACC症状发作后10 d内手术的患者中，早期腹腔镜胆囊切除术的效果优于延期腹腔镜胆囊切除术的患者。（LoE 1；GoR A）

试验中包含了不同类型的患者，这些试验用到了早期腹腔镜胆囊切除术的定义，其目的是比较早期腹腔镜胆囊切除术与初次诊断后6周内、在各种研究中不同类型的条件下进行的延迟腹腔镜胆囊切除术。6项试验提供临床结果。总体而言，随机对照试验的系统综述和Meta分析中的5项临床资料显示，早期腹腔镜胆囊切除术和延迟腹腔镜胆囊切除术两者的并发症发生率并无明显差异，跟延迟腹腔镜胆囊切除术组相比，早期腹腔镜胆囊切除术组能减少4 d的住院时间[37]。未列入系统评价的一项试验也显示出与系统综述相似的结果（即早期腹腔镜胆囊切除术和下腹腔镜胆囊切除术并发症发生率无明显差异，早期腹腔镜胆囊切除术组比延迟腹腔镜胆囊切除术组能减少4 d的住院时间），尽管这项试验纳入了症状发作72 h内的患者[81]。

2. 症状发作超过10 d的ACC患者不应行早期腹腔镜胆囊切除术，但是如果出现腹膜炎或败血症恶化的症状则需要紧急手术干预。在超过10 d出现症状的人群中，延迟胆囊切除术45 d优于立即进行手术。（LoE 2；GoR B）

一项试验比较了早期腹腔镜胆囊切除术与诊断后7~45 d之间进行的延迟腹腔镜胆囊切除术[83]。在本次试验中，参与者的症状持续时间未报告。早期腹腔镜胆囊切除术在入院24 h内进行，而延迟腹腔镜胆囊切除术在7~45 d之间进行。该试验表明，与早期腹腔镜胆囊切除术组相比，延迟腹腔镜胆囊切除术的并发症发病率更高，延迟腹腔镜胆囊切除组与早期腹腔镜胆囊切除组比较，住院时间长达5 d[83]。两组之间胆囊切除术转换率无明显差异[83]。

3. 早期腹腔镜胆囊切除术应尽快进行，但也可在症状发作10 d内进行（LoE 1；GoR A）。然而，应该注意的是，早期手术与住院时间缩短和较少发生并发症呈相关性。（LoE 2；GoR B）

在一项对比早期腹腔镜胆囊切除术的随机对照试验中，研究了尽快行腹腔镜胆囊切除术与自症状出现后5 d内行腹腔镜胆囊切除术的预后[74]。在本试验中入院前的症状持续时间未报告。与尽快行腹腔镜胆囊切除术治疗的患者相比，自症状出现后5 d内行腹腔镜胆囊切除术的患者，手术后并发症发生率与转换率无统计学差异[74]。然而，与尽快行腹腔镜胆囊切除术的患者相比，症状出现后5 d内行腹腔镜胆囊切除术的患者住院时间较短[74]。来自大型数据库审查的证据表明，共包括大约95 000例ACC患者，其入院后2 d内手术的患者并发症少于入院时间为2~5 d的手术患者，入院时间为6~10 d的报告结果与开放性胆囊切除术基本一致[84]。最后，有几项研究表明，尽快进行胆囊切除术，特别是在急诊的情况下，具有成本效益[83,85-86]。

（六）手术类型

1. 在ACC的治疗中，除非有麻醉的绝对禁忌证或者存在感染性休克，否则应首先尝试腹腔镜入路。（LoE 2；GoR B）

根据2013年修订后发布的第二版《东京指南》（TG13），腹腔镜胆囊切除术即使在ACC中也是一项安全的治疗手段。TG13根据疾病的严重程度描述了ACC的手术治疗。早期腹腔镜胆囊切除术适用于Ⅰ级（轻度）ACC患者。早期腹腔镜胆囊切除术也适用于有治疗经验的医疗中心接诊的Ⅱ级（中度）ACC患者，对于存在严重的局部炎症征象（白细胞计数>18 000/mm³，右上腹部可触及的肿块，症状>72 h）的患者，应该先使用胆汁引流等保守治疗，再考虑延迟胆囊切除术。对于胆汁性腹膜炎、气肿性胆囊炎、坏疽性胆囊炎和化脓性胆囊炎等存在严重局部并发症的患者，应采取常规支持措施进行紧急手术（行剖腹手术或腹腔镜手术）。对于Ⅲ级（严重）ACC患者，TG13建议，可以在一般临床情况改善后考虑胆囊引流和延迟胆囊切除术[71]。一些治疗机构也支持将腹腔镜胆囊切除术作为治疗ACC的首选方法[87-89]。

2. 腹腔镜胆囊切除术用于ACC患者是安全可行的方案，并发症发生率低且缩短住院时间。（LoE 1；GoR A）

虽然Borzellino等在Meta分析中发现，由于腹腔镜胆囊切除术难以用于伴有严重炎症反应的患者，所以其并不适用于所有ACC患者[90]。在近期的几项病例对照研究中，随机临床试验比较了腹腔镜胆囊切除术与开放性胆囊切除术[91-100]。最近发表的Meta分析研究结果显示，与剖腹方式相比，腹腔镜胆囊切除术具有较低的死亡率和发病率，术后住院时间明显缩短，肺炎发生率和伤口感染率降低。转换率在8%~35%之间[101]。

3. 在高风险患者中， 对于Child A级、B级[2]肝硬化患者中年龄>80岁或者是孕妇者，进行腹腔镜胆囊切除术是可行且安全的。（LoE 3；GoR C）

一些研究表明，腹腔镜胆囊切除术应该是特定类别的老年人或孕妇的第一线治疗方法[102-103]。根据de Goede等发表的Meta分析显示，Child A级或B级肝硬化患者的选择性腹腔镜胆囊切除术与术后并发症相关，与开放手术相比，其住院时间缩短，恢复正常饮食时间缩短[104]。Lucidi等建议将腹腔镜胆囊切除术作为治疗肝硬化患者的首选方法。然而，对于Child C级肝硬化患者来说，腹腔镜胆囊切除术是否合适尚不清楚[105]。肝硬化是手术的主要危险因素。与非肝硬化患者相比，肝硬化患者的腹腔镜胆囊切除术的手术持续时间显著延长，手术失血量增加，肝硬化的严重程度转移率、住院时间、总体发病率和死亡率有关[106]。肝硬化患者行腹腔镜胆囊切除术的相关发病率与Child Pugh评分直接相关[107-108]。在晚期肝硬化和严重门静脉高压患者中，由于存在门静脉海绵体瘤，胆囊三角形暴露困难和胆囊门解剖的判断困难、组织粘连和新生血管等因素导致了治疗方面的困难，可能会遇到具体的技术难题，如控制肝床出血等。次全切胆囊切除术可以避免许多困难[109]。总之，腹腔镜手术应该是Child A级、B级患者胆囊切除术的首选。对于Child C级肝硬化患者来说，这仍然是一个具有争议的问题，作为首选推荐，除非明确指出（如ACC对抗生素无反应），否则这些患者应避免使用胆囊切除术[105]。

4. 对于晚期炎症、坏死性胆囊炎或任何难以识别解剖结构、且很可能发生胆管损伤的"难治性胆囊"，腹腔镜手术或开放胆囊次全切除术是一种有效的选择。（LoE 2；GoR A）

最近，Elshaer等的Meta分析进行了系统评价，研究了使用腹腔镜手术（72.9%）、开放手术（19.0%）和腹腔镜转换为开放手术（8.0%）这三种方式进行胆囊次全切除术的相关情况。最常见的适应证是严重胆囊炎（72.1%），其次是肝硬化和门静脉高压（18.2%）、胆囊结石、脓胸或穿孔胆囊（6.1%）。他们得出结论，胆囊次全切除术是进行困难的胆囊切除术中的重要手段，在简单的病例中，可达到与胆囊全切除术报道的并发症发病率相当的发病率[110]。替代手术策略是逐渐达到漏斗管、胆囊管和动脉的首选方法，使用这种方法时必须始终牢记有损伤的风险[111-112]。

---

[2] Child–Pugh 分级标准：临床上常用的用于对肝硬化患者的肝脏储备功能进行量化评估的分级标准，将患者（根据一般状况、腹水、血清胆红素、血清白蛋白浓度、凝血酶原时间等）分三个层次分别记以 1 分、2 分、3 分，并将 5 个指标计分相加，从而根据结果将肝脏储备功能分为 A、B、C 三级，分数越高，储备功能越差。

5. 如果出现局部发生严重炎症、粘连、胆囊三角出血或疑似胆管损伤，应强烈推荐考虑术中转行开放手术。（LoE 3；GoR B）

Tang等在系统评价中，确定了腹腔镜胆囊切除术中转行开放手术的主要危险因素。很重要的独立危险因素包括男性、高龄、病态肥胖、肝硬化、上腹部手术病史、严重急性和慢性胆囊炎，以及急诊腹腔镜胆囊切除术。患者和疾病相关的风险因素的结合提高了转换率[113]。根据Giger等的研究显示，大面积的炎症、粘连和随后的渗出增加使得经腹腔镜胆囊切除术对于辨认胆囊三角以及胆管解剖结构的难度增加。因此，对于此类复杂情况，从确保患者安全的角度考虑，强烈建议转为开放性手术治疗[114]。升高的白细胞计数（>18×10⁹/L），发热> 38 ℃，可用于监测患者并发症的出现及转归[115]。最近，Sugrue等的研究发布了一项新的评分系统用于评估胆囊切除术术中难度的方案，以提供转换为开放手术的客观建议[116]，其结果可以解释和规范"困难手术"的定义。根据Eldar等的研究结果显示，ACC的并发症发生率往往与主诉症状持续时间>48 h、坏死性胆囊炎、男性、年龄>60岁、其他相关疾病、胆囊结石较大、血清胆红素水平升高有关。通常，腹腔镜胆囊切除术在所有形式的ACC中是安全的，具有可接受的低转化率和并发症发生率[117]，不包括转换率在4%~40%之间的坏死性胆囊炎[87,117]。总之，在存在坏死性胆囊、模糊解剖、出血、胆管损伤、粘连和既往上腹部手术史等情况下，应着重考虑转为开放性胆囊切除术[118]。

（七）合并胆总管结石：胆囊结石疑似诊断胆总管结石

胆总管结石（choledocholithiasis）即胆总管结石（common bile duct stones，CBDS）的存在。据报道，胆囊结石病的发生率为10%~20%，ACC范围内发病率低于5%~15%[119-122]。CBDS的检查需要时间，并可以推迟手术干预。由于ACC中CBDS的发生率相对较低，所以问题是如何筛选出可以从进一步检查中获益的CBDS高危患者，并最终去除结石。类似CBDS的不常见病症是有1%的胆石病患者会发生的Mirizzi综合征，术前检查可能有助于诊断，尽管绝大多数患者需在术中明确诊断[123-124]。

1. 肝脏生化酶和/或胆红素水平的升高不足以识别患有胆总管结石的ACC患者，需要进一步的检查和诊断。（LoE 2；GoR B）

肝功能检查历来在确定CBDS的存在方面具有很大的实用价值。然而，大多数已发表的研究中没有涉及ACC患者，也包括无症状的胆石症。正常肝功能检查阴性预测值为97%，肝功能检查结果阳性预测值仅为15%[125]。肝功能研究的积极预测价值在预测CBDS方面不够理想，即使在非ACC患者中，其结果也在25%~50%之间[119,126-127]。事实上，在ACC患者中，由于胆囊和胆汁的急性炎症过程，肝脏生物化学检测可能会发生改变。15%~50%的ACC患者肝脏相关酶含量升高，但并没有胆总管结石。Song等的研究证实，1 178例ACC患者中有424例的肝功能检查显示，丙氨酸转氨酶（ALT）、天冬氨酸转氨酶（AST）水平高于正常水平的2倍。其中只有246例（58%）患有胆总管结石[128]。Chang等报道，约51例（41%）无胆总管结石ACC患者的ALT和AST水平升高。然而，白细胞增多、胆红素水平升高可预测坏疽性胆囊炎[129]。Padda等证实，约30%无胆总管结石的ACC患者具有异常的碱性磷酸酶（ALP）和/或胆红素，50%的ALT异常。在ACC和胆总管结石患者中，77%的有ALP异常，胆红素异常者占60%，ALT升高者占90%。通过多变量分析，增加胆总管大小，升高的ALT和ALP是胆总管结石的预测因子[130]。胆汁淤积测试的项目包括血清胆红素的诊断准确性增加，持续时间和梗阻的严重程度。CBDS的血清胆红素水平的特异性为60%，临界水平为1.7 mg/dL，75%临界水平为4 mg/dL[126]。然而，CBDS患者胆红素平均水平通常较低（1.5~1.9 mg/dL）[119,127]。在前瞻性研究中，Silvestein报道了每次检测中，两个临界值上血清胆红素和血清ALP的诊断准确性。对于临界值高于22.23 μmol/L的血清胆红素敏感性为0.84（95% CI：0.65~0.94），特异度为0.91（95% CI：0.86~0.94）。对于临界值高于正常值2倍以上的血胆红素灵敏度为0.42（95% CI：0.22~0.63），特异性为0.97（95% CI：0.95~0.99）。对于临界值大于125IU/L的ALP，灵敏度为0.92（95% CI：0.74~0.99），特异性为0.79（95% CI：0.74~0.84）。对于大于正常极限值的两倍的ALP，灵敏度为0.38（95% CI：0.19~0.59），特异性为97（95% CI：0.95~0.99）[131-132]。

2. 对于AUS来说，胆总管结石（CBDS）的可视化检测是诊断胆总管结石病的一个重要手段（LoE 5；GoR D）。结石存在的间接征象，如胆总管直径增加，不足以确认ACC患者存在胆囊结石，需要进一步的检查。（LoE 1；GoR A）

AUS是诊断ACC的首选成像技术。同时，可以对胆总管进行可视化检测。最近发表的Meta分析调查了超声诊断潜力[131]：灵敏度范围为0.32~1.00，总敏感性为0.73（95% CI：0.44~0.90），特异度范围为0.77~0.97，总结特异度为0.91（95% CI：0.84~0.95）。在回顾性分析中，Boys等证实，AUS平均胆总管直径，在没有和有CBDS的ACC患者中分别为5.8 mm和7.1 mm（P=0.004）[133]。直径>10 mm与CBDS相关发生率为39%，直径<9.9 mm与胆总管结石相关率为14%。作者的结论是，可根据AUS发现胆总管直径不足来评估有重大风险的CBDS患者。

3. 应在所有ACC患者中进行生化检查，检查项目包括ALT、AST、胆红素、

ALP、γ谷氨酰转移酶（GGT）、AUS，以评估胆总管结石的风险。（LoE 2；GoR B）

已经提出并验证了CBDS的几个预测评分方案，但针对ACC没有一个特定方针。这些预测评分在临床实践中的性能不够理想[126,134-138]。所有这些方案都以不同的方式组合相同的临床变量。Hugrier等结合使用如下因素：胆总管直径>12 mm，胆结石<10 mm，年龄增高和症状性疾病。Barkun等综合了如下因素：年龄>55岁，血清胆红素升高，胆总管扩张及CBDS证据。还有人综合了如下因素：年龄>55岁，男性，上行性胆管炎，扩张性胆总管，CBDS和异常肝脏检查。Soltan等综合了如下因素：包括症状性疾病史，肝脏异常检查，扩张性胆管和CBDS存在。孙等人综合了如下因素：男性、肝脏异常检查和扩张胆总管。Sarli等综合了阳性AUS和异常肝脏检查。美国胃肠内镜学会和美国胃肠内镜外科医师协会综合了各种已公布的经过验证的临床评分，并提出了三种不同类别的CBDS风险分层：低风险（<10%），中度（10%~50%）和高风险（>50%）。基于指南中用于预测CBDS相关危险因素的多少[139]，提出的分类有明确的临床意义。CBDS风险低的患者应进行手术，无需进一步调查。患有中度风险的患者应进行二级检查：术前通过超声内镜（EUS）或磁共振胰胆管造影（MRCP）或术中腹腔镜超声或腹腔镜胆管造影术，选择在术前、术中或术后需要清除结石的患者进行此类手术。CBDS高风险的患者应直接接受术前诊断和治疗性ERCP。

4. 应根据美国胃肠内窥镜学会和美国胃肠内窥镜医师指南修订的分类，对胆总管结石症的风险进行分层。（LoE 5；GoR D）

ASGE指南似乎是ACC中诊断和治疗CBDS的最佳工具[139]。然而，根据这种分类，高风险患者的CBDS发病率高达50%。这说明高达49%的接受了ERCP的患者可能没有CBDS，并可能出现ERCP的潜在并发症，这并不能被大众接受。因此，我们更倾向于采取更谨慎的方法：只有在AUS时存在CBDS证据的才可能是CBDS的高风险群体，才可以直接进行ERCP诊断及治疗。患者血清总胆红素≥4 mg/dL，或加大胆管直径，AUS加胆红素水平1.8~4 mg/dL应视为中度风险，应进行二级调查，如EUS/MRCP或术中腹腔镜超声/胆管造影以避免ERCP并发症。修改后的风险分层见表4。

5. 根据现有的专业知识和可用性，患有胆总管结石中危风险的患者应在术前接受MRCP、EUS，术中接受胆管造影或腹腔镜超声。（LoE 1；GoR A）

MRCP和EUS这两种术前成像技术可用于检测CBDS。根据ASGE指南，这些诊断工具对于有中度风险的患者应保留使用，并且这样检查可能会延误

表4　胆总管结石的预测因素和风险级别

胆总管结石的预测因素分级	
非常强	腹部超声检查胆总管结石的证据
强	胆总管直径>6 mm（原位胆囊）
	总胆红素>4 mg/dL
	胆红素水平1.8~4 mg/dL
中等	胆红素以外的肝脏生化检查异常
	年龄超过55岁
	临床结石性胰腺炎
胆总管结石病风险级别	
高	任何非常强的因素存在
低	没有预测因子存在
中间	所有其他患者

ACC患者的确定性的治疗[139,133]。但从另一方面讲，这些检查可以以准确性排除高度怀疑CBDS的患者，从而避免进一步的侵入性手术，如ERCP或术中胆道造影及这些治疗相关的并发症。事实上，这些技术的实施导致非选择患者接受ERCP的人数降低了30%~75%[140-142]。Cochrane的Meta分析比较了这两种不同的技术[143]：两者具有良好的诊断准确性，并没有明显的差异，EUS的总体敏感性为95%，MRCP的为93%。并且，两者的总体特异度分别为97和96%。正如一些作者解释相似结果时所指出的那样，除了诊断功效（局部可用性、成本、专业知识、手术延迟）之外的其他因素在决定使用哪种成像方法时可能很重要[144]。

6. 具有胆总管结石的高危患者应依据现有技术水平尽可能地接受术前ERCP、术中胆管造影术和腹腔镜超声检查。（LoE 1；GoR A）

ERCP在胆总管结石的治疗中具有诊断和治疗作用，但是它也是一种可能会产生潜在严重并发症的侵入性手术。文献强调，诊断性ERCP有风险。与诊断性ERCP相关的并发症包括胰腺炎、胆管炎、出血、十二指肠穿孔或对造影剂的过敏。这些并发症的发生率为1%~2%，当行括约肌切开术时，这一数据可增加到10%[145-148]。相较于ERCP，术中胆道影术明显增加了手术的时长[149]，并需要在手术室中由专门的工作人员进行。这种操作并不适用于所有的ACC患者，特别是对于需要紧急手术治疗的患者。术中胆管造影的阳性结果导致CBDS的术中治疗时间延长。最近发表的Meta分析比较了两种技术[131]：对于ERCP，总敏感性为0.83（95% CI：0.72~0.90），特异性为0.99（95% CI：

0.94~1.00）。对于术中胆管造影，总敏感性为0.99（95% CI：0.83~1.00），特异度为0.99（95% CI：0.95~1.00）。敏感性具有统计学差异（P=0.05）。与此同时，因考虑到研究结果与研究两种检查手段的方法及参数相关，最近，引入了腹腔镜超声检测CBDS。最近的Meta分析显示，术中胆管造影和腹腔镜超声检查具有相同的汇集灵敏度和相似的集合特异性检测CBDS[150]。如术中胆管造影术，CBDS术中证据可用于术中胆总管治疗，并增加手术时间。

7. 视患者当地机构的专业及技术水平的情况，胆总管结石（CBDS）的移除时机可以在术前、术中或术后。（LoE 1；GoR A）

CBDS可以用不同的技术在不同的时间内去除：术前ERCP与括约肌切开术，术中ERCP与括约肌切开术，腹腔镜或开放性胆总管探查术或手术后ERCP与括约肌切开术。一项系统评价评估了这些不同技术之间的差异[151]。目前在发病率、死亡率和成功率方面均无明显差异。因此，这些技术均可适用。另一项Meta分析研究了ERCP加括约肌切开术的两种不同技术：术前会合技术或术中会合技术[152]。这两种技术的安全性和疗效相同。术中技术降低了ERCP后发生胰腺炎的风险，但显然需要专职人员进行操作且手术时间明显延长。

（八）高风险患者的替代疗法

1. 胆囊引流结合抗生素治疗可将化脓性胆囊炎转化为非化脓性胆囊炎，但是证据水平不理想。（LoE 4）

如前文所述，ACC的首选治疗方案是早期行腹腔镜胆囊切除术。然而，由于存在并发症，一些患者可能不适合手术。老年患者和高风险患者的胆囊切除术一直是一种高风险操作，据报道其死亡风险高达19%[153]。最近发表的文章显示，ACC的紧急胆囊切除术是可行和安全的手术方案[89,153-157]。

胆囊引流也称为经皮胆囊造瘘术（percutaneous cholecystostomy，PC），它是高危患者胆囊切除术的替代方案，因对"高风险"患者难以界定，因此其使用较为局限。胆囊引流减压可以引流出胆囊中的感染胆汁或脓液，去除感染的胆汁，并且无需切除胆囊。除了抗菌治疗之外，感染物的去除可改善临床病症，减轻炎症。在几种胆囊造影病例的回顾性和观察性研究，以及对文献的系统综述（共包括53项研究）中发现，其中1 918名患者的手术成功率高（85.6%），手术相关死亡率低（0.36%）。然而，30 d死亡率为15.4%[153]。研究的主要局限性是研究对象包括急性非结石性胆囊炎和ACC患者。经过上述审查，约27项进一步的观察性研究已经公布，确认了研究中纳入的群体，其入选标准、结果，甚至计算结果及确定结论的作者均是不同的[158]。考虑到这些局限性，报道的胆囊造瘘术中住院死亡率位于4%~50%之间，发病率位于8.2%~62%之间。

2. 在标准的胆囊引流技术中，经皮肝穿刺胆囊引流术因其简便性和低成本等优势而被普遍认为是首选技术。（LoE 4；GoR C）

胆囊切除术可以用几种不同的技术进行，如TG[159]。这包括经皮肝穿刺胆囊引流术（percutaneous transhepatic gall bladder drainage，PTGBD），经皮肝穿刺胆囊抽吸术（percutaneous transhepatic gall bladder aspiration，PTGBA），内窥镜经鼻胆囊引流术，内窥镜胆囊支架置入，以及经胃窦和十二指肠引导的EUS引导胆囊引流。Ito等的对照试验将PTGBD与PTGBA进行了比较[160]。所有ACC患者均得到保守治疗，24 h后无改善的患者随机接受PTGBD或PTGDA。PTGBD在临床有效性方面优于胆囊抽吸，并且具有与胆囊抽吸相同的并发症发生率。然而，这项试验包括高风险患者和低危患者。并没有足够证据证明其是最好的胆囊引流技术。最后，证据显示，PTGDB应该为胆囊引流的首选技术。

3. 在保守治疗失败后，小部分因严重并发症不适合进行紧急手术的患者，可接受经皮胆囊造瘘术作为替代方案。（LoE 2；GoR B）

胆囊引流在严重级别（根据《东京指南》分类[12]）急性胆囊炎患者中，ACC中的TG是强制性的方案，并且如果保守治疗失败，也建议其在中等级别急性胆囊炎患者中使用[11]。《东京指南》明确指出，在危重患者中，尤其是老年患者和存在并发症的患者中采取该方法是有效的选择。然而，截至目前仍缺乏良好的证据支持该观点。Hatzidakis等于2002年发表了一项比较经皮胆囊造瘘术与保守治疗急性结石胆囊炎或ACC患者的临床试验研究成果：死亡率和发病率无明显差异[161]。Akyurek等在2005年发表了一项试验研究成果，其中ACC患者随机接受经皮胆囊造瘘术，然后进行早期腹腔镜胆囊切除术或选择保守治疗，然后延迟腹腔镜胆囊切除术[162]。死亡率和发病率无差异。经皮胆囊造瘘术加早期腹腔镜胆囊切除术可以使住院时间和费用降低。Melloul等于2011年发布了对早期腹腔镜胆囊切除术或经皮胆囊造瘘术治疗的胆道脓毒症危重患者的回顾性病例对照研究显示：两种治疗之间的死亡率并无差异，但早期腹腔镜胆囊切除术有着显著的术后并发症发生率[163]。西班牙回顾性研究比较了接受经皮胆囊造瘘术或早期腹腔镜胆囊切除术的ACC患者[164]。他们发现，经皮胆囊造瘘术组的死亡率明显较高。然而，这项研究的质量不够理想，并且具有一些局限性，如后期研究设计和选择偏倚等。Gurusamy等的Cochrane系统[3]综述调查了胆囊造瘘的作用，研究包括唯一的两个随机试验，

---

3 Cochrane系统：Cochrane系统评价是通过收集、评价和合成日益增长的原始临床研究结果，得出有关干预措施的综合效果，为卫生决策和临床实践提供真实、可靠的证据。

两者都处于高度偏倚风险，最终得出结论："我们无法确定经皮胆囊造瘘术对急性胆囊炎高风险手术患者的临床治疗作用"[165]。目前，CHOCOLATE试验[4]正在进行：这是一项随机对照试验，比较经皮胆囊造瘘术与早期腹腔镜胆囊切除术的ACC危重患者（APACHE评分[5]7~14）[161]。结果可以说明经皮引流的真正作用。胆囊引流被认为是经保守治疗24~48 h后无效的选择。巴拉克等人的前瞻性研究纳入了年龄在70岁以上、有糖尿病病史、心动过速病史和入院时扩张胆囊的患者，结果可以预测24 h随访时保守治疗失败。白细胞计数>15 000/mm³、体温升高、年龄70岁以上是48 h随访中保守治疗失败的预测因素[166]。没有同时使用具体的抗生素方案与经皮胆囊造瘘术。研究报告没有报道具体药物。没有证据支持需要特殊的抗生素方案。对于抗生素治疗，请参阅本书专门的章节。目前，经皮胆囊造瘘术似乎是危重患者ACC安全有效的手术方式。然而，没有证据支持其对保守治疗或早期腹腔镜胆囊切除术显示优越性。

4. 在降低手术与麻醉相关性风险之后，选择延迟腹腔镜胆囊切除术可以减少再入院患者的数量。（LoE 5；GoR D）

De Mestral等在2012年发表了大量回顾性流行病学分析显示，只有40%的患者在经皮胆囊造瘘术后进行了延迟腹腔镜胆囊切除术。在经皮胆囊造瘘术后未进行腹腔镜胆囊切除术的患者，1年再入院率为49%，院内死亡率为1%[10]。目前尚不存在比较延迟腹腔镜胆囊切除术的随机试验。

四、结论：灰色地带和未来研究的机会

在达成所有声明的共识之后，共识会议参与者投票赞成ACC的WSES指南，如图1所示。

根据本指南中的证据，可以说早期腹腔镜胆囊切除术是ACC的最佳治疗方法，术后抗生素的使用在非复杂胆囊炎的情况下是不需要的。此外，还发布了关于CBDS治疗的、具有高水平证据的研究。AUS对CBDS进行可视化检测是一个很好的预测方法。患有CBDS风险高的患者应有术前ERCP。患有中度风险的患者应进行非侵入性手术的术前检查。然而在条件允许的情况下，对高危患者行术中探查也是可行的选择。此外，我们并没有研究经胆总管取石的费用问题。

然而，关于ACC的手术治疗的建议，这仅限于可能需要紧急手术的患者。

---

[4] CHOCOLATE试验：比较经皮胆囊造瘘术与早期腹腔镜胆囊切除术的ACC危重患者（APACHE评分）。结果可以说明经皮引流的真正作用。
[5] APACHE评分：患者在入住ICU前24 h内检查并记录其34项生理学指标的综合评估。

对于不适合紧急手术或腹腔镜手术继发于一般病情的患者，其仍然不能作为首选方案。诊断需要结合临床表现、实验室数据和AUS结果进行综合评估，但是通过这样的诊断方法，得出的结果证据不足甚至可能出现错误。可能还需要完善放射学检查，例如HIDA，以确保诊断的确定性。由于有症状的胆囊结石在任何情况下都是腹腔镜胆囊切除术的指征，所以以前的诊断不确定性可能与健康患者无关，因此后者的侵入性放射学检查应仅适用于高危患者。

然而，对于手术风险的评估仍没有达成共识。这些WSES指南定义替代TG13中强调的胆囊炎严重程度评分的患者状况。这种方法可能有利于针对患者病情的针对性疗法。虽然报道了经保守治疗失败后行经皮胆囊造瘘术不适用于继发于严重并发症的术后患者，但本指南尚未找到有关高风险患者的定义以及其界定标准。关于除败血性休克以外的高风险患者，定义标准的数据很少，证据水平较差。这一研究领域如果得到重点解决，将有望改善ACC患者的治疗情况。

根据一些高质量的研究，存在严重急性炎症时应推荐患者接受胆囊次全切除术，转换阈值低。虽然转换的门槛很大程度上取决于外科医生的经验和技能，但我们支持完善术中评分，以帮助外科医生决定通过胆囊次全切除术和/或通过开放式方法来完成手术，在无法达到"理想的安全性"时也不会增加额外的风险。

致谢

感谢佛朗哥博世尼夫人（意大利贝加莫Papa Giovanni XXIII医院医学图书馆）在书目搜索方面提供的帮助。

提供资金

没有作者获得任何资金。该文件获得了本刊物的WSES机构豁免。

数据和辅助材料的可用性

没有作者的数据符合公开获取的原则。

作者贡献

WSES主席得到了科学秘书处的支持，确定了共识会议的时间表，并选择了16位知名专家，分别要求参加组织委员会（8名）和科学委员会（8名）：组织委员会的任务是支持科学秘书处建立共识框架，并支持科学委员会严格的科学研究部分，科学委员会负责选择文献，并在科学秘书处和组织委员会的合作中阐述要求。科学秘书处支持了WSES主席的工作，确定议程，选择工作工具，并最终与组织委员会和科学秘书处进行合作。因此，每个问题都分配给一个由组织委员会成员组成的一个小组，含科学委员会的一名成员和科学秘书处的一名成员（科学秘书处的每一名成员都涉及两个问题）。每个团队审查、选择和分析文献，撰写并提出了8个问题之一的声明草案。WSES董事会对草案进行了审议，并作出了评价。2015年7月6日，在耶路撒冷举行的第3届WSES世界大会上，对所有的治疗方针进行了讨论，并通过审核。科学秘书处、组织委员会和科学委员会根据大会意见对手稿进行了进一步审查，随后由WSES委员会批准。FA、AA、LA、GB、FCC、FCa、MC、OC、FCo、SDS、KG、JK、MDK、RI、ABP、DP、MP、BMSa、MSu、PLV：提出理念，设计方案和协调研究；数据采集，分析和解读；起草稿件。所有作者阅读并认可该终稿。

利益冲突

作者宣称他们没有竞争的利益冲突。

特别说明

本文发布的实践指南并不代表临床实践的标准，而是基于当前最佳的证据以及专家的共识得出的治疗方案。但是，指南并不排除目前正用于临床的其他标准治疗方案。例如，它们并不强制用于现有的医疗实践，应根据相关医疗机构的情况（如职员水平、经验、设备等）和个别患者的特点，最终确定选择何种治疗方案。然而，需要提醒大家注意的是，对治疗结果负责的是直接参与的人员，而不是制定共识的团体。

参考文献

[1] Gracie WA, Ransohoff DF. The natural history of silent gallstones: the innocent gallstone is not a myth[J]. N Engl J Med, 1982, 307: 798–800.

[2] Shaffer EA. Epidemiology and risk factors for gallstone disease: has the paradigm changed in the 21st century?[J]. Curr Gastroenterol Rep, 2005, 7: 132–140.

[3] Kratzer W, Mason RA, Kächele V. Prevalence of gallstones in sonographic surveys worldwide[J]. J Clin Ultrasound, 1999, 27: 1–7.

[4] Pedersen G, Hoem D, Andrén-Sandberg A. Influence of laparoscopic cholecystectomy on the prevalence of operations for gallstones in Norway[J]. Eur J Surg, 2002, 168: 464–469.

[5] Everhart JE, Khare M, Hill M, Maurer KR. Prevalence and ethnic differences in gallbladder disease in the United States[J]. Gastroenterology, 1999, 117(3): 632.

[6] Attili AF, Carulli N, Roda E, Barbara B, Capocaccia L, Menotti A, et al. Epidemiology of gallstone disease in Italy: prevalence data of the Multicenter Italian Study on Cholelithiasis

(M.I.COL.)[J]. Am J Epidemiol, 1995, 141(2)：158.

[7] Friedman GD, Raviola CA, Fireman B. Prognosis of gallstones with mild or no symptoms：25 years of follow-up in a health maintenance organization[J]. J Clin Epidemiol, 1989, 42：127–136.

[8] McSherry CK, Ferstenberg H, Calhoun WF, Lahman E, Virshup M. The natural history of diagnosed gallstone disease in symptomatic and asymptomatic patients[J]. Ann Surg, 1985, 202：59–63.

[9] Strasberg SM. Acute calcolous cholecystitis[J]. N Engl J Med, 2008, 358：2804–2811.

[10] De Mestral C, Rotstein OD, Laupacis A, Hoch JS, Zagorski B, Nathens AB. A population-based analysis of the clinical course of 10, 304 patients with acute cholecystitis, discharged without cholecystectomy[J]. J Trauma Acute Care Surg, 2013, 74(1)：26–30. discussion 30-31.

[11] Miura F, Takada T, Kawarada Y, Nimura Y, Wada K, Hirota M, et al. Flowcharts for the diagnosis and treatment of acute cholangitis and cholecystitis：Tokyo Guidelines[J]. J Hepatobiliary Pancreat Surg, 2007, 14：27–34.

[12] Yokoe M, Takada T, Strasberg S, Solomkin JS, Mayumi T, Gomi H, et al. TG13 diagnostic criteria and severity grading of acute cholecystitis[J]. Hepatobiliary Pancreat Sci, 2013, 20：35–46.

[13] Lee S-W, Yang S-S, Chang C-S, Yeh H-J. Impact of the Tokyo guidelines on the management of patients with acute calculous cholecystitis[J]. J Gastroenterol Hepatol, 2009, 24：1857–1861.

[14] Campanile FC, Catena F, Coccolini F, Lotti M, Piazzalunga D, Pisano M, et al. The need for new "patient-related" guidelines for the treatment of acute cholecystitis[J]. World J Emerg Surg, 2011, 6(1)：44.

[15] Trowbridge RL, Rutkowski NK, Shojania KG. Does this patient have acute cholecystitis?[J]. JAMA, 2003, 289(1)：80–86.

[16] Eskelinen M, Ikonen J, Lipponen P. Diagnostic approaches in acute cholecystitis：a prospective study of 1333 patients with acute abdominal pain[J]. Theor Surg, 2004, 8：15–20.

[17] Kiewiet JJ, Leeuwenburgh MM, Bipat S, Bossuyt PM, Stoker J, Boermeester MA. A systematic review and meta-Analysis of diagnostic performance of imaging in acute cholecystitis[J]. Radiology, 2012, 264：708–720.

[18] Shea JA, Berlin JA, Escarce JJ, Clarke JR, Kinosian BP, Cabana MD, et al. Revised estimates of diagnostic test sensitivity and specificity in suspected biliary tract disease[J]. Arch Intern Med, 1994, 154：2573–2581.

[19] Hwang H, Marsh I, Doyle J. Does ultrasonography accurately diagnose acute cholecystitis? Improving diagnostic accuracy based on a review at a regional hospital[J]. Can J Surg, 2014, 57：162–168.

[20] Borzellino G, Massimiliano Motton A, Minniti F, Montemezzi S, Tomezzoli A, Genna M. Sonographic diagnosis of acute cholecystitis in patients with symptomatic gallstones[J]. J Clin Ultrasound, 2016, 44：152–8. doi：10.1002/jcu. 22305. Published online September 2015.

[21] Fidler J, Paulson EK, Layfield L. CT evaluation of acute cholecystitis：findings and usefulness in diagnosis[J]. AJR, 1996, 166：1085–1088.

[22] Marincek B. Nontraumatic abdominal emergencies：acute abdominal pain-diagnostic strategies[J]. Eur Radiol, 2002, 12：2136–2150.

[23] Alobaidi M, Gupta R, Jafri SZ, Fink-Bennet DM. Current trends in imaging evaluation of acute cholecystits[J]. Emerg Radiol, 2004, 10: 256–258.

[24] Juvonen T, Kiviniemi H, Niemela O, Kairaluoma MI. Diagnostic accuracy of ultrasonography and Creactive proteine concentration in acute cholecystitis: a prospective clinical study[J]. Eur J Surg, 1992, 158: 365–369.

[25] Buttmann A, Adamek HE, Weber J, et al. ESWL and oral dissolution therapy: What factors influence results[J]. Dig Dis Sci, 1993, 38: 1702–1711.

[26] Portincasa P, Ciaula AD, Bonfrate L, Wang DQ. Therapy of gallstone disease: What it was, what it is, what it will be[J]. World J Gastrointest Pharmacol Ther, 2012, 3(2): 7–20.

[27] Venneman NG, Besselink MG, Keulemans YC, Vanberge-Henegouwen GP, Boermeester MA, Broeders IA, et al. Ursodeoxycholic acid exerts no beneficial effect in patients with symptomatic gallstones awaiting cholecystectomy[J]. Hepatology, 2006, 43: 1276–1283.

[28] Portincasa P, Moschetta A, Palasciano G. Cholesterol gallstone disease[J]. Lancet, 2006, 368: 230–239.

[29] Zha Y, Zhou Z-Z, Chen X-R, Gan P, Tan J. Gallbladder-preserving cholelithotomy in laparoscopic and flexible choledochoscopic era: a report of 316 cases[J]. Surg Laparosc Endosc Percutan Tech, 2013, 23: 167–170.

[30] Schmidt M, Søndenaa K, Vetrhus M, Berhane T, Eide GE. Long-term follow-up of a randomized controlled trial of observation versus surgery for acute cholecystitis: non-operative management is an option in some patients[J]. Scand J Gastroenterol, 2011, 46(10): 1257–1262.

[31] Halpin V. Acute cholecystitis. BMJ clinical evidence[J]. Clin Evid, 2014, 08: 411.

[32] Schmidt M, Søndenaa K, Vetrhus M, Berhane T, Eide GE. A randomized controlled study of uncomplicated gallstone disease with a 14-year follow-up showed that operation was the preferred treatment[J]. Dig Surg, 2011, 28(4): 270–276.

[33] Brazzelli M, Cruickshank M, Kilonzo M, Ahmed I, Stewart F, McNamee P, et al. Clinical effectiveness and cost-effectiveness of cholecystectomy compared with observation/conservative management for preventing recurrensymptoms and complications in adults presenting with uncomplicated symptomatic gallstones or cholecystitis: a systematic review and economic evaluation[J]. Health Technol Assess, 2014, 18(55): 1–101. v-vi.

[34] Brazzelli M, Cruickshank M, Kilonzo M, Ahmed I, Stewart F, McNamee P, et al. Systematic review of the clinical and cost effectiveness of cholecystectomy versus observation/conservative management for uncomplicated symptomatic gallstones or cholecystitis[J]. Surg Endosc, 2015, 29: 637–647.

[35] Charles M Vollmer, Selan F Zakko, Nezam H Afdhal. Treatment of acute calculous cholecystitis. Up To Date (http://www.uptodate.com/contents/treatment-of-acute-calculous-cholecystitis?source=search_result&search= calculous+acute+chole&selectedTitle=3%7E150 consulted on 15 May 2015)

[36] Papi C, Catarci M, D'Ambrosio L, Gili L, Koch M, Grassi GB, et al. Timing of cholecystectomy for acute calculous cholecystitis: a meta-analysis[J]. Am J Gastroenterol, 2004, 99: 147–155.

[37] Gurusamy KS, Davidson C, GluudC, Davidson BR. Early versus delayed laparoscopic cholecystectomy for people with acute cholecystitis. Cochrane Database Syst Rev. 2013, Issue 6. Art.No.: CD005440. DOI: 10.1002/14651858. CD005440.pub3.

[38] Gomi H, Solomkin JS, Takada T, Strasberg SM, Pitt HA, Yoshida M, et al. Tokyo Guideline Revision Committee. TG13 antimicrobial therapy for acute cholangitis and cholecystitis[J]. J Hepatobiliary Pancreat Sci, 2013, 20(1): 60–70.

[39] Fuks D, Cossé C, Régimbeau JM. Antibiotic therapy in acute calculous cholecystitis[J]. J Visc Surg, 2013, 150(1): 3–8.

[40] Regimbeau JM, Fuks D, Pautrat K, Mauvais F, Haccart V, Msika S, et al. Effect of postoperative antibiotic administration on postoperative infection following cholecystectomy for acute calculous cholecystitis: a randomized clinical trial[J]. JAMA, 2014, 312(2): 145–154.

[41] Sartelli M, Catena F, Ansaloni L, Coccolini F, Corbella D, Moore EE, et al. Complicated intra-abdominal infections worldwide: the definitive data of the CIAOW Study[J]. World J Emerg Surg, 2014, 9: 37.

[42] Sartelli M, Catena F, Ansaloni L, Leppaniemi A, Taviloglu K, van Goor H, et al. Complicated intra-abdominal infections in Europe: a comprehensive review of the CIAO study[J]. World J Emerg Surg, 2012, 7(1): 36.

[43] Sartelli M, Viale P, Catena F, Ansaloni L, Moore E, Malangoni M, et al. 2013 WSES guidelines for management of intra-abdominal infections[J]. World J Emerg Surg, 2013, 8(1): 3.

[44] Solomkin JS, Mazuski JE, Bradley JS, Rodvold KA, Goldstein EJ, Baron EJ, et al. Diagnosis and management of complicated intra-abdominal infection in adults and children: guidelines by the Surgical Infection Society and the Infectious Diseases Society of America[J]. Surg Infect (Larchmt), 2010, 11(1): 79–109.

[45] Dhalluin-Venier V, Bazin C, Massias L, Farah RB, Boytchev I, Fritsch J, et al. Effects of biliary obstruction on the penetration of ciprofloxacin and cefotaxime[J]. Eur J Gastroenterol Hepatol, 2008, 20(2): 127–130.

[46] Schau H-P. Antibiotics in Laboratory Medicine (Second Edition). In: V. Lorian, editor. 1259 S., 371 Abb., 323 Tab. Baltimore-London-Los Angeles-Sydney 1986: Williams and Wilkins[J]. J Basic Microbiol, 1986, 26: 452. doi: 10.1002/jobm. 3620260803. ISBN: 0-683-05167-9.

[47] Sartelli M, Catena F, Di Saverio S, Ansaloni L, Malangoni M, Moore EE, et al. Current concept of abdominal sepsis: WSES position paper[J]. World J Emerg Surg, 2014, 9(1): 22.

[48] Riché FC, Dray X, Laisné MJ, Matéo J, Raskine L, Sanson-Le Pors MJ, et al. Factors associated with septic shock and mortality in generalized peritonitis: Comparison between community-acquired and postoperative peritonitis[J]. Crit Care, 2009, 13(3): R99.

[49] Dellinger RP, Levy MM, Carlet JM, Bion J, Parker MM, Jaeschke R, et al. Surviving Sepsis Campaign: international guidelines for management of severe sepsis and septic shock: 2008[J]. Crit Care Med, 2008, 36(1): 296–327.

[50] Pea F, Viale P. Bench-to-bedside review: appropriate antibiotic therapy in severe sepsis and septic shock–does the dose matter?[J]. Crit Care, 2009, 13(3): 214.

[51] Kune G, Schutz E. Bacteria in the biliary tract. A study of their frequency and type[J]. Med J Aust, 1974, 1: 255–258.

[52] Csendes A, Fernandez M, Uribe P. Bacteriology of the gallbladder bile in normal subjects[J]. Am J Surg, 1975, 129: 629–631.

[53] Csendes A, Becerra M, Burdiles P, Demian I, Bancalari K, Csendes P. Bacteriological studies of bile from the gallbladder in patients with carcinoma of the gallbladder, cholelithiasis,

common bile duct stones and no gallstones disease[J]. Eur J Surg, 1994, 160: 363–367.

[54] Csendes A, Burdiles P, Maluenda F, Diaz J, Csendes P, Mitru N. Simultaneous bacteriologic assessment of bile from gallbladder and common bile duct in control subjects and patients with gallstones and common duct stones[J]. Arch Surg, 1996, 131: 389–394.

[55] Csendes A, Mitru N, Maluenda F, Diaz J, Burdiles P, Csendes P, et al. Counts of bacteria and pyocites of choledochal bile in controls and in patients with gallstones or common bile duct stones with or without acute cholangitis[J]. Hepatogastroenterology, 1996, 43: 800–806.

[56] Maluenda F, Csendes A, Burdiles P, Diaz J. Bacteriological study of choledochal bile in patients with common bile duct stones, with or without acute suppurative cholangitis[J]. Hepatogastroenterology, 1989, 36: 132–135.

[57] Chang W, Lee K, Wang S, Chuang S, Kuo K, Chen J, et al. Bacteriology and antimicrobial susceptibility in biliary tract disease: an audit of 10-year's experience[J]. Kaohsiung J Med Sci, 2002, 18: 221–228.

[58] Salvador V, Lozada M, Consunji R. Microbiology and antibiotic susceptibility of organisms in bile cultures from patients with and without cholangitis at an Asian Academic Medical Center[J]. Surg Infect, 2011, 12: 105–111.

[59] Kirshtein B, Bayme M, Bolotin A, Mizrahi S, Lantsberg L. Laparoscopic cholecystectomy for acute cholecystitis in the elderly: is it safe?[J]. Surg Laparosc Endosc Percutan Tech, 2008, 18: 334–339.

[60] Nielsen LBJ, Harboe KM, Bardram L. Cholecystectomy for the elderly: no hesitation for otherwise healthy patients[J]. Surg Endosc, 2014, 28: 171–177.

[61] Girgin S, Gedik E, Taçyildiz IH, Akgün Y, Baç B, Uysal E. Factors affecting morbidity and mortality in gangrenous cholecystitis[J]. Acta Chir Belg, 2006, 106: 545–549.

[62] Lupinacci RM, Nadal LR, Rego RE, Dias AR, Marcari RS, Lupinacci RA, et al. Surgical management of gallbladder disease in the very elderly: are we operating them at the right time?[J]. Eur J Gastroenterol Hepatol, 2013, 25: 380–384.

[63] Sánchez Beorlegui J, Lagunas Lostao E, Lamata Hernández F, Monsalve Laguna EC. Treatment of acute cholecystitis in the elderly: urgent surgery versus medical therapy and surgery delay[J]. Rev Gastroenterol Peru, 2009, 29: 332–340.

[64] Cheng Y, Leng J, Tan J, Chen K, Dong J. Proper surgical technique approved for early laparoscopic cholecystectomy for non-critically ill elderly patients with acute cholecystitis[J]. Hepatogastroenterology, 2013, 60: 688–691.

[65] Cull JD, Velasco JM, Czubak A, Rice D, Brown EC. Management of acute cholecystitis: prevalence of percutaneous cholecystostomy and delayed cholecystectomy in the elderly[J]. J Gastrointest Surg, 2014, 18: 328–333.

[66] Haltmeier T, Benjamin E, Inaba K, Lam L, Demetriades D. Early versus delayed same-admission laparoscopic cholecystectomy for acute cholecystitis in elderly patients with comorbidities[J]. J Trauma Acute Care Surg, 2015, 78: 801–807.

[67] Riall TS, Zhang D, Townsend CM, Kuo Y-F, Goodwin JS. Failure to Perform Cholecystectomy for Acute Cholecystitis in Elderly Patients Is Associated with Increased Morbidity, Mortality, and Cost[J]. J Am Coll Surg, 2010, 210: 668–677.

[68] Shpitz B, Sigal A, Kaufman Z, Dinbar A. Acute cholecystitis in diabetic patients[J]. Am Surg,

1995, 61: 964–967.

[69] Karamanos E, Sivrikoz E, Beale E, Chan L, Inaba K, Demetriades D. Effect of diabetes on outcomes in patients undergoing emergent cholecystectomy for acute cholecystitis[J]. World J Surg, 2013, 37: 2257–2264.

[70] Gelbard R, Karamanos E, Teixeira PG, Beale E, Talving P, Inaba K, et al. Effect of delaying same-admission cholecystectomy on outcomes in patients with diabetes[J]. Br J Surg, 2014, 101: 74–78.

[71] Yamashita Y, Takada T, Strasberg SM, Pitt HA, Gouma DJ, Garden OJ, et al. TG13 surgical management of acute cholecystitis[J]. J Hepatobiliary Pancreat Sci, 2013, 20: 89–96.

[72] Yi N-J, Han H-S, Min S-K. The safety of a laparoscopic cholecystectomy in acute cholecystitis in high-risk patients older than sixty with stratification based on ASA score[J]. Minim Invasive Ther Allied Technol, 2006, 15: 159–164.

[73] Ausania F, Guzman Suarez S, Alvarez Garcia H, Senra del Rio P, Casal Nuñez E. Gallbladder perforation: morbidity, mortality and preoperative risk prediction[J]. Surg Endosc, 2015, 29: 955–960.

[74] Chandler CF, Lane JS, Ferguson P, Thompson JE, Ashley SW. Prospective evaluation of early versus delayed laparoscopic cholecystectomy for treatment of acute cholecystitis[J]. Am Surg, 2000, 66(9): 896–900.

[75] Davila D, Manzanares C, Picho M, Albors P, Cardenas F, Fuster E, et al. Experience in the treatment (early vs. delayed) of acute cholecystitis via laparoscopy[J]. Cirugia Espanola, 1999, 66 Suppl 1: 233.

[76] Johansson M, Thune A, Blomqvist A, Nelvin L, Lundell L. Management of acute cholecystits in the laparoscopic era: results of a prospective, randomized trial[J]. J Gastrointest Surg, 2003, 7: 642–645.

[77] Kolla SB, Aggarwal S, Kumar A, Kumar R, Chumber S, Parshad R, et al. Early versus delayed laparoscopic cholecystectomy for acute cholecystitis: a prospective randomized trial[J]. Surg Endosc, 2004, 18: 1323–1327.

[78] Lai PB, Kwong KH, Leung KL, Kwok SP, Chan AC, Chung SC, Lau WY. Randomized trial of early versus delayed laparoscopic cholecystectomy for acute cholecystitis[J]. Br J Surg, 1998, 85(6): 764–767.

[79] Lo CM, Liu CL, Fan ST, Lai EC, Wong J. Prospective randomized study of early versus delayed laparoscopic cholecystectomy for acute cholecystitis[J]. Ann Surg, 1998, 227(4): 461–467.

[80] Macafee DA, Humes DJ, Bouliotis G, Beckingham IJ, Whynes DK, Lobo DN. Prospective randomized trial using cost-utility analysis of early versus delayed laparoscopic cholecystectomy for acute gallbladder disease[J]. Br J Surg, 2009, 96(9): 1031–1040. doi: 1010.1002/bjs.6685.

[81] Mare LD, Saadi A, Roulin D, Demartines N, Halkic N. Delayed versus early laparoscopic cholecystectomy for acute cholecystitis: A prospective randomized study[J]. HPB, 2012, 14: 130.

[82] Yadav RP, Adhikary S, Agrawal CS, Bhattarai B, Gupta RK, Ghimire A. A comparative study of early vs. delayed laparoscopic cholecystectomy in acute cholecystitis[J]. KUMJ, 2009, 7(25): 16–20.

[83] Gutt CN, Encke J, Koninger J, Harnoss JC, Weigand K, Kipfmuller K, et al. Acute

cholecystitis: early versus delayed cholecystectomy, a multicenter randomized trial (ACDC study, NCT00447304)[J]. Ann Surg, 2013, 258(3): 385–393.

[84] Zafar SN, Obirize A, Adesibikan B, Cornwell 3rd EE, Fullum TM, Tran DD. Optimal Time for Early Laparoscopic Cholecystectomy for Acute Cholecystitis[J]. JAMA, 2015, 150(2): 129–136.

[85] Johner A, Raymakers A, Wiseman SM. Cost utility of early versus delayed laparoscopic cholecystectomy for acute cholecystitis[J]. Surg Endosc, 2013, 27(1): 256–262.

[86] Brooks KR, Scarborough JE, Vaslef SN, Shapiro ML. No need to wait: An analysis of the timing of cholecystectomy during admission for acute cholecystitis using the American College of Surgeons National Surgical Quality Improvement Program database[J]. J Trauma Acute Care Surg, 2013, 74(1): 167–173. 173-174.

[87] Overby DW, Apelgren KN, Richardson W, Fanelli R, Society of American Gastrointestinal and Endoscopic Surgeons. SAGES guidelines for the clinical application of laparoscopic biliary tract surgery[J]. Surg Endosc, 2010, 24(10): 2368–2386.

[88] Agresta F, Ansaloni L, Baiocchi GL, Bergamini C, Campanile FC, Carlucci M, et al. Laparoscopic approach to acute abdomen from the Consensus Development Conference of the Società Italiana di Chirurgia Endoscopica e nuove tecnologie (SICE), Associazione Chirurghi Ospedalieri Italiani (ACOI), Società Italiana di Chirurgia (SIC), Società Italiana di Chirurgia d'Urgenza e del Trauma (SICUT), Società Italiana di Chirurgia nell'Ospedalità Privata (SICOP), and the European Association for Endoscopic Surgery (EAES)[J]. Surg Endosc, 2012, 26(8): 2134–2164.

[89] Agresta F, Campanile FC, Vettoretto N, Silecchia G, Bergamini C, Maida P, et al. Laparoscopic cholecystectomy: consensus conference-based guidelines[J]. Langenbecks Arch Surg, 2015, 400(4): 429–453.

[90] Borzellino G, Sauerland S, Minicozzi AM, Verlato G, Pietrantonj CD, Manzoni G, et al. Laparoscopic cholecystectomy for severe acute cholecystits. A meta-analysis of results[J]. Surg Endosc, 2008, 22: 8–15.

[91] Kiviluoto T, Siren J, Luukkonen P, Kivilaakso E. Randomized trial of laparoscopic versus open cholecystectomy for acute and gangrenous cholecystitis[J]. Lancet, 1998, 351: 321–325.

[92] Johansson M, Thune A, Nelvin L, Stiernstam M, Westman B, Lundell L. Randomized clinical trial of open versus laparoscopic cholecystectomy for acute cholecystitis[J]. Br J Surg, 2005, 92: 44–49.

[93] Boo YJ, Kim WB, Kim J, Song TJ, Choi SY, Kim YC, Suh SO. Systemic immune response after open versus laparoscopic cholecystectomy in acute cholecystitis: a prospective randomized study[J]. Scand J Clin Lab Invest, 2007, 67: 207–214.

[94] Catena F, Ansaloni L, Bianchi E, Di Saverio S, Coccolini F, Vallicelli C, et al. The ACTIVE (Acute Cholecystitis Trial Invasive Versus Endoscopic) study. Multicenter randomized, double-blind, controlled trial of laparoscopic (LC) versus open (OC) surgery for acyte cholecystitis (AC)[J]. Hepatogastroenterology, 2013, 60(127): 1552–1556.

[95] Pessaux P, Regenet N, Tuech JJ, Rouge C, Bergamaschi R, Arnaud JP. Laparoscopic versus open cholecystectomy: a prospective comparative study in the elderly with acute cholcystitis[J]. Surg Laparosc Endosc Percutan Tech, 2001, 11: 252–255.

[96] Araujo-Texeira JP, Rocha-Reis J, Costa-Cabral A, Barros H, Saraiva AC, Araujo-Texeira AM. Laparoscopie ou laparotomie dans la cholecystite aigue (200 cas). Coparaison des resultants et facteurs predisposant a la conversion[J]. Chirurgie, 1999, 124: 529–535.

[97] Chau CH, Tang CN, Siu WT, Ha JPY, Li MKW. Laparoscopic cholecystectomy versus open cholecystectomy in elderly patients with acute cholecystitis: retrospective study[J]. Hong Kong Med J, 2002, 8: 393–399.

[98] Unger SW, Rosenbaum G, Unger HM, Edelman DS. A comparison of laparoscopic and open treatment of acute cholecystitis[J]. Surg Endosc, 1993, 7: 408–411.

[99] Eldar S, Sabo E, Nash E, Abrahamson J, Matter I. Laparoscopic versus open cholecystectomy in acute cholecystitis[J]. Surg Laparosc Endosc, 1997, 7: 407–414.

[100] Glavic Z, Begic L, Simlesa D, Rukavina A. Treatment of cute cholecistitis. A coparison of open vs laparoscopic cholecystectomy[J]. Surg Endosc, 2001, 15: 398–401.

[101] Coccolini F, Catena F, Pisano M, Gheza F, Fagiuoli S, Di Saverio S, et al. Open versus laparoscopic cholecystectomy in acute cholecystitis. Systematic review and meta-analysis[J]. Int J Surg, 2015, 18: 196–204. doi: 10.1016/j.ijsu.2015.04.083.

[102] Peker Y, Unalp HR, Durak E, Karabuga T, Yilmaz Y, Genc H, Haciyanli M. Laparoscopic cholecystectomy in patients Aged 80 years and older: An analysis of 111 patients[J]. Surg Laparosc Endosc Percutan Tech, 2014, 24: 2. 173-176.

[103] Catani M, De Milito R, Romagnoli F, Silvestri V, Usai V, Modini C. Laparoscopic approach to the acute cholecystitis in pregnancy. Geneve: Act of the Congress: 18th International Congress of the EAES; 2010.

[104] de Goede B, Klitsie PJ, Hagen SM, van Kempen BJH, Spronk S, Metselaar HJ, Lange JF, Kazemier G. Meta-analysis of laparoscopic versus open cholecystectomy for patients with liver cirrhosis and symptomatic cholecystolithiasis[J]. Br J Surg, 2013, 100: 209–216. doi: 10.1002/bjs.8911.

[105] Lucidi V, Buggenhout A, Donckier V. Cholecystectomy in cirrhotic patients: pitfalls and reasonable recommendations[J]. Acta Chir Belg, 2009, 109(4): 477–480.

[106] Puggioni A, Wong LL. A meta-analysis of laparoscopic cholecystectomy in patients with cirrhosis[J]. J Am Coll Surg, 2003, 197: 921–926.

[107] Mancero JMP, D'Albuquerque LAC, Gonzalez AM, Larrea FIS, De Oliveira e Silva A. Laparoscopic cholecystectomy in cirrhotic patients with symptomatic cholelithiasis: A case control study[J]. World J Surg, 2008, 32: 267–270.

[108] Perkins L, Jeffries M, Patel T. Utility of preoperative scores for predicting morbidity after cholecystectomy in patients with cirrhosis[J]. Clin Gastroenterol Hepatol, 2004, 2: 1123–1128.

[109] Palanivelu C, Rajan PS, Jani K, Shetty AR, Sendhilkumar K, Senthilnathan P, et al. Laparoscopic cholecystectomy in cirrhotic patients: the role of subtotal cholecystectomy and its variants[J]. J Am Coll Surg, 2006, 203: 145–151.

[110] Elshaer M, Gravante G, Thomas K, Sorge R, Al-Hamali S, Ebdewi H. Subtotal Cholecystectomy for "Difficult Gallbladders" Systematic Review and Meta-analysis[J]. JAMA Surg, 2015, 150(2): 159–168.

[111] Kelly MD. Laparoscopic retrograde (fundus first) cholecystectomy[J]. BMC Surg, 2009, 9: 19.

[112] Tuveri M, Calò PG, Medas F, Tuveri A, Nicolosi A. Limits and advantages of fundus-first

laparoscopic cholecystectomy: lessons learned[J]. J Laparoendosc Adv Surg Tech A, 2008, 18(1): 69–75.

[113] Tang B, Cuschieri A. Conversions during laparoscopic cholecystectomy: risk factors and effects on patient outcome[J]. J Gastrointest Surg, 2006, 10(7): 1081–1091.

[114] Giger U, Michel JM, Vonlanthen R, Becker K, Kocher T, Krähenbühl L. Laparoscopic cholecystectomy in acute cholecystitis: indication, technique, risk and outcome[J]. Langenbecks Arch Surg, 2005, 390(5): 373–380.

[115] Halachmi DiCastro N, Matter I, Cohen A, Sabo E, Mogilner JG, Abrahamson J, Eldar S. Laparoscopic cholecystectomy for acute cholecystitis: how do fever and leucocytosis relate to conversion and complications?[J]. Eur J Surg, 2000, 166(2): 136–140.

[116] Sugrue M, Sahebally SM, Ansaloni L, Zielinski MD. Grading operative findings at laparoscopic cholecystectomy- a new scoring system[J]. WJES, 2015, 10: 14. doi: 10.1186/s13017-015-0005-x.

[117] Eldar S, Sabo E, Nash E, Abrahamson J, Matter I. Laparoscopic cholecystectomy for the various types of gallbladder inflammation: a prospective trial[J]. Surg Laparosc Endosc, 1998, 8(3): 200–207.

[118] Qazi AR, Solangi RA, Shah PS, Memon GA. Reasons for conversion from laparoscopic to open cholecystectomy[J]. Medical Forum Monthly, 2010, 21: 3. 13-17.

[119] Peng WK, Sheikh Z, Paterson-Brown S, Nixon SJ. Role of liver function tests in predicting common bile duct stones in patients with acute calculous cholecystitis[J]. Br J Surg, 2005, 92: 1241–1247.

[120] Khalfallah M, Dougaz W, Bedoui R, Bouasker I, Chaker Y, Nouira R, et al. Validation of the Lacaine-Huguier predictive score for choledocholithiasis: prospective study of 380 patients[J]. J Visc Surg, 2012, 149(1): e66–e72.

[121] Csendes A, Burdiles P, Diaz JC, Maluenda F, Korn O, Vallejo E, Csendes P. Prevalence of common bile duct stones according to the increasing number of risk factors present. A prospective study employing routinely intraoperative cholangiography in 477 cases[J]. Hepatogastroenterology, 1998, 45(23): 1415–1421.

[122] Ko CW, Lee SP. Epidemiology and natural history of common bile duct stones and prediction of disease[J]. Gastrointest Endosc, 2002, 56(6): S165–S169.

[123] Safioleas M, Stamatakos M, Revenas C, Chatziconstantinou C, Safioleas C, Kostakis A. An alternative surgical approach to a difficult case of Mirizzi syndrome: a case report and review of the literature[J]. World J Gastroenterol, 2006, 12(34): 5579–5581.

[124] Erben Y, Benavente-Chenhalls LA, Donohue JM, Que FG, Kendrick ML, Reid-Lombardo KM, Farnell MB. Diagnosis and treatment of Mirizzi syndrome: 23-year Mayo Clinic experience[J]. J Am Coll Surg, 2011, 213(1): 114–119.

[125] Yang MH, Chen TH, Wang SE, Tsai YF, Su CH, Wu CW, et al. Biochemical predictors for absence of common bile duct stones in patients undergoing laparoscopic cholecystectomy[J]. Surg Endosc, 2008, 22: 1620–1624.

[126] Barkun AN, Barkun JS, Fried GM, Ghitulescu G, Steinmetz O, Pham C, et al. Useful predictors of bile duct stones in patients undergoing laparoscopic cholecystectomy[J]. Ann Surg, 1994, 220: 32–39.

［127］Onken JE，Brazer SR，Eisen GM，et al. Predicting the presence of choledocholithiasis in patients with symptomatic cholelithiasis［J］. Am J Gastroenterol，1996，91：762–767.

［128］Song SH，Kwon CI，Jin SM，Park HJ，Chung CW，Kwon SW，et al. Clinical characteristics of acute cholecystitis with elevated liver enzymes not associated with choledocolithiasis［J］. Eur J Gastroenterol Hepatol，2014，26：452.

［129］Chang CW，Chang WH，Lin CC，Chu CH，Wang TE，Shih SC. Acute transient hepatocellular injury in cholelithiasis and cholecystitis without evidence of choledocholithiasis［J］. World J Gastroenterol，2009，15(30)：3788–3792.

［130］Padda MS，Singh S，Tang SJ，Rockey DC. Liver test patterns in patients with acute calculous cholecystitis and/or choledocolithiasis［J］. Aliment Pharmacol Ther，2009，29：1011–1018.

［131］Gurusamy KS，Giljaca V，Takwoingi Y，Higgie D，Poropat G，Štimac D，Davidson BR. Ultrasound versus liver function tests for diagnosis of common bile duct stones［J］. Cochrane Database Syst Rev，2015，2：CD011548. doi：10.1002/14651858.CD011548.

［132］Silverstein JC，Wavak E，Millikan KW. A prospective experience with selective cholangiography［J］. Am Surg，1998，64(7)：654–659.

［133］Boys JA，Doorly MG，Zehetner J，Dhanireddy KK，Senagore AJ. Can ultrasound common byle duct diameter predict common bile duct stones in the setting of acute cholecystitis?［J］. Am J Surg，2014，207：432.

［134］Huguier M，Bornet P，Charpak Y，Houry S，Chastang C. Selective contraindications based on multivariate analysis for operative cholangiography in biliary lithiasis［J］. Surg Gynecol Obstet，1991，172(6)：470–474.

［135］Menezes N，Marson LP，debeaux AC，Muir IM，Auld CD. Prospective analysis of a scoring system to predict choledocholithiasis［J］. Br J Surg，2000，87(9)：1176–1181.

［136］Soltan HM，Kow L，Toouli J. A simple scoring system for predicting bile duct stones in patients with cholelithiasis［J］. J Gastrointest Surg，2001，5(4)：434–437.

［137］Sun XD，Cai XY，Li JD，Cai XJ，Mu YP，Wu JM. Prospective study of scoring system in selective intraoperative cholangiography during laparoscopic cholecystectomy［J］. World J Gastroenterol，2003，9(4)：865–867.

［138］Sarli L，Costi R，Gobbi S，Sansebastiano G，Roncoroni L. Asymptomatic bile duct stones：selection criteria for intravenous cholangiography and/or endoscopic retrograde cholangiography prior to laparoscopic cholecystectomy［J］. Eur J Gastroenterol Hepatol，2000，12：1175–1180.

［139］ASGE Standards of Practice Committee，Maple JT，Ben-Menachem T，Anderson MA，Appalaneni V，Banerjee S，et al. The role of endoscopy in the evaluation of suspected choledocholithiasis［J］. Gastrointest Endosc，2010，71(1)：1–9. 10.1016/j.gie.2009.09.041.

［140］Kaltenthaler E，Vergel YB，Chilcott J，Thomas S，Blakeborough T，Walters SJ，et al. A systematic review and economic evaluation of magnetic resonance Cholangiopancreatography compared with diagnostic endoscopic retrograde cholangiopancreatography［J］. Health Technol Assess，2004，8(10)：iii. 1-89.

［141］Toppi JT，Johnson MA，Page P，Fox A. Magnetic resonance cholangiopancreatography：utilization and usefulness in suspected choledocholithiasis. ANZ J Surg，2014. doi：10.1111/ans.12867［Epub ahead of print］.

［142］Lee YT，Chan FK，Leung WK，Chan HL，Wu JC，Yung MY，et al. Comparison of EUS and

ERCP in the investigation with suspected biliary obstruction caused by choledocolithiasis: a randomized study[J]. Gastrointest Endosc, 2008, 67: 660.

[143] Giljaca V, Gurusamy KS, Takwoingi Y, Higgie D, Poropat G, Štimac D, et al. Endoscopic ultrasound versus magnetic resonance cholangiopancreatography for common bile duct stones[J]. Cochrane Database Syst Rev, 2015, 2: CD011549. doi: 10.1002/14651858. CD011549.

[144] Ledro Cano D. Suspected choledocolithiasis: endoscopic ultrasound or magnetic resonance cholangio-pancreatography? A systematic review. Eur J Gastroenterol Heptol, 2007.

[145] Freeman ML, Nelson DB, Sherman S, Haber GB, Herman ME, Dorsher PJ, et al. Complications of endoscopic biliary sphincterotomy[J]. N Engl J Med, 1996, 335: 909–18.71.

[146] Loperfido S, Angelini G, Benedetti G, Chilovi F, Costan F, De Berardinis F, et al. Major early complications from diagnostic and therapeutic ERCP: a prospective multicenter study[J]. Gastrointest Endosc, 1998, 48: 1–10.

[147] Masci E, Toti G, Mariani A, Curioni S, Lomazzi A, Dinelli M, et al. Complications of diagnostic and therapeutic ERCP: a prospective, multicenter study[J]. Am J Gastroenterol, 2001, 96: 417–423.

[148] Cotton PB, Garrow DA, Gallagher J, Romagnuolo J. Risk factors for complications after ERCP: a multivariate analysis of 11,497 procedures over 12 years[J]. Gastrointest Endosc, 2009, 70(1): 80–8.

[149] Ford JA, Soop M, Du J, Loveday BP, Rodgers M. Systematic review of intraoperative cholangiography in cholecystectomy[J]. Br J Surg, 2012, 99(2): 160–167. doi: 10.1002/bjs.7809. Epub 2011 Dec 19.

[150] Aziz O, Ashrafian H, Jones C, Harling L, Kumar S, Garas G, et al. Laparoscopic ultrasonography versus intra-operative cholangiogram for the detection of common bile duct stones during laparoscopic cholecystectomy: a meta-analysis of diagnostic accuracy[J]. Int J Surg, 2014, 12: 712.

[151] Dasari BV, Tan CJ, Gurusamy KS, Martin DJ, Kirk G, McKie L, et al. Surgical versus endoscopic treatment of bile duct stones[J]. Cochrane Database Syst Rev, 2013, 12: CD003327. doi: 10.1002/14651858.CD003327.pub4.

[152] Wang B, Guo Z, Liu Z, Wang Y, Si Y, Zhu Y, Jin M. Preoperative versus intraoperative endoscopic sphincterotomy in patients with gallbladder and suspected common bile duct stones: system review and meta-analysis[J]. Surg Endosc, 2013, 27(7): 2454–2465. doi: 10.1007/s00464-012-2757-7. Epub 2013 Jan 26.

[153] Winbladh A, Gullstrand P, Svanvik J, Sandström P. Systematic review of cholecystostomy as a treatment option in acute cholecystitis[J]. HPB (Oxford), 2009, 11(3): 183–193. doi: 10.1111/j.1477-2574.2009.00052.x.

[154] Kamalapurkar D, Pang TC, Siriwardhane M, Hollands M, Johnston E, Pleass H, et al. Index cholecystectomy in grade II and III acute calculous cholecystitis is feasible and safe. ANZ J Surg, 2015. doi: 10.1111/ans.12986 [Epub ahead of print].

[155] Lee SI, Na BG, Yoo YS, Mun SP, Choi NK. Clinical outcome for laparoscopic cholecystectomy in extremely elderly patients[J]. Ann Surg Treat Res, 2015, 88(3): 145–151.

[156] Fukami Y, Kurumiya Y, Mizuno K, Sekoguchi E, Kobayashi S. Cholecystectomy in

octogenarians: be careful[J]. Updates Surg, 2014, 66(4): 265–268.

[157] Peitzman AB, Watson GA, Marsh JW. Acute cholecystitis: When to operate and how to do it safely[J]. J Trauma Acute Care Surg, 2015, 78(1): 1–12.

[158] Campanile FC, Pisano M, Coccolini F, Catena F, Agresta F, Ansaloni L. Acute cholecystitis: WSES position statement[J]. World J Emerg Surg, 2014, 9(1): 58. doi: 10.1186/1749-7922-9-58.

[159] Tsuyuguchi T, Itoi T, Takada T, Strasberg SM, Pitt HA, Kim MH, et al. TG13 indications and techniques for gallbladder drainage in acute cholecystitis (with videos)[J]. J Hepatobiliary Pancreat Sci, 2013, 20(1): 81–88.

[160] Ito K, Fujita N, Noda Y, Kobayashi G, Kimura K, Sugawara T, et al. Percutaneous cholecystostomy versus gallbladder aspiration for acute cholecystitis: a prospective randomized controlled trial[J]. AJR Am J Roentgenol, 2004, 183(1): 193–196.

[161] Kortram K, van Ramshorst B, Bollen TL, Besselink MG, Gouma DJ, Karsten T, et al. Acute cholecystitis in high risk surgical patients: percutaneous cholecystostomy versus laparoscopic cholecystectomy (CHOCOLATE trial): Study protocol for a randomized controlled trial[J]. Trials, 2012, 13: 7.

[162] Akyürek N, Salman B, Yüksel O, Tezcaner T, Irkörücü O, Yücel C, et al. Management of acute calculous cholecystitis in high-risk patients: percutaneous cholecystotomy followed by early laparoscopic cholecystectomy[J]. Surg Laparosc Endosc Percutan Tech, 2005, 15(6): 315–320.

[163] Melloul E, Denys A, Demartines N, Calmes JM, Schäfer M. Percutaneous drainage versus emergency cholecystectomy for the treatment of acute cholecystitis in critically ill patients: does it matter?[J]. World J Surg, 2011, 35(4): 826–833.

[164] Rodríguez-Sanjuán JC, Arruabarrena A, Sánchez-Moreno L, González-Sánchez F, Herrera LA, Gómez-Fleitas M. Acute cholecystitis in high surgical risk patients: percutaneous cholecystostomy or emergency cholecystectomy?[J]. Am J Surg, 2012, 204(1): 54–59.

[165] Gurusamy KS, Rossi M, Davidson BR. Percutaneous cholecystostomy for high-risk surgical patients with acute calculous cholecystitis[J]. Cochrane Database Syst Rev, 2013, 8: CD007088.

[166] Barak O, Elazary R, Appelbaum L, Rivkind A, Almogy G. Conservative treatment for acute cholecystitis: clinical and radiographic predictors of failure[J]. Isr Med Assoc J, 2009, 11(12): 739–743.

译者： 李波，兰州大学第一医院普通外科
审校： （按姓氏首字母排序）
　　　　 费立博，中国人民解放军东部战区总医院急救医学科
　　　　 李辞茹，中国人民解放军东部战区总医院急救医学科

附录1

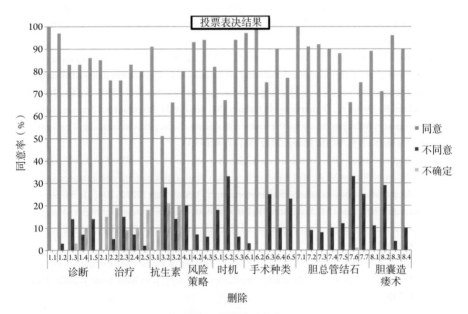

图F1　投票表决结果

附录2

表F1　WSES指南

主题	序号	LoE	GoR	
诊断	1.1	4	C	单纯的临床表现或实验室检查结果不具有诊断准确性，不能用于确定或排除急性胆囊炎的诊断。结合详细的病史、全面的体格检查和实验室检查可有力支持ACC的诊断
	1.2	2	B	腹部超声（AUS）检查是临床疑似患有ACC患者的首选检查，因为其成本更低，可操作性更好，没有创伤，检测胆囊结石的准确性高
	1.3	3	C	腹部超声探测是一种相对可靠的研究方法，但根据所采用的腹部超声标准，其诊断胆囊壁炎症的敏感性和特异性可能相对较低
	1.4	2	B	计算机断层扫描诊断准确性的证据很少。虽然磁共振成像的诊断准确性可能与AUS的诊断准确度相当，但是因为数据不足，所以证据不成立。放射性核素肝胆系统扫描对急性胆囊炎具有最高的敏感性和特异性，且不论其稀缺可用性，但是因为其进行测试所需的时间长，并且暴露于电离辐射，所以限制了其使用的范围
	1.5	4	C	建议结合临床表现、实验室检查和影像学检查的结果综合判断，尽管目前还没有确定最佳组合方案
治疗	2.1	2	B	胆结石溶解、药物治疗或体外冲击波碎石术或将这些治疗方法联合应用在ACC中是无效的
	2.2	4	C	由于没有ACC患者可手术取石的报道，胆囊切除术仍是外科手术的主要方式
	2.3	3	C	在临床结局中，ACC的外科手术效果优于观察后的效果，并且由于观察组的胆结石相关并发症发生率高以及再入院率和手术率高，从而，外科手术手段显示出一些成本效益优势

续表F1

主题	序号	LoE	GoR	
	2.4	2	C	抗生素的使用属于支持疗法，用于治疗ACC的第一次发作是有效的，但可能会有比预期更高的复发率。在治疗ACC时手术比单独使用抗生素更有效
	2.5	3	C	胆囊切除术是ACC治疗的金标准
	2.6	5	D	如果手术不可行，抗生素、止痛药等药物需要按照临床指征来使用，并且，由于胆结石相关并发症的发生率高，应该将患者转诊至手术中心（视一般情况而定）
抗微生物治疗	3.1	1	B	单纯性胆囊炎患者通过胆囊切除术治疗时，不需要使用术后抗生素
	3.2	3	B	在复杂胆囊炎的治疗中，抗微生物治疗方案取决于相关的病原体和主要耐药模式的危险因素
	3.3	3	C	微生物分析结果有助于为每个患者设计针对性治疗策略，通过定制抗生素治疗方案，来确保患有复杂胆囊炎且具有高耐药风险的患者能够拥有充分的抗微生物覆盖率
高危患者	4.1	3	B	在ACC中，患者年龄在80岁以上是临床恶化、发病率和死亡率高的危险因素
	4.2	3	C	合并糖尿病的患者并非紧急手术的禁忌证，但必须重新考虑患者的并发症对总体治疗的影响
	4.3	4	C	目前，各项评分系统在确定ACC手术中患者风险方面没有任何的证据。ASA、POSSUM和APACHE Ⅱ评分系统与胆囊穿孔患者的手术风险相关，APACHE Ⅱ评分系统的准确度更高。然而，APACHE Ⅱ评分系统旨在预测ICU患者的发病率和死亡率：作为术前评分的使用属于原始理念的扩展使用。因此，对不同危险因素和分数的多中心前瞻性研究进行比较是必要的
手术时间	5.1	1	A	在ACC症状发作后10 d内手术的患者中，早期腹腔镜胆囊切除术的效果优于延期腹腔镜胆囊切除术的患者
	5.2	2	B	症状发作超过10 d的ACC患者不应行早期腹腔镜胆囊切除术，但是如果出现腹膜炎或败血症恶化的症状则需要紧急手术干预。在超过10 d出现症状的人群中，延迟胆囊切除术45 d优于立即进行手术
	5.3	1	A	早期腹腔镜胆囊切除术应尽快进行，但也可在症状发作10 d内进行。然而，应该注意的是，早期手术与住院时间缩短和较少发生并发症呈相关性

续表F1

主题	序号	LoE	GoR	
手术类型	6.1	2	B	在ACC的治疗中，除非有麻醉的绝对禁忌证或者存在感染性休克，否则应首先尝试腹腔镜入路
	6.2	1	A	腹腔镜胆囊切除术用于ACC患者是安全可行的方案，并发症发生率低且缩短住院时间
	6.3	3	C	在高风险患者中，对于Child A级、B级肝硬化患者中年龄>80岁或者是孕妇者，进行腹腔镜胆囊切除术是可行且安全的
	6.4	2	A	对于晚期炎症、坏死性胆囊炎或任何难以识别解剖结构、且很可能发生胆管损伤的"难治性胆囊"，腹腔镜手术或开放胆囊次全切除术是一种有效的选择
	6.5	3	B	如果出现局部发生严重炎症、粘连、胆囊三角出血或疑似胆管损伤，应强烈推荐考虑术中转行开放手术
合并胆总管结石	7.1	2	B	肝脏生化酶和/或胆红素水平的升高不足以识别患有胆总管结石的ACC患者，需要进一步的检查和诊断
	7.2	1	A	对于AUS来说，胆总管结石（CBDS）的可视化检测是诊断胆总管结石病的一个重要手段。结石存在的间接征象，如胆总管直径增加，不足以确认ACC患者存在胆囊结石，需要进一步的检查
	7.3	2	B	应在所有ACC患者中进行生化检查，检查项目包括ALT、AST、胆红素、ALP、γ谷氨酰转移酶（GGT）、AUS，以评估胆总管结石的风险
	7.4	5	D	应根据美国胃肠内窥镜学会和美国胃肠内窥镜医师指南修订的分类，对胆总管结石症的风险进行分层
	7.5	1	A	根据现有的专业知识和可用性，患有胆总管结石中危风险的患者应在术前接受MRCP、EUS，术中接受胆管造影或腹腔镜超声
	7.6	1	A	具有胆总管结石的高危患者应依据现有技术水平尽可能地接受术前ERCP、术中胆管造影术和腹腔镜超声检查
	7.7	1	A	视患者当地机构的专业及技术水平的情况，胆总管结石（CBDS）的移除时机可以在术前、术中或术后
替代疗法	8.1	4		胆囊引流结合抗生素治疗可将化脓性胆囊炎转化为非化脓性胆囊炎，但是证据水平不理想
	8.2	4	C	在标准的胆囊引流技术中，经皮肝穿刺胆囊引流术因其简便性和低成本等优势而被普遍认为是首选技术

续表F1

主题	序号	LoE	GoR	
	8.3	2	B	在保守治疗失败后，小部分因严重并发症不适合进行紧急手术的患者，可接受经皮胆囊造瘘术作为替代方案
	8.4	5	D	在降低手术与麻醉相关性风险之后，选择延迟腹腔镜胆囊切除术可以减少再入院患者的数量

WSES指南2：急性左半结肠憩室炎（ALCD）的管理

Massimo Sartelli[1], Fausto Catena[2], Luca Ansaloni[3], Federico Coccolini[4], Ewen A. Griffiths[5], Fikri M. Abu-Zidan[6], Salomone Di Saverio[7], Jan Ulrych[8], Yoram Kluger[9], Ofir Ben-Ishay[9], Frederick A. Moore[10], Rao R. Ivatury[11], Raul Coimbra[12], Andrew B. Peitzman[13], Ari Leppaniemi[14], Gustavo P. Fraga[15], Ronald V. Maier[16], Osvaldo Chiara[17], Jeffry Kashuk[18], Boris Sakakushev[19], Dieter G. Weber[20], Rifat Latifi[21], Walter Biffl[22], Miklosh Bala[23], Aleksandar Karamarkovic[24], Kenji Inaba[25], Carlos A. Ordonez[26], Andreas Hecker[27], Goran Augustin[28], Zaza Demetrashvili[29], Renato Bessa Melo[30], Sanjay Marwah[31], Sanoop K. Zachariah[32], Vishal G. Shelat[33], Michael McFarlane[34], Miran Rems[35], Carlos Augusto Gomes[36], Mario Paulo Faro[37], Gerson Alves Pereira Júnior[38], Ionut Negoi[39], Yunfeng Cui[40], Norio Sato[41], Andras Vereczkei[42], Giovanni Bellanova[43], Arianna Birindelli[7], Isidoro Di Carlo[44], Kenneth Y Kok[45], Mahir Gachabayov[46], Georgios Gkiokas[47], Konstantinos Bouliaris[48], Elif Çolak[49], Arda Isik[50], Daniel Rios-Cruz[51], Rodolfo Soto[52] and Ernest E. Moore[22]

[1]Department of Surgery, Macerata Hospital, Via Santa Lucia. 262019 Macerata, Italy; [2]Department of Surgery, Maggiore Hospital, Parma, Italy; [3]General Surgery Department, Papa Giovanni XXIII Hospital, Bergamo, Italy; [4]Department of Surgery, "Infermi" Hospital, Rimini, Italy; [5]General and Upper GI Surgery, Queen Elizabeth Hospital, Birmingham, UK; [6]Department of Surgery, College of Medicine and Health Sciences, UAE University, Al-Ain, United Arab Emirates; [7]Department of Surgery, Maggiore Hospital, Bologna, Italy; [8]1st Department of Surgery - Department of Abdominal, Thoracic Surgery and Traumatology, General University Hospital, Prague, Czech Republic; [9]Department of General Surgery, Division of Surgery, Rambam Health Care Campus, Haifa, Israel; [10]Department of Surgery, Division of Acute Care Surgery, and Center for Sepsis and Critical Illness Research, University of Florida College of Medicine, Gainesville, FL, USA; [11]Department of Surgery, Virginia Commonwealth University, Richmond, VA, USA; [12]Department of Surgery, UC San Diego Medical Center, San Diego, USA; [13]Department of Surgery, University of Pittsburgh School of Medicine, Pittsburgh, USA; [14]Abdominal Center, University Hospital Meilahti, Helsinki, Finland; [15]Division of Trauma Surgery, Department of Surgery, School of Medical Sciences, University of Campinas (Unicamp), Campinas, SP, Brazil; [16]Department of Surgery, University of Washington, Seattle, WA, USA; [17]Emergency Department, Niguarda Ca'Granda

Hospital, Milan, Italy; [18]Assia Medical Group, Assuta Medical Center, Tel Aviv, Israel; [19]First Clinic of General Surgery, University Hospital/UMBAL/St George Plovdiv, Plovdiv, Bulgaria; [20]Department of Traumatology, John Hunter Hospital, Newcastle, NSW, Australia; [21]Department of Surgery, Trauma Research Institute, University of Arizona, Tucson, AZ, USA; [22]Department of Surgery, University of Colorado, Denver Health Medical Center, Denver, CO, USA; [23]Trauma and Acute Care Surgery Unit, Hadassah Hebrew University Medical Center, Jerusalem, Israel; [24]Clinic for Emergency Surgery, Faculty of Medicine, University of Belgrade, Belgrade, Serbia; [25]Department of Surgery, Division of Acute Care Surgery and Surgical Critical Care, Los Angeles County and University of Southern California Medical Center, Los Angeles, CA, USA; [26]Department of Surgery, Fundación Valle del Lili, Hospital Universitario del Valle, Universidad del Valle, Cali, Colombia; [27]Department of General and Thoracic Surgery, University Hospital Giessen, Giessen, Germany; [28]Department of Surgery, University Hospital Center Zagreb and School of Medicine, University of Zagreb, Zagreb, Croatia; [29]Department of Surgery, Tbilisi State Medical University, Kipshidze Central University Hospital, Tbilisi, Georgia; [30]Department of General Surgery, Centro Hospitalar São João, Faculdade de Medicina da Universidade do Porto, Porto, Portugal; [31]Department of Surgery, Pt BDS Post-graduate Institute of Medical Sciences, Rohtak, India; [32]Department of Surgery, Mosc Medical College, Kolenchery, Cochin, India; [33]Department of General Surgery, Tan Tock Seng Hospital, Tan Tock Seng, Singapore, Singapore; [34]Department of Surgery, Radiology, Anaesthetics and Intensive Care, University Hospital of the West Indies, Kingston, Jamaica; [35]Surgical Department, General Hospital Jesenice, Jesenice, Slovenia; [36]Federal University of Juiz de Fora (UFJF) AND Faculdade de Ciências Médicas e da Saúde de Juiz de Fora (SUPREMA), Juiz de Fora, MG, Brazil; [37]Department of General Surgery, Trauma and Emergency Surgery Division, ABC Medical School, Santo André, SP, Brazil; [38]Emergency Surgery and Trauma Unit, Department of Surgery, University of Ribeirão Preto, Ribeirão Preto, Brazil; [39]Emergency Hospital of Bucharest, University of Medicine and Pharmacy Carol Davila Bucharest, Bucharest, Romania; [40]Department of Surgery, Tianjin Nankai Hospital, Nankai Clinical School of Medicine, Tianjin Medical University, Tianjin, China; [41]Department of Primary Care & Emergency Medicine, Kyoto University Graduate School of Medicine, Kyoto, Japan; [42]Department of Surgery, Medical School University of Pécs, Pécs, Hungary; [43]Department of Surgery, S.S. Annunziata Hospital, Taranto, Italy; [44]Department of Surgical Sciences, Organs Transplantation and Advanced Technologies, "G.F. Ingrassia" University of Catania, Cannizzaro Hospital, Catania, Italy; [45]Department of Surgery, The Brunei Cancer Centre, Jerudong Park, Brunei; [46]Department of Surgery, Clinical Hospital of Emergency Medicine, Vladimir City, Russian Federation; [47]2nd Department of Surgery, Aretaieion University Hospital, National and Kapodistrian University of Athens, Athens, Greece; [48]Department of General Surgery, University Hospital of Larissa, Larissa, Greece; [49]Department of Surgery, Samsun Education and Research Hospital, Samsun, Turkey; [50]Department of Surgery, Mengucek Gazi Training Research Hospital, Erzincan, Turkey; [51]Department of Surgery, Hospital de Alta Especialidad de Veracruz, Veracruz, Mexico; [52]Department of Emergency Surgery and Critical Care, Centro Medico Imbanaco, Cali, Colombia.

原文：世界急诊外科学会指南：急诊室内急性左半结肠憩室炎的诊疗
（WSES Guidelines for the management of acute left sided colonic diverticulitis in the emergency setting）

摘要：急性左半结肠憩室炎（acute left sided colonic diverticulitis，ALCD）是急诊外科医生在急救中最常见的一种临床疾病。2015年7月7日，世界急诊外科学会（A World Society of Emergency Surgery，WSES）第3届世界大会在以色列的耶路撒冷举行，期间召开了急性憩室炎共识会议，在本次会议上提出并讨论了急诊室内ALCD的管理指南。经共识会议批准，本文件代表了最终指南的执行摘要。

一、背景

在发达国家，急性左半结肠憩室炎（acute left sided colonic diverticulitis，ALCD）是一种常见疾病。近年来，随着生活方式的改变，其发病率在全世界各地均不断增加[1]。虽然左半结肠憩室病在老年患者中较为常见，但是，近些年，其发病率在年轻群体中急剧上升[2]。西方人口数据显示：高达1/5的急性憩室炎患者年龄不到50岁[3-5]。最近的研究证据表明：憩室病患者中大约只有4%的人终生有ALCD的风险[6]。

ALCD是外科医生经常遇见的一种临床疾病。其临床表现包括局部的憩室炎症、肠穿孔、粪性腹膜炎。一般情况下，日常诊断和治疗取决于医生的个人经验而不是循证医学。在ALCD相关研究中，普遍缺乏良好的临床随机试验，同时，文献中的大量证据质量偏低且相互矛盾。

二、方法

2015年，WSES工作组发表了一项基于CT检查结果的ALCD分类的新提案[7]。这一提案已被延伸并且发展成急诊室内ALCD管理指南。使用PubMed数据库，我们可以不受时间和手稿类型的限制对文献进行检索。

文献检索仅限于英文出版物。最后，等级的评定由推荐、评估、制定和评价等级（GRADE方法学）系统完成（表1）[8-9]。2015年7月7日，WSES第3届世界大会在以色列的耶路撒冷召开，大会期间提出并讨论了急诊室内ALCD的管理指南，为每个主要问题以及每个陈述的证据水平（level of evidence，LoE）和推荐等级（grade of recommendation，GoR）制定了一些声明通则。经共识会议批准，本文件成为了最终指南的执行摘要。

三、结果

（一）分类系统

根据严重程度不同，ALCD分为单纯性憩室炎和复杂性憩室炎（脓肿形成或穿孔）。在过去30年，国际文献中经常使用Hinchey分类法检测复杂性憩室

表1 来自Guyatt和同事们的分级建议[8-9]

推荐等级	风险/益处	证据质量	建议
1A			
强，证据有力（强）	益处大于风险和压力，反之亦然	没有严重缺陷和来自观察研究的确凿证据的RCTs	强烈推荐，大多数情况下，完全适用于大多数患者
1B			
强，证据中等（中）	益处大于风险和压力，反之亦然	具有严重缺陷（矛盾的结果，方法上的缺陷，间接性分析缺陷或结论不精确）的RCTs	强烈推荐，大多数情况下，完全适用于大多数患者
1C			
强，证据低或者更低（低或者极低）	益处大于风险和压力，反之亦然	观察研究或病例分析	强烈推荐，但受制于证据的变化
2A			
弱，证据中等（强）	益处与风险和压力并存	没有严重缺陷和来自观察研究的确凿证据的RCTs	弱推荐，最佳方式因患者，治疗环境或社会价值而有所区别
2B			
强，证据中等（中）	益处与风险和压力并存	具有严重缺陷（矛盾的结果，方法上的缺陷，间接性分析缺陷或结论不精确）的RCTs	弱推荐，最佳方式因患者，治疗环境或社会价值而有所区别
2C			
弱，证据低或很低（低或很低）	益处，风险和压力具有不确定性；益处，风险和压力并存	观察研究或病例分析	非常弱，替代疗法可能同样合理，值得考虑

RCTs，随机对照试验。

炎[10]。

根据脓肿和腹膜炎手术调查结果，Hinchey分类法将急性憩室炎分为4个等级。

1级：结肠周围脓肿；

2级：骨盆脓肿，腹腔内脓肿或腹膜后脓肿；

3级：广义的化脓性腹膜炎；

4级：广义的粪性腹膜炎。

近些年，ALCD的治疗方案发生了巨大的变化，这是因为有了更先进的影像学技术和有效的非手术治疗方案。CT成像已经成为了ALCD主要的诊断工具及分级手段，并且，依据CT所见，更详尽的信息促进了Hinchey分类法的多次修改。例如，在1989年，根据CT结果，Neffetal等提出了一项新的分类方法。此方法包含5个等级：从无并发症AD的影像学诊断（0级）到有大量的游离液气腹（4级）[11]。

0级：无并发症的憩室炎；憩室的壁增厚，周围脂肪密度的增加；

1级：并发局部脓肿；

2级：并发盆腔脓肿；

3级：并发远处脓肿；

4级：合并其他远处并发症。

1997年Sheretal介绍了修改后的Hinchey分类。这种分类将脓肿分为结肠周围脓肿（Ⅰ期），经皮引流远处脓肿（Ⅱa），以及瘘管相关脓肿（Ⅱb）。这种分类意味着使用新的治疗策略，如CT引导下经皮穿刺脓肿引流[12]。

2002年，Ambrosettietal将憩室炎分为重度憩室炎或中度憩室炎[13]。此分类通过CT扫描确定憩室炎严重程度的分级，进而指导医生治疗急性并发症。中度憩室炎壁厚≥5 mm，结肠周围脂肪发炎。严重憩室炎的肠壁增厚，并发脓肿，有游离于腔外的气体或腔外炎性渗漏。

中度憩室炎：局部乙状结肠壁增厚，结肠周围脂肪坠积；

重度憩室炎：脓肿，游离于腔外气体（穿孔）、腔外积液。

2005年，根据具体的CT结果，Kaise等修改了Hinchey分类[14]，具体如下。

0级：轻微临床憩室炎；

1a级：小范围结肠周围炎症；

1b级：小范围结肠周围脓肿；

2级：骨盆或腹腔脓肿；

3级：广泛性化脓性腹膜炎；

4级：粪性腹膜炎。

2013年，Mora Lopez等第一对先前Neff分类进行修改，将Neff1级分为1a级（局部以气泡形式存在的气腹）和1b级脓肿（<4 cm）[15]。

0级：无并发症憩室炎。憩室肠壁增厚，结肠围脂肪密度增大；

1级：局部复杂憩室炎；

1a级：局部以气泡形式存在的气腹；

1b级：脓肿（直径<4 cm）；

2级：合并直径>4 cm盆腔脓肿的复杂憩室炎；

3级：复杂的憩室炎远处脓肿，腹腔脓肿（骨盆外）；

4级：伴有远期并发症复杂的憩室炎，大量的气腹和/或腹腔内游离液体。

最近，Sallinen等发表了一项有趣的憩室炎患者的回顾性研究。根据临床表现、影像学检查结果和生理参数确定了急性憩室炎的阶段[16]。它们包括5个阶段。

1级：无并发症的憩室炎；

2级：复杂的憩室炎小脓肿（直径<6 cm）；

3级：复杂的憩室炎大脓肿（直径≥6 cm）或腹腔内或腹膜后气体；

4级：无器官功能障碍的弥漫性腹膜炎；

5级：伴有器官功能障碍的弥漫性腹膜炎。

最后，2015年，WSES工作组发表了CT引导下ALCD的分类方案[7]。这是一个基于CT扫描结果急性憩室炎的简单分类系统。它可以指导临床医生处理急性憩室炎，也可被日常实践所接受。WSES分类法将急性憩室炎分成2个级别：单纯性憩室炎与复杂性憩室炎。

在无并发症的急性憩室炎病例中，感染并不延伸致腹膜。一旦发生急性憩室炎并发症，感染可能扩散到结肠外。基于感染扩散的进程，急性憩室炎分为4个阶段。

0级：憩室、结肠壁增厚或周围脂肪密度的增加复杂性急性憩室炎；

1a级：结肠周围有气泡或有少量液体且无脓肿（发炎的肠段在5 cm以内）；

1b级：脓肿直径≤4 cm；

2a级：脓肿直径>4 cm；

2b级：游离气体（发炎的肠段的长度>5 cm）；

3级：弥漫性积液，伴有游离气体（结肠无穿孔）；

4级：合并远处游离气体的弥漫性积液（持续性结肠穿孔）。

（二）诊断

1. 通过临床症状、炎症标志物等实验室检查结果及影像学检查结果，准确评估患者，向急性憩室炎患者推荐最佳治疗方案。（LoE 1；GoR C）

2. 急性左半结肠憩室炎（ALCD）临床诊断本身并不能精确地诊断出憩室炎的疑似患者。（LoE 1；GoR C）

3. 左下腹按压疼痛合并C反应蛋白50 mg/L及以上可诊断患有急性左半结肠憩室炎（ALCD）。（LoE 1；GoR C）

急性左半憩室炎患者的临床表现包括左下腹急性疼痛或者压痛，这可能与包括C反应蛋白和白细胞（WBC）计数在内的炎症标志物增加相关[17]。急性左半憩室炎的临床诊断通常缺乏准确性。802名急诊的腹痛患者前瞻性分析显示临床诊断的阳性和阴性预测值分别为0.65和0.98。更多的横截面成像的阳性和阴性预测值分别为大于0.95和0.99。影响学检查提高了37%的患者的诊断准确率，但只对7%的患者改变了治疗方案。超声和CT具有较高的确诊率，但是这些检查很少改变最初的治疗方案。

2010年，Lameris等采用逻辑回归分析开发出了一种临床诊断憩室炎的决策方案，基于以下3个标准：①左下腹直接压痛；②C反应蛋白>50 mg/L；③无呕吐[18]。126名临床疑似患者参加了这项前瞻性研究，30例患者并发3种症状（24%），其中29例最终被诊断患有ALCD（97%；95% CI：0.83~0.99）。96例不同时具备3种症状的患者中，45例（47%）没有憩室炎。临床上，结合这3个标准，1/4的疑似憩室炎患者被确诊。

2011年，Andeweg等根据287例患者的回顾性数据，开发出了一种临床评分系统用于诊断ALCD，其诊断准确率为86%[19]。他是ALCD的独立预测系统，包括：患者的年龄，先前的一次或多次病史，左下腹部症状定位，运动时疼痛加剧，无呕吐，左下腹压痛，C反应蛋白50 mg/L或以上等。

C反应蛋白已被确定为炎症相关的标志物。最近几项研究证明，它可用于临床预测急性憩室炎的严重程度[20-22]。2014年，在急性憩室炎的严重程度的预测中，为了探讨临床患者C反应蛋白和其他实验室参数的价值，发表了一篇回顾性研究[20]。截断值为170 mg/L的C反应蛋白明确地区分了轻度憩室炎（灵敏度为87.5%，特异性为91.1%，曲线下面积为0.942，$P<0.00001$）与重度憩室炎。作者认为C反应蛋白在预测急性憩室炎的严重程度方面有非常大的临床意义。当C反应蛋白值小于170 mg/L，患者可能患有轻度憩室炎。C反应蛋白值越高，患者接受手术或放射线引导下穿刺引流的可能性越大。

在另一项研究中，血清感染标志物和体温可以鉴别复杂憩室炎而不是无并发症的憩室炎[21]。共426例患者纳入本研究，其中364人（85%）诊断为患有无并发症的憩室炎，62人（15%）为复杂憩室炎。只有C反应蛋白具有足够的诊断价值（曲线下面积为0.715）。复杂憩室炎患者C反应蛋白中位数明显高于无并发症的憩室炎患者（224 mg/L，范围是99~284 mg/L；相对于87 mg/L，范围是48~151 mg/L）。C反应蛋白为25 mg/L的患者有15%的机会患有复杂憩室炎。这一比例在C反应蛋白值为100 mg/L的患者中上升至23%，在C反应蛋白值为250 mg/L患者中则上升至47%，或更高。最佳阈值达为75 mg/L，其阳性预测值为36%，阴性预测值为92%，敏感性为61%，特异性为82%。

最近Makela等在一项研究中表明，截断值为149.5 mg/L的C反应蛋白明确地区分了急性无并发症的憩室炎与复杂憩室炎（特异性65%，敏感性85%，曲线下面积为0.811，$P=0.0001$）[22]。多元分析中，C反应蛋白超过150 mg/L和年龄变大都是急性复杂憩室炎的独立存在危险因素。死于急性复杂憩室炎的患者的C反应蛋白平均值（C反应蛋白平均值为207 mg/L）明显高于存活患者（C反应蛋白平均值为139 mg/L）。此外，C反应蛋白值超过150 mg/L和CT可见的腹腔游离液体都是预测术后死亡率的独立变量。

研究证实：入院时，C反应蛋白有助于预测急性憩室炎的严重程度。C反应蛋白超过150 mg/L更增加了复杂憩室炎的患病风险，应该常规化行进行CT检查。

4. 所有疑似急性憩室炎的患者需要进行腹部和骨盆CT。CT检查具有较高的敏感性和特异性，可以评估憩室炎的严重程度，并指导临床医生制订合理的治疗计划。（LoE 1；GoR C）

5. 超声检查是另一种初步判定疑似急性左半结肠憩室炎（ALCD）的有效手段。超声检查具有广泛的实用性且方法简单，操作时，拥有令人满意的灵敏度和特异性。如果超声检查不确定或者显示为阴性，那么，对于疑似ALCD患者而言，CT升级疗法很可能是更为安全的方法。（LoE 1；GoR C）

急救中，用于诊断急性憩室炎的影像学技术包括CT和超声。现在，CT影像在诊断和分级急性憩室炎方面渐渐成为了黄金标准。CT静脉成像具有良好的敏感性和特异性[23-25]。

ALCD患者的CT结果可能包括结肠壁增厚，脂肪坠积，蜂窝织炎，游离气体，脓肿形成或者腹腔积液。CT影像不仅用于ALCD的精确诊断。CT诊断标准也可用于确定憩室炎的严重程度等级并指导患者的治疗方案。超声实用性广且易操作，属于实时动态检查[26]；当危重患者不能进行CT检查时，超声在诊断和处理过程中实用性更强。但是，它的局限性在于：对操作人员的依赖性，对肥胖患者的判断不足，很难检测游离气体和深部脓肿[27]。

系统回顾与研究的综合分析[28]于2014年出版，报道了疑似憩室炎患者临床诊断的准确性和诊断方式。超声的特异性是90%（95% CI：0.86~0.94）对相对于CT的（P=0.04）特异性是96%（95% CI：0.9~1）。

对于疑似急性憩室炎患者，虽然CT是最敏感的成像检查手段，但是，如果超声检查结果不确定或者显示为阴性，那么，CT指导诊疗被提出是安全的、可替代的方法[28-29]。磁共振成像不受超声波对操作者依赖性限制[30-31]，但是，直到现在，在急诊室内仍很难提供磁共振成像检查。

（三）免疫功能低下的患者

免疫功能低下能够增加左半结肠憩室炎患者并发症的发生率。所以，建议免疫功能低下的患者接受选择性乙状结肠切除术。（LoE 1；GoR C）

免疫功能低下的患者，如肾衰竭的患者、器官移植患者和使用糖皮质激素的患者，罹患需要进行急诊手术的复杂憩室炎的风险增加[32-35]。免疫功能低下的患者不能接受常规的、非手术治疗。因此，大多数患者需要进行紧急手术干预，这存在着更高的死亡率[36]。

Biondo等的最新研究分析了免疫力低下和憩室炎的不同起因之间的联系[37]。根据免疫功能低下的起因，将免疫功能低下的患者分为5组：Ⅰ组，慢性糖皮质激素治疗患者；Ⅱ组，移植患者；Ⅲ组，恶性肿瘤疾病患者；Ⅳ组，慢性肾功能衰竭患者；Ⅴ组，其他免疫功能低下接受治疗的患者。急诊外科手术率很高（39.3%）。急诊外科手术在Ⅰ组患者中应用更频繁。总的来说，术后死亡率为31.6%，30名非手术治疗成功患者的复发率为27.8%。

（四）无并发症的急性憩室炎的治疗

1. 无并发症、无全身性感染且免疫功能正常的憩室炎患者可以不进行抗菌治疗。（LoE 1；GoR A）

2. 如果患者需要进行抗生素药物治疗，可以口服给药。（LoE 1；GoR B）

急性无并发症憩室炎的抗菌治疗效用一直是国际医学界争议的焦点。在过去的几年里，就临床分析而言，几项研究表明，治疗轻度非穿孔憩室炎患者时，使用抗菌药物治疗并不比不使用抗菌药物治疗的疗效更好[38]。

目前的共识是：无并发症憩室炎是自限性的，免疫功能正常的患者，不使用抗生素，自身局部防御体系可以控制细菌和炎症。因此，在这种情况下，治疗无并发症的急性憩室炎时可能没有必要使用抗生素。

2012年，Chabok等出版了一份由瑞典10个外科部门参与和冰岛1个外科部门参与的多中心随机试验报告，招募了623名经CT证实的无并发症的ALCD患者[39]。他们被随机分为使用抗生素治疗组（314人）和不使用抗生素治疗组（309人）。抗生素治疗急性无并发症的憩室炎既没有加速炎症的恢复也没有阻止并发症发生或疾病复发。

近期，一份前瞻性单因素研究分析了针对已被CT证实的无并发症的憩室炎患者的安全性和有效性的对症治疗（非抗生素），为期30 d[40]。总体上，有161例患者被纳入研究，并有153（95%）完成了30 d的随访。共14例（9%）患者结肠周围有气体。共140例（87%）患者接受门诊治疗，4例（3%）在随访期间入院。所有患者未发展成复杂憩室炎或接受手术治疗。但是2 d（中位数）后，14例患者均接受抗生素治疗（9%，6例口服，8例静脉注射）。

由于脓毒症相关的高死亡率，使得临床医生在患者易患脓毒症的情况下对是否使用抗生素保持高度怀疑，世界急诊外科杂志专家小组建议，对于合并全身炎症反应的、经影像学确诊的、无并发症的憩室炎患者，抗生素治疗方案应覆盖革兰阴性菌和厌氧菌。

给予足够的治疗时间，适当的抗菌治疗方案对抗生素耐药性的影响最小[41]。如果必须接受抗生素治疗，口服抗生素与静脉注射可能同样有效。

2009年有研究者发表了一项针对临床诊断为急性无并发症的憩室炎患者的抗生素口服与静脉注射治疗的随机对照的试验[42]。他们使用环丙沙星和甲硝唑，比较了口服和静脉注射的治疗效果。41位患者加入口服抗生素组，38位患者为静脉注射组（n=79）。没有患者由口服组转换为静脉注射组。两组患者的症状都完全缓解，结果并无差异性。

免疫功能低下的患者，应广泛应用抗生素。不过，饮食限制或卧床休息的意义还没有被研究[43]。

3. 无并发症的急性憩室炎患者建议进行门诊治疗。这些患者应作为门诊患者接受临床监测，在7 d内复诊并重新评估炎症进程。如果临床病情恶化，早期复诊是必要的。（LoE 1；GoR B）

无明显并发症且在家能够经口进食流质及自我调理的憩室炎患者，可在门诊接受治疗，7 d内复诊。但是，如果病情恶化，应尽早复查，合并严重并发症、不能经口进食的患者应到医院接受静脉输液治疗。

Etzioni等在2010发表了一项回顾性分析。分析显示：门诊治疗对于绝大多数（94%）急性憩室炎患者是有效的[44]。最近，对于急性无并发症的憩室炎门诊管理的系统回顾于2014年发表，Jackson等认为目前的证据表明，一个更先进的、动态的治疗方案对于大多数的急性无并发症的憩室炎病例是合理的[45]。Rodríguez-Cerrillo等最近的研究表明，患有合并症的老年患者在家就可以安全治疗，无需住院[46]。DIVER试验最近证明，对于所选的无并发症的急性憩室炎患者，门诊治疗安全有效，并能降低就医费用，而且未影响患者的身体状况[47]。这项多中心、随机对照试验纳入18岁以上的急性的无并发症的憩室炎患者。所有患者均接受了腹部CT。在急救室内，所有患者给予静脉注射抗生素，之后有些患者入院治疗，有些出院回家治疗。132例患者中，4例入院治疗，出院回家治疗的患者中有3例治疗失败（两组间无差异（P=0.62））。每一例住院患者的整体治疗费用是门诊治疗患者费用的3倍。每个患者可显著地节省1124.70欧元。两组患者的身体状况并无差异。

（五）治疗局部复杂的憩室炎

CT结果显示结肠周围有气体或有少量积液的患者应采用抗生素类药物治疗。（LoE 1；GoR C）

临床上，对可能恶化的脓毒症引发的高死亡率需要保持高度的临床警惕性，并积极控制。通常，世界急诊外科杂志专家小组建议结肠周围有气体或有少量积液的患者接受抗菌治疗。

CT证明结肠周围有以气泡形式存在的气体，或者少量结肠周围积液，而并没有复杂憩室炎的脓肿或远处气体，也是推荐使用抗生素类治疗[7]。

（六）憩室脓肿的治疗

1. 憩室脓肿（直径<4~5 cm）小的患者可以单独使用抗生素治疗。（LoE 1；GoR C）

2. 憩室脓肿（直径>4~5 cm）大的患者可以通过经皮穿刺引流联合抗生素治疗。（LoE 1；GoR C）

3. 当脓肿穿刺引流不可行或没有效时，憩室脓肿大的患者可根据实际情况先行单独使用抗生素治疗，但是必须进行谨慎的临床监测。（LoE 1；GoR C）

　　有15%~20%被收治的急性憩室炎患者CT扫描显示有脓肿[48]。憩室脓肿的直径介于3~6 cm已被公认为（低级）介于抗生素使用和经皮穿刺引流之间的合理界限[48-53]。憩室脓肿直径大小为4~5 cm可能是单纯抗生素治疗与联合抗生素治疗的经皮穿刺引流的合理界限。根据临床情况，脓肿较大的患者也可单纯使用抗生素治疗。然而，必须谨慎地进行临床监测。如果在临床和试验中，患者病情没有明显的改善，则必须多次进行CT检查。

　　2015年，Elagili等发表了一项回顾性研究，评估了初期唯一的治疗脓肿较大的憩室炎患者的抗生素的效果[54]。32例患者单纯使用抗生素治疗（因为在技术上不可能施行经皮穿刺引流或因外科医生建议），而114例施行经皮穿刺引流。单用抗生素治疗期间，8例有持续症状的患者进行了紧急手术（25%），经皮穿刺引流后有21例（18%）进行了紧急手术（$P=0.21$）。用抗生素治疗的患者的脓肿直径（5.9 *vs.* 7.1 cm，$P=0.001$）明显变小，从最初的治疗到乙状结肠切除之间的时间间隔变短（平均50 d *vs.* 80 d，$P=0.02$）。两组比较了查尔森（Charlson）合并症指数[1]、早期治疗失败率、术后死亡率、总体发病率、治疗过程中住院天数和永久性造瘘率。根据Clavien-Dindo分类[2]，单用抗生素的患者的术后并发症明显少于经皮穿刺引流术的患者（$P=0.04$）。

---

[1] Charlson合并症指数：①心肌梗死；②充血性心力衰竭；③周围性血管疾病；④脑血管疾病；⑤痴呆；⑥慢性阻塞性肺病；⑦结缔组织疾病；⑧消化性溃疡疾病；⑨糖尿病（普通型1分，伴随其他器官损害2分）；⑩中度到重度的慢肾脏疾病（2分）；⑪偏瘫（2分）；⑫白血病（2分）；⑬恶性淋巴瘤（2分）；⑭实体瘤（无转移2分，有转移6分）；⑮肝脏疾病（轻度1分，中度到重度3分）；⑯艾滋病（6分）。

[2] Clavien–Dindo分类

I：术后出现不需要的药物、外科、内镜以及反射介入治疗的并发症，但包括药物治疗止吐药、退热药、止痛药、利尿药、电介质、理疗，同样包括切口感染在床边打开；II：需要药物治疗不包括1期用药的患者，切口感染需要抗生素治疗，输血和全肠外营养包括在内；III：需要外科、内镜、放射介入治疗；IIIa：不需要全身麻醉；IIIb：需要全身麻醉；IV：威胁生命的并发症（包括中枢神经系统并发症）需要IC（间断监护）或ICU处理；IVa：一个器官功能不全（包括透析）；IVb：多脏器功能衰竭；V：死亡。

当经皮引流结束、患者临床症状有所改善后，可以拔出引流管。对于可疑病例，拔出导管之前，通过经皮引流导管施行瘘管造影摄片与水溶性造影对比。如果没有明确的空腔，可以拔出引流管。

4. 保守治疗结肠憩室脓肿患者应该早期行结肠的评估（4~6周）。（LoE 1；GoR C）

5. CT证实无并发症的憩室炎保守治疗（无其他危险因素）患者的早期随访结肠镜检查是不需要的。50岁或者50岁以上的患者应参加肠癌筛查项目。（LoE 1；GoR C）

局限性结肠脓肿很罕见但可能发展成结肠癌，并且它与复杂憩室炎相似[55-56]。已证实，CT证实无并发症的憩室炎恶化的风险很低，而且，在无其他禁忌证的情况下，常规结肠镜检查可能是必要的。一项研究结直肠癌（colorectal cancer，CRC）发病率的系统回顾性研究于2014年发表，主要研究通过结肠镜检查的无并发症的憩室炎发作后结直肠癌的发病率[57]。9项研究符合纳入标准，包括共2 490例无并发症的憩室炎患者。无并发症的憩室炎发作后，对1 468例（59%）患者进行了结肠镜检查。17例患者被诊断为结直肠癌，患病率为1.16%（95% CI：0.72~0.019）。增生性息肉156例（10.6%），90例低度恶性腺瘤（6.1%），晚期腺瘤32例（2.2%）。这次研究的结果表明，如果没有其他直肠癌的临床症状，急性无并发症的憩室炎发作的患者不需要进行常规结肠镜检查，50岁以及50岁以上的患者除外。

另一项关于常规结肠镜检查在经影像学证实的急性憩室炎中作用的系统回顾性分析于2014出版[58]。来自7个国家的11项研究被纳入分析。1 970例患者中，患癌症的仅有22例（0.01%）。

经过影像学证实的急性无并发症的憩室炎发作后，恶性肿瘤的风险较低。复杂憩室炎患者在随后的结肠检查评估中，肠癌的风险显著增加。

633例经CT确诊的急性憩室炎患者的回顾性分析于2014年发表[59]。663例患者中，97例接受了紧急切除术，而536例保守治疗，394例接受了结肠镜检查。调查结果显示：17例（2.7%）癌症患者初步诊断为急性憩室炎。CT显示：16例癌症患者（94%）有脓肿，而1例患者结肠外有游离气体但无脓肿。脓肿患者中，11.4%的癌症患者其临床症状类似于急性憩室炎。无并发症的憩室炎患者中并没有发现癌症。

（七）弥漫性腹膜炎的治疗

虽然大多数急性憩室炎住院患者可通过非手术的方式接受治疗，但是，高达25%的患者可能需要紧急手术干预[60]。弥漫性腹膜炎患者通常是典型的危重患者，需要迅速液体复苏、注射抗生素并且立刻进行手术。

憩室炎穿孔导致弥漫性腹膜炎发生率较低。但是，尽管选择了手术治疗，术后死亡率仍较高。

一个关键的问题在于CT可以显示远处有游离气体，但不能明确弥漫性液体（2或>2腹部象限内有液体）。因为远处气腹是乙状结肠穿孔特异性诊断依据，即使CT结果没有发现弥漫性腹腔积液。

1. CT示患者腹腔有气体，但没有弥漫性液体，可在特定情况下进行保守治疗。然而，存在治疗失败的风险，可能需要进行急诊外科手术。因此，必须仔细监测患者情况。CT的早期复查应基于临床和实验室的评估上进行。（LoE 1；GoR C）

2. 如果有气腹无弥漫性腹腔积液的患者保守治疗无效，无论有无结肠造瘘，根据患者临床症状和并发症，建议实行外科切除术和吻合手术或Hartmann切除术[3]。（LoE 1；GoR B）

虽然CT显示远处有游离气体（一个已知的非手术治疗失败的预测[25]），Dharmarajan等[61]及Sallinen等[62]报道了合并CT证实腹腔游离气体的患者保守治疗的结果。研究表明，非手术治疗仅对血流动力学稳定的结肠周围游离气体、或无腹膜炎、道格拉斯窝无积液的少量远处腹腔游离气体的患者适合。即使在没有弥漫性腹膜炎的情况下，大量的远处腹腔内积气或远处腹膜后空气的出现与非手术治疗的高失败率（57%~60%）相关。此外，近60%的远处腹腔内积气患者首先需行手术治疗。

经过高度筛选的患者在这个阶段可选择保守治疗。然而，保守治疗可能失败，需要更仔细的临床观察和CT监测[7]。无论是有无结肠造瘘的患者、病情稳定的无合并症患者、病情不稳定的哈特曼切除术患者或者是多种合并症患者，建议对这阶段患者采取哈特曼切除术和吻合术[7]。

3. 弥漫性腹膜炎患者不应该采用腹腔镜腹腔灌洗和引流作为治疗方法。（LoE 1；GoR A）

最近几年，使用腹腔镜腹腔灌洗和引流替代结肠切除术的保守治疗方法一直备受争议[63]。这种方法能使弥漫性腹膜炎患者避免潜在的穿孔危险。它包含腹腔镜下脓液抽吸术伴腹腔灌洗和腹腔引流，以及术后持续多日的腹腔

---

[3] Hartmann切除术：Hartmann's手术是1921年首先由Hartmann报道的，用于远端乙状结肠癌的治疗，先切除一段乙状结肠，然后行近端乙状结肠造瘘，在腹膜反折上方封闭乙状结肠或直肠断端。又称哈特曼切除术。

引流术。

　　2013年发表了荷兰的一份利用腹腔镜灌洗术治疗的38例患者的回顾性分析[64]，此分析着重强调了利用腹腔镜灌洗术治疗危重患者的一些疑问[65]。7例腹腔脓毒症未得到控制的腹腔镜灌洗患者中，2例死于多个脏器功能衰竭，5例需要进一步的手术干预（3例哈特曼切除术，1例造瘘，1例穿孔闭合术）。其中1人因腹腔内有气体而死，其余4人经历了漫长而复杂的康复过程。多种合并症，免疫抑制，C反应蛋白升高和/或高曼海姆腹膜炎指数过高都预示着手术失败的风险很大。作者得出结论：患者的选择非常重要；识别明显的乙状结肠穿孔至关重要。

　　关于这个话题的争议仍然很大，主要是由于最新的前瞻性试验差异性较大，试验的结果令人失望，例如SCANDIV试验，Ladies试验以及DILALA试验[65-67]。

　　2014年，第一批DILALA随机对照试验结果发表，它表明最初的腹腔镜检查诊断显示的是HincheyⅢ，之后随机进行腹腔镜灌洗与结肠切除造瘘术[65]。与哈特曼法相比，腹腔镜灌洗后的发病率和死亡率没有差异。腹腔镜灌洗手术时间更短，康复时间更短，住院时间短，并且无需进行结肠造瘘。在试验中，治疗HincheyⅢ级憩室炎穿孔患者的腹腔镜灌洗的治疗方案在短期内是可行并且安全的。

　　2015年SCANDV研究结果发表，它提示在可能发生憩室炎穿孔和急诊外科手术的患者中，腹腔镜灌洗相较于一期切除不但没有减少术后严重并发症，反而导致预后更差[66]。这些研究结果并不支持腹腔镜灌洗治疗憩室炎穿孔。同年，LADIES研究结果发表：腹腔镜灌洗治疗化脓性憩室炎穿孔治疗效果并没有优于乙状结肠切除术[67]。

4. 在重症患者和存在较多并发症的患者中，仍建议使用Hartmann切除术治疗弥漫性腹膜炎。哈特曼切除术仍然被建议用于治疗弥漫性腹膜炎的危重患者和多合并症的患者。然而无并发症、相对稳定的患者，一期切除、吻合，伴或不伴造瘘都是可以进行的。（LoE 1；GoR B）

　　哈特曼切除术被认为是弥漫性腹膜炎患者的首选手术方式，在憩室性腹膜炎结肠急救手术中，尤其是对于危重患者和多合并症患者而言，哈特曼切除术仍然是一种安全可靠的方法。然而恢复肠道的连续性伴随着很高的发病率[68]。许多患者由于合并症不能进行逆转手术，因此，结肠造瘘口将永远保留[69]。

　　澳大利亚的最近一项研究分析了从2009—2013年在8个三级转诊中心的结直肠专科入院的急性憩室炎患者的管理数据，证实全球常用Hartmann切除术治疗憩室穿孔的治疗效果[70]。4年时间内，在8家医院急救接诊的2 829个急性憩室炎患者中，724例为急性复杂憩室炎患者。急救手术干预率为10.4%，1/3

的入院复杂憩室炎患者接受了手术治疗。Hartmann's手术是最常见的急诊手术，占结肠切除手术的72%。

另一项在安大略（加拿大）进行的通过行政公布数据、基于人群的回顾性队列研究于2014年出版[71]。选取2002—2012年期间入院的首次发作憩室炎的18 543例患者，其中3 873例接受了急诊外科手术。腹腔镜手术增加（9%~18%，P<0.001），而Hartmann切除术使用率保持不变（64%），它是急性复杂憩室炎患者最常用的紧急手术方法。

近年来，一些作者报道了憩室炎治疗中伴或不伴结肠造瘘的一期切除术和吻合术的作用，甚至手术中出现了弥漫性腹膜炎[72]。弥漫性腹膜炎患者的手术决定权通常留给外科医生来判断，他们会综合考虑患者的临床状况和合并症情况。这些研究比较了哈特曼手术与一期吻合术的死亡率和发病率，但没有表现出任何显著差异。然而，这4个系统回顾证明大多数研究都有选择偏差[73-76]。

Constantinides等发表了一项研究：为最佳手术策略的Hartmann's手术（HP），对于HincheyⅢ~Ⅳ患者有无预防性造瘘的一期切除吻合术（primary resection and anastomosis，PRA）床表现比较稳定[76]。研究中考虑了135例一期切除吻合术，126例预防性造瘘吻合术（primary anastomoses with defunctioning stoma，PADS），6 619例Hartmann's手术。PRA的发病率和死亡率分别为55%和30%，PADS为40%和25%，HP为35%和20%。27%的HP终生保留结肠造瘘，8%的预防性造瘘吻合术终生保留结肠造瘘口。作者认为，对于所选的憩室性腹膜炎患者，与术后不良事件、长期生活质量与永久性造瘘风险相比，预防性造瘘吻合术可能是最优策略选择，也可能是一个很好的折衷办法。

2012年，Oberkofler等发表了一个小的针对弥漫性腹膜炎患者回肠造瘘吻合术与Hartmann's手术的随机试验[77]。来自4个中心的62例ALCD穿孔（HincheyⅢ和Ⅳ）随机进行Hartmann's手术（n=30）和回肠造瘘吻合术（n=32）。两组均于术后3个月进行吻合口还纳术。研究报告最初的死亡率和发病率无差异（Hartmann's手术和一期吻合术的死亡率分别是13%和9%，发病率分别是67%和75%），但一期吻合术组具有住院天数少、成本低、严重并发症少以及造瘘还纳率大等优点。

5. 如果由经验丰富的医生给所选的患者做手术，那么腹腔镜乙状结肠切除术治疗憩室炎穿孔伴广义的腹膜炎是可行的。（LoE 2；GoR C）

腹腔镜下乙状结肠切除术治疗憩室炎仅限于非必须的情况，然而，对于病情稳定的患者，腹腔镜乙状结肠切除术在化脓性和粪性憩室性腹膜炎中是可行的。2015年，发表了一项关于急诊室内腹腔镜乙状结肠切除术治疗憩室炎的系统回顾研究[78]。

该回顾研究包括来自于1 706个参考文献中的4个病例系列和一个队列研究

（共包含104例患者）。84例患者进行了Hartmann's手术，20例进行了一期吻合术。平均手术时间为115~200 min。转换率为0~19%。平均住院天数为6~16 d。2例接受了必要的手术再介入。20例接受了手术后无预防性回肠造瘘术，未见吻合口瘘。3例患者术后死亡。Hartmann's手术后，79例评估患者中，有60例进行了造瘘还纳（76%）。

这些指南受限于证据质量过低，证据表明急诊腹腔镜下乙状结肠切除术对于憩室炎穿孔伴广泛性腹膜炎的治疗是可行的。这些研究在特定的患者以及有经验的医疗机构进行，不适用于所有的医疗中心。与开放式乙状结肠切除术资料治疗憩室炎穿孔相比较，需要高质量的前瞻性或随机性的研究证明急诊腹腔镜下乙状结肠切除术的优点。

6. 对于临床上不稳定的憩室腹膜炎患者（严重脓毒症或脓毒症休克），建议使用损伤控制手术的方法。（LoE 1；GoR B）

在过去的几年中，对于病情不稳定的憩室腹膜炎患者运用损伤控制手术是一项很有价值的技术。对于结肠憩室炎穿孔的患者（Hinchey III 和 IV）来说，损伤控制手术结合灌洗，有限的肠道切除术、剖腹手术，以及有计划的二次探查术是可行的[79]。这项技术能有效控制脓毒症，改善术后吻合率。

广义憩室腹膜炎危及生命时，需立即进行急诊手术治疗。为了改善治疗结果，减少结肠造瘘术的形成率，最近几年发展出一项新的损伤控制手术。新技术结合了灌洗，穿孔局部封闭术和二次探查术以恢复肠的连续性[80-81]。重症患者（严重脓毒症或脓毒性休克）具有低血压和心肌衰弱同时伴有凝血障碍等临床特点。从血流动力学的角度来说，这样的患者具有不稳定性，也就一定适合立即进行复杂手术。运用源头控制（比如穿孔的一期缝合），这样的初期外科处理之后，患者被送往ICU，以达到治疗的最优化。这种方法能延迟肠吻合[81]，并且有可能避免气孔形成。

关于憩室炎的情况，具有低水平证据的几种报告已经发表。2010年，Kafka-Ritsch等发表了一项比较有前景的观察性研究[79]。这项研究中招募了51名患者（28名女性，占总人数的55%）。平均年龄为69岁（患者年龄位于28~87岁之间），都是Hinchey III（n=40，78%）或者Hinchey IV（n=11，22%）的憩室炎穿孔的患者。患者首先进行了局部切除手术、灌洗和暂时性腹部封闭，24~28 h后由外科手术医生进行了重建手术。38名患者（84%）恢复了肠连续性，其中4名患者需要回肠造瘘术的保护。2名患者或3名Hartmann治疗中患者共计5处吻合口瘘（13%），他们进行了回肠造瘘术。整体的死亡率为9.8%，35/46（76%）名结肠重建的连续性患者幸存者离开了医院。所有患者均达到筋膜闭合。

（八）计划选择性外科手术

1. 保守治疗的急性左半结肠憩室炎（ALCD）患者，进行计划选择性乙状结肠切除术时，需考虑与患者相关的因素以及为数不多的既往憩室炎病史。（LoE 1；GoR C）

2. 急性左半结肠憩室炎（ALCD）保守治疗期过后，建议计划对高危患者，如免疫功能低下的患者，施行乙状结肠切除术。（LoE 1；GoR C）

急性憩室炎患者复发率比先前预想的要低。据报道，通常一年内大约有1/3的急性憩室炎的患者复发[82-83]。但是一项前瞻性研究显示这种复发率更低，跟踪调查显示5年多复发率仅为1.7%[84-85]。

一项对慢性复发性憩室炎的诊断和治疗的回顾研究在2014年被发表了（研究被发表的日期为2000年1月—2013年3月）[86]。其中包含68项研究，根据观察所得，现行治疗方案在治疗效果上还有很多不确定性。作者发现简单的憩室炎患者术后复发出现复杂情况的较少（<5%），并且年龄都不超过50岁。多次复发并没有增加其发展为复杂憩室炎的风险。

作者总结说，对于2次发作以上的憩室炎，选择性结肠切除术不再适合。结肠切除术的指标应该考虑复发性憩室炎风险、手术的发病率、持续的症状、疾病的复杂性和手术风险。

管腔狭窄、瘘管或者是憩室炎复发出血是选择性乙状结肠切除术的指征。另外，对于免疫功能低下的患者，经过憩室炎保守治疗之后，选择性乙状结肠切除术是比较合适的[87]。

（九）抗微生物治疗

1. 经验性的抗微生物治疗是依据患者潜在的感染严重程度、可能存在的病原体和主要抗病能力指标的风险因素来制订的。（LoE 1；GoR C）

2. 虽然抗微生物治疗的中止是以临床表现和实验室检查结果为标准，但是如果源头控制已经足够，复杂的急性左半结肠憩室炎（ALCD）患者术后的抗微生物疗程为4~6 d。（LoE 1；GoR A）

抗菌疗法对于复杂急性憩室炎的治疗有至关重要的作用。它是一种典型的经验性抗生素疗法。这种凭经验设定的抗菌疗法依据是潜在的感染严重程度，可能存在的病原体和主要抗病能力指标的风险因素[41]。关于腹部内感染情况的几点建议在最近出版的文献中已明确[41,88]。但是，抗生素的选择必须考虑到当地的流行病学的数据和区域性抗病能力的概况。

考虑到肠内的肠道菌群，急性憩室炎的抗生素治疗需覆盖革兰阳性、革兰阴性细菌以及厌氧菌。大多数复杂性的急性憩室炎是社区获得性感染。腹腔内感染的主要抗病威胁是产超广谱β内酰胺酶（ESBL）的肠杆菌。全世界范围内这种肠杆菌在社区获得性感染中越来越常见[41]。ESBL最显著的风险因素是产生包括先前接触过抗生素和抗生素治疗引起的并发症的影响[41]。抗产ESBL菌的抗生素的覆盖为有危险因素的患者提供了保证。虽然抗菌治疗的中止应该以像发热、炎症标志物等临床和实验室检查标准为基础，但是对于那些已经进行了病源控制和快速外科手术治疗的急性憩室炎患者来说，4~6 d的抗生素治疗已经足够[41,88]。

Sawyer等最近做了一个前瞻性的实验，这个实验揭示出患有复杂腹腔感染的患者在经历了足够的病原控制治疗过程，大约4 d抗生素治疗的效果与长期的抗生素治疗直到生理异常解决之后的结果相同[89]。抗生素治疗超过5~7 d的患者仍有脓毒症迹象者，应该进行积极的诊断调查来判断是否有不能控制的感染源的存在。

四、结论

附录中我们对ALCD的管理提出了建议。

致谢

无。

提供资金

没有作者获得任何资金。该文件获得了本刊物的WSES机构豁免。

数据和辅助材料的可用性

没有作者的数据符合公开获取的原则。

作者贡献

初稿由MS编写。所有作者审查和校对手稿。

利益冲突

作者宣称他们没有竞争的利益冲突。

特别说明

本文发布的实践指南并不代表临床实践的标准，而是基于当前最佳的证据以及专家的共识得出的治疗方案。但是，指南并不排除目前正用于临床的其他标准治疗方案。例如，它们并不强制用于现有的医疗实践，应根据相关医疗机构的情况（如职员水平、经验、设备等）和个别患者的特点，最终确定选择何种治疗方案。然而，需要提醒大家注意的是，对治疗结果负责的是直接参与的人员，而不是制定共识的团体。

参考文献

[1] Weizman AV, Nguyen GC. Diverticular disease: epidemiology and management[J]. Can J Gastroenterol, 2011, 25: 385–389.

[2] Schoetz DJ. Diverticular disease of the colon: a century-old problem[J]. Dis Colon Rectum, 1999, 42: 703–709.

[3] Collins D, Winter DC. Modern concepts in diverticular disease[J]. J Clin Gastroenterol, 2015, 49: 358–369.

[4] Warner E, Crighton EJ, Moineddin R, Mamdani M, Upshur R. Fourteen-year study of hospital admissions for diverticular disease in Ontario[J]. Can J Gastroenterol, 2007, 21: 97–99.

[5] Jamal Talabani A, Lydersen S, Endreseth BH, Edna TH. Major increase in admission- and incidence rates of acute colonic diverticulitis[J]. Int J Colorectal Dis, 2014, 29: 937–945.

[6] Shahedi K, Fuller G, Bolus R, Cohen E, Vu M, Shah R, et al. Long-term risk of acute diverticulitis among patients with incidental diverticulosis found during colonoscopy[J]. Clin Gastroenterol Hepatol, 2013, 11: 1609–1613.

[7] Sartelli M, Moore FA, Ansaloni L, Di Saverio S, Coccolini F, Griffiths EA, et al. A proposal for a CT driven classification of left colon acute diverticulitis[J]. World J Emerg Surg, 2015, 10: 3.

[8] Guyatt G, Gutterman D, Baumann MH, Addrizzo-Harris D, Hylek EM, Phillips B, et al. Grading strength of recommendations and quality of evidence in clinical guidelines: Report from an American College of Chest Physicians task force[J]. Chest, 2006, 129: 174–181.

[9] Brozek JL, Akl EA, Jaeschke R, Lang DM, Bossuyt P, Glasziou P, et al. Grading quality of evidence and strength of recommendations in clinical practice guidelines: Part 2 of 3. The GRADE approach to grading quality of evidence about diagnostic tests and strategies[J]. Allergy, 2009, 64: 1109–1116.

[10] Hinchey EJ, Schaal PH, Richards MB. Treatment of perforated diverticular disease of the colon[J]. Adv Surg, 1978, 12: 85–109.

[11] Neff CC. vanSonnenberg E. CT of diverticulitis. Diagnosis and treatment[J]. Radiol Clin North Am, 1989, 27: 743–752.

[12] Sher ME, Agachan F, Bortul M, Nogueras JJ, Weiss EG, Wexner SD. Laparoscopic surgery for diverticulitis[J]. Surg Endosc, 1997, 11: 264–267.

[13] Ambrosetti P, Becker C, Terrier F. Colonic diverticulitis: impact of imaging on surgical management - a prospective study of 542 patients[J]. Eur Radiol, 2002, 12: 1145–1149.

[14] Kaiser AM, Jiang JK, Lake JP, Ault G, Artinyan A, Gonzalez-Ruiz C, et al. The management of complicated diverticulitis and the role of computed tomography[J]. Am J Gastroenterol,

2005,100: 910–917.

[15] Mora Lopez L, Serra Pla S, Serra-Aracil X, Ballesteros E, Navarro S. Application of a modified Neff classification to patients with uncomplicated diverticulitis[J]. Colorectal Dis,2013,15: 1442–1447.

[16] Sallinen VJ, Leppäniemi AK, Mentula PJ. Staging of acute diverticulitis based on clinical, radiologic, and physiologic parameters[J]. J Trauma Acute Care Surg,2015,78: 543–551.

[17] Toorenvliet BR1. Colonic diverticulitis: a prospective analysis of diagnostic accuracy and clinical decision-making[J]. Colorectal Dis,2010,12: 179–186.

[18] Laméris W, van Randen A, van Gulik TM, Busch OR, Winkelhagen J, Bossuyt PM, et al. A clinical decision rule to establish the diagnosis of acute diverticulitis at the emergency department[J]. Dis Colon Rectum,2010,53: 896–904.

[19] Andeweg CS, Knobben L, Hendriks JC, Bleichrodt RP, van Goor H. How to diagnose acute left-sided colonic diverticulitis: proposal for a clinical scoring system[J]. Ann Surg,2011,253: 940–946.

[20] Kechagias A, Rautio T, Kechagias G, Mäkelä J. The role of C-reactive protein in the prediction of the clinical severity of acute diverticulitis[J]. Am Surg,2014,80: 391–5.

[21] Van de Wall BJ, Draaisma WA, van der Kaaij RT, Consten EC, Wiezer MJ, Broeders IA. The value of inflammation markers and body temperature in acute diverticulitis[J]. Colorectal Dis, 2013,15: 621–626.

[22] Mäkelä JT, Klintrup K, Takala H, Rautio T. The role of C-reactive protein in prediction of the severity of acute diverticulitis in an emergency unit[J]. Scand J Gastroenterol,2015,50: 536–541.

[23] Laméris W, van Randen A, Bipat S, Bossuyt PM, Boermeester MA, Stoker J. Graded compression ultrasonography and computed tomography in acute colonic diverticulitis: meta-analysis of test accuracy[J]. Eur Radiol,2008,18: 2498–2511.

[24] Liljegren G, Chabok A, Wickbom M, Smedh K, Nilsson K. Acute colonic diverticulitis: a systematic review of diagnostic accuracy[J]. Colorectal Dis,2007,9: 480–488.

[25] Ambrosetti P, Jenny A, Becker C, Terrier TF, Morel P. Acute left colonic diverticulitis–compared performance of computed tomography and water-soluble contrast enema: prospective evaluation of 420 patients[J]. Dis Colon Rectum,2000,43: 1363–1367.

[26] Mazzei MA, Cioffi Squitieri N, Guerrini S, Stabile Ianora AA, Cagini L, Macarini L, et al. Sigmoid diverticulitis: US findings[J]. Crit Ultrasound J,2013,5: 5.

[27] Puylaert JB. Ultrasound of colon diverticulitis[J]. Dig Dis,2012,30: 56–59.

[28] Andeweg CS, Wegdam JA, Groenewoud J, van der Wilt GJ, van Goor H, Bleichrodt RP. Toward an evidence-based step-up approach in diagnosing diverticulitis[J]. Scand J Gastroenterol,2014,49: 775–784.

[29] Laméris W, van Randen A, van Es HW, van Heesewijk JP, van Ramshorst B, Bouma WH, et al. OPTIMA study group: Imaging strategies for detection of urgent conditions in patients with acute abdominal pain: diagnostic accuracy study[J]. BMJ,2009,338: b2431.

[30] Heverhagen JT, Sitter H, Zielke A, Klose KJ. Prospective evaluation of the value of magnetic resonance imaging in suspected acute sigmoid diverticulitis[J]. Dis Colon Rectum,2008,51: 1810–1815.

[31] Halpenny DF, McNeil G, Snow A, Geoghegan T, Torreggiani WC. Prospective evaluation of the value of magnetic resonance imaging in suspected acute sigmoid diverticulitis[J]. Dis Colon Rectum, 2009, 52: 1030–1031.

[32] Hwang SS, Cannom RR, Abbas MA, Etzioni D. Diverticulitis in transplant patients and patients on chronic corticosteroid therapy: a systematic review[J]. Dis Colon Rectum, 2010, 53: 1699–1707.

[33] Dalla Valle R, Capocasale E, Mazzoni MP, Busi N, Benozzi L, Sivelli R, et al. Acute diverticulitis with colon perforation in renal transplantation[J]. Transplant Proc, 2005, 37: 2507–2510.

[34] Qasabian RA, Meagher AP, Lee R, Dore GJ, Keogh A. Severe diverticulitis after heart, lung, and heart-lung transplantation[J]. J Heart Lung Transplant, 2004, 23: 845–849.

[35] Lederman ED, Conti DJ, Lempert N, Singh TP, Lee EC. Complicated diverticulitis following renal transplantation[J]. Dis Colon Rectum, 1998, 41: 613–618.

[36] Bordeianou L, Hodin R. Controversies in the surgical management of sigmoid diverticulitis[J]. J Gastrointest Surg, 2007, 11: 542–548.

[37] Biondo S, Trenti L, Elvira J, Golda T, Kreisler E. Outcomes of colonic diverticulitis according to the reason of immunosuppression. Am J Surg, 2016. doi: 10.1016/j.amjsurg.2016.01.038

[38] Shabanzadeh DM, Wille-Jørgensen P. Antibiotics for uncomplicated diverticulitis[J]. Cochrane Database Syst Rev, 2012, 11: CD009092.

[39] Chabok A, Påhlman L, Hjern F, Haapaniemi S, Smedh K, AVOD Study Group. Randomized clinical trial of antibiotics in acute uncomplicated diverticulitis[J]. Br J Surg, 2012, 99: 532–539.

[40] Mali JP, Mentula PJ, Leppäniemi AK, Sallinen VJ. Symptomatic Treatment for Uncomplicated Acute Diverticulitis: A Prospective Cohort Study[J]. Dis Colon Rectum, 2016, 59(6): 529–534.

[41] Sartelli M, Viale P, Catena F, Ansaloni L, Moore E, Malangoni M, et al. 2013 WSES guidelines for management of intra-abdominal infections[J]. World J Emerg Surg, 2013, 8: 3.

[42] Ridgway PF, Latif A, Shabbir J, Ofriokuma F, Hurley MJ, Evoy D, et al. Randomized controlled trial of oral vs intravenous therapy for the clinically diagnosed acute uncomplicated diverticulitis[J]. Colorectal Dis, 2009, 11: 941–946.

[43] Fozard JB, Armitage NC, Schofield JB, Jones OM. Association of Coloproctology of Great Britain and Ireland. ACPGBI position statement on elective resection for diverticulitis[J]. Colorectal Dis, 2011, 13: 1–11.

[44] Etzioni DA, Chiu VY, Cannom RR, Burchette RJ, Haigh PI, Abbas MA. Outpatient treatment of acute diverticulitis: rates and predictors of failure[J]. Dis Colon Rectum, 2010, 53: 861–865.

[45] Jackson JD, Hammond T. Systematic review: outpatient management of acute uncomplicated diverticulitis[J]. Int J Colorectal Dis, 2014, 29: 775–781.

[46] Rodrìguez-Cerrillo M, Poza-Montoro A, Fernandez-Diaz E, Matesanz-David M, Inurrieta RA. Treatment of elderly patients with uncomplicated diverticulitis, even with comorbidity, at home[J]. Eur J Intern Med, 2013, 24: 430–432.

[47] Biondo S, Golda T, Kreisler E, Espin E, Vallribera F, Oteiza F, et al. Outpatient versus hospitalization management for uncomplicated diverticulitis: a prospective, multicenter randomized clinical trial (DIVER Trial)[J]. Ann Surg, 2014, 259: 38–44.

[48] Andersen JC, Bundgaard L, Elbrønd H, Laurberg S, Walker LR, Støvring J. Danish Surgical Society. Danish national guidelines for treatment of diverticular disease[J]. Dan Med J, 2012, 59: C4453.

[49] Ambrosetti P, Chautems R, Soravia C, Peiris-Waser N, Terrier F. Long-term outcome of mesocolic and pelvic diverticular abscesses of the left colon: a prospective study of 73 cases[J]. Dis Colon Rectum, 2005, 48: 787–791.

[50] Brandt D, Gervaz P, Durmishi Y, Platon A, Morel P, Poletti PA. Percutaneous CT scan guided drainage versus antibiotherapy alone for Hinchey II diverticulitis: a case–control study[J]. Dis Colon Rectum, 2006, 49: 1533–1538.

[51] Siewert B, Tye G, Kruskal J, Sosna J, Opelka F, Raptopoulos V, Goldberg SN. Impact of CT-guided drainage in the treatment of diverticular abscesses: size matters[J]. AJR Am J Roentgenol, 2006, 186: 680–686.

[52] Singh B, May K, Coltart I, Moore NR, Cunningham C. The long-term results of percutaneous drainage of diverticular abscess[J]. Ann R Coll Surg Engl, 2008, 90: 297–301.

[53] Kumar RR, Kim JT, Haukoos JS, Macias LH, Dixon MR, Stamos MJ, Konyalian VR. Factors affecting the successful management of intra-abdominal abscesses with antibiotics and the need for percutaneous drainage[J]. Dis Colon Rectum, 2006, 49: 183–189.

[54] Elagili F, Stocchi L, Ozuner G, Kiran RP. Antibiotics alone instead of percutaneous drainage as initial treatment of large diverticular abscess[J]. Tech Coloproctol, 2015, 19(2): 97–103.

[55] Tsai HL, Hsieh JS, Yu FJ, Wu DC, Chen FM, Huang CJ, et al. Perforated colonic cancer presenting as intra-abdominal abscess[J]. Int J Colorectal Dis, 2007, 22: 15–19.

[56] Yeo ES, Ng KH, Eu KW. Perforated colorectal cancer: an important differential diagnosis in all presumed diverticular abscesses[J]. Ann Acad Med Singapore, 2011, 40: 375.

[57] de Vries HS, Boerma D, Timmer R, van Ramshorst B, Dieleman LA, van Westreenen HL. Routine colonoscopy is not required in uncomplicated diverticulitis: a systematic review[J]. Surg Endosc, 2014, 28(7): 2039–2047.

[58] Sharma PV, Eglinton T, Hider P, Frizelle F. Systematic review and meta-analysis of the role of routine colonic evaluation after radiologically confirmed acute diverticulitis[J]. Ann Surg, 2014, 259: 263–272.

[59] Sallinen V, Mentula P, Leppäniemi A. Risk of colon cancer after computed tomography-diagnosed acute diverticulitis: is routine colonoscopy necessary?[J]. Surg Endosc, 2014, 28: 961.

[60] Feingold D, Steele SR, Lee S, Kaiser A, Boushey R, Buie WD, Rafferty JF. Practice parameters for the treatment of sigmoid diverticulitis[J]. Dis Colon Rectum, 2014, 57: 284–294.

[61] Dharmarajan S, Hunt SR, Birnbaum EH, Fleshman JW, Mutch MG. The efficacy of nonoperative management of acute complicated diverticulitis[J]. Dis Colon Rectum, 2011, 54: 663–671.

[62] Sallinen VJ, Mentula PJ, Leppäniemi AK. Nonoperative management of perforated diverticulitis with extraluminal air is safe and effective in selected patients[J]. Dis Colon Rectum, 2014, 57: 875–881.

[63] Rossi GL, Mentz R, Bertone S, Ojea Quintana G, Bilbao S, et al. Laparoscopic Peritoneal Lavage for Hinchey III Diverticulitis: is it as effective as it is applicable?[J]. Dis Colon

Rectum, 2014, 57: 1384–1390.

[64] Swank HA, Mulder IM, Hoofwijk AG, Nienhuijs SW, Lange JF, Bemelman WA. Dutch Diverticular disease collaborative study G. Early experience with laparoscopic lavage for perforated diverticulitis[J]. Br J Surg, 2013, 100: 704–710.

[65] Angenete E, Thornell A, Burcharth J, Pommergaard HC, Skullman S, Bisgaard T, et al. Laparoscopic lavage is feasible and safe for the treatment of perforated diverticulitis with purulent peritonitis: the first results from the randomized controlled trial DILALA[J]. Ann Surg, 2016, 263: 117–122.

[66] Schultz JK, Yaqub S, Wallon C, Blecic L, Forsmo HM, Folkesson J, et al. Laparoscopic Lavage vs Primary Resection for Acute Perforated Diverticulitis: The SCANDIV Randomized Clinical Trial[J]. JAMA, 2015, 314: 1364–1375.

[67] Vennix S, Musters GD, Mulder IM, Swank HA, Consten EC, Belgers EH, et al. Laparoscopic peritoneal lavage or sigmoidectomy for perforated diverticulitis with purulent peritonitis: a multicentre, parallel-group, randomised, open-label trial[J]. Lancet, 2015, 386(10000): 1269–1277.

[68] McCafferty MH, Roth L, Jorden J. Current management of diverticulitis[J]. Am Surg, 2008, 74: 1041–1049.

[69] Fleming FJ, Gillen P. Reversal of Hartmann's procedure following acute diverticulitis: is timing everything?[J]. Int J Colorectal Dis, 2009, 24: 1219–1225.

[70] Hong MK, Tomlin AM, Hayes IP, Skandarajah AR. Operative intervention rates for acute diverticulitis: a multicentre state-wide study[J]. ANZ J Surg, 2015, 85: 734–738.

[71] Li D, Baxter NN, McLeod RS, Moineddin R, Wilton AS, Nathens AB. Evolving practice patterns in the management of acute colonic diverticulitis: a population-based analysis[J]. Dis Colon Rectum, 2014, 57: 1397–1405.

[72] Chandra V, Nelson H, Larson DR, Harrington JR. Impact of primary resection on the outcome of patients with perforated diverticulitis[J]. Arch Surg, 2004, 139: 1221–1224.

[73] Salem L, Flum DR. Primary anastomosis or Hartmann's procedure for patients with diverticular peritonitis? A systematic review[J]. Dis Colon Rectum, 2004, 47: 1953–1964.

[74] Abbas S. Resection and primary anastomosis in acute complicated diverticulitis, a systematic review of the literature[J]. Int J Colorectal Dis, 2007, 22: 351–357.

[75] Cirocchi R, Trastulli S, Desiderio J, Listorti C, Boselli C, Parisi A, et al. Treatment of Hinchey stage III-IV diverticulitis: a systematic review and meta-analysis[J]. Int J Colorectal Dis, 2013, 28: 447–457.

[76] Constantinides VA, Heriot A, Remzi F, Darzi A, Senapati A, Fazio VW, Tekkis PP. Operative strategies for diverticular peritonitis: a decision analysis between primary resection and anastomosis versus Hartmann's procedures[J]. Ann Surg, 2007, 245: 94–103.

[77] Oberkofler CE, Rickenbacher A, Raptis DA, Lehmann K, Villiger P, Buchli C, et al. A multicenter randomized clinical trial of primary anastomosis or Hartmann's procedure for perforated left colonic diverticulitis with purulent or fecal peritonitis[J]. Ann Surg, 2012, 256: 819–826.

[78] Vennix S, Boersema GS, Buskens CJ, Menon AG, Tanis PJ, Lange JF, Bemelman WA. Emergency Laparoscopic Sigmoidectomy for Perforated Diverticulitis with Generalised

Peritonitis: A Systematic Review[J]. Dig Surg, 2016, 33: 1–7.

[79] Kafka-Ritsch R, Birkfellner F, Perathoner A, Raab H, Nehoda H, Pratschke J, Zitt M. Damage control surgery with abdominal vacuum and delayed bowel reconstruction in patients with perforated diverticulitis Hinchey III/IV[J]. J Gastrointest Surg, 2012, 16: 1915–1922.

[80] Perathoner A, Klaus A, Mühlmann G, Oberwalder M, Margreiter R, Kafka-Ritsch R. Damage control with abdominal vacuum therapy (VAC) to manage perforated diverticulitis with advanced generalized peritonitis–a proof of concept[J]. Int J Colorectal Dis, 2010, 25: 767–774.

[81] Ordóñez CA, Sánchez AI, Pineda JA, Badiel M, Mesa R, Cardona U, et al. Deferred primary anastomosis versus diversion in patients with severe secondary peritonitis managed with staged laparotomies[J]. World J Surg, 2010, 34: 169–176.

[82] Rafferty J, Shellito P, Hyman NH, Buie WD. Standards committee of the american society of colon and rectal surgeons. Practice parameters for sigmoid diverticulitis[J]. Dis Colon Rectum, 2006, 49: 939–944.

[83] Hall JF, Roberts PL, Ricciardi R, Read T, Scheirey C, Wald C, et al. Long-term follow-up after an initial episode of diverticulitis: what are the predictors of recurrence?[J]. Dis Colon Rectum, 2011, 54: 283–288.

[84] Humes DJ, West J. Role of acute diverticulitis in the development of complicated colonic diverticular disease and 1-year mortality after diagnosis in the UK: population-based cohort[J]. Gut, 2012, 61: 95–100.

[85] Salem TA, Molloy RG, O'Dwyer PJ. Prospective, five-year follow up study of patients with symptomatic uncomplicated diverticular disease[J]. Dis Colon Rectum, 2007, 50: 1–5.

[86] Regenbogen SE, Hardiman KM, Hendren S, Morris AM. Surgery for diverticulitis in the 21st Century: a systematic review[J]. JAMA Surg, 2014, 149: 292–303.

[87] Klarenbeek BR, Samuels M, van der Wal MA, van der Peet DL, Meijerink WJ, Cuesta MA. Indications for elective sigmoid resection in diverticular disease[J]. Ann Surg, 2010, 251: 670–674.

[88] Solomkin JS, Mazuski JE, Bradley JS, Rodvold KA, Goldstein EJ, Baron EJ, et al. Diagnosis and management of complicated intra-abdominal infection in adults and children: guidelines by the surgical infection society and the infectious diseases society of America[J]. Surg Infect (Larchmt), 2010, 11: 79–109.

[89] Sawyer RG, Claridge JA, Nathens AB, Rotstein OD, Duane TM, Evans HL, et al. Trial of short-course antimicrobial therapy for intraabdominal infection[J]. N Engl J Med, 2015, 372: 1996–2005.

译者：（按姓氏首字母排序）
符红娜，中国人民解放军东部战区总医院急救医学科
任辉，吉林大学第二医院普通外科
审校：杨志洲，中国人民解放军东部战区总医院急救医学科

附录

1. 通过临床症状、炎症标志物等实验室检查结果及影像学检查结果，准确评估患者，向急性憩室炎患者推荐最佳治疗方案。（LoE 1；GoR C）

2. 急性左半结肠憩室炎（ALCD）临床诊断本身并不能精确地诊断出憩室炎的疑似患者。（LoE 1；GoR C）

3. 左下腹按压疼痛合并C反应蛋白50 mg/L及以上可诊断患有急性左半结肠憩室炎（ALCD）。（LoE 1；GoR C）

4. 所有疑似急性憩室炎的患者需要进行腹部和骨盆CT。CT检查具有较高的敏感性和特异性，可以评估憩室炎的严重程度，并指导临床医生制订合理的治疗计划。（LoE 1；GoR C）

5. 超声检查是另一种初步判定疑似急性左半结肠憩室炎（ALCD）的有效手段。超声检查具有广泛的实用性且方法简单，操作时，拥有令人满意的灵敏度和特异性。如果超声检查不确定或者显示为阴性，那么，对于疑似ALCD患者而言，CT升级疗法很可能是更为安全的方法。（LoE 1；GoR C）

6. 免疫功能低下能够增加左半结肠憩室炎患者并发症的发生率。所以，建议免疫功能低下的患者接受选择性乙状结肠切除术。（LoE 1；GoR C）

7. 无并发症、无全身性感染且免疫功能正常的憩室炎患者可以不进行抗菌治疗。（LoE 1；GoR A）

8. 如果患者需要进行抗生素药物治疗，可以口服给药。（LoE 1；GoR B）

9. 无并发症的急性憩室炎患者建议进行门诊治疗。这些患者应作为门诊患者接受临床监测，在7 d内复诊并重新评估炎症进程。如果临床病情恶化，早期复诊是必要的。（LoE 1；GoR B）

10. CT结果显示结肠周围有气体或有少量积液的患者应采用抗生素类药物治疗。（LoE 1；GoR C）

11. 憩室脓肿（直径<4~5 cm）小的患者可以单独使用抗生素治疗。（LoE 1；GoR C）

12. 憩室脓肿（直径>4~5 cm）大的患者可以通过经皮穿刺引流联合抗生素治疗。（LoE 1；GoR C）

13. 当脓肿穿刺引流不可行或没有效时，憩室脓肿大的患者可根据实际情况先行单独使用抗生素治疗，但是必须进行谨慎的临床监测。（LoE 1；GoR C）

14. 保守治疗结肠憩室脓肿患者应该早期行结肠的评估（4~6周）。（LoE 1；GoR C）

15. CT证实无并发症的憩室炎保守治疗（无其他危险因素）患者的早期随访结肠镜检查是不需要的。50岁或者50岁以上的患者应参加肠癌筛查项目。（LoE 1；GoR C）

16. CT示患者腹腔有气体，但没有弥漫性液体，可在特定情况下进行保守治疗。然而，存在治疗失败的风险，可能需要进行急诊外科手术。因此，必须仔细监测患者情况。CT的早期复查应基于临床和实验室的评估上进行。（LoE 1；GoR C）

17. 如果有气腹无弥漫性腹腔积液的患者保守治疗无效，无论有无结肠造瘘，根据患者临床症状和并发症，建议实行外科切除术和吻合手术或Hartmann切除术。（LoE 1；GoR B）

18. 弥漫性腹膜炎患者不应该采用腹腔镜腹腔灌洗和引流作为治疗方法。（LoE 1；GoR A）

19. 在重症患者和存在较多并发症的患者中，仍建议使用Hartmann切除术治疗弥漫性腹膜炎。哈特曼切除术仍然被建议用于治疗弥漫性腹膜炎的危重患者和多合并发症的患者。然而无并发症、相对稳定的患者，一期切除、吻合，伴或不伴造瘘都是可以进行的。（LoE 1；GoR B）

20. 如果由经验丰富的医生给所选的患者做手术，那么腹腔镜乙状结肠切除术治疗憩室炎穿孔伴广义的腹膜炎是可行的。（LoE 2；GoR C）

21. 对于临床上不稳定的憩室腹膜炎患者（严重脓毒症或脓毒症休克），建议使用损伤控制手术的方法。（LoE 1；GoR B）

22. 保守治疗的急性左半结肠憩室炎（ALCD）患者，进行计划选择性乙状结肠切除术时，需考虑与患者相关的因素以及为数不多的既往憩室炎病史。

（LoE 1；GoR C）

23. 急性左半结肠憩室炎（ALCD）保守治疗期过后，建议计划对高危患者，如免疫功能低下的患者，施行乙状结肠切除术。（LoE 1；GoR C）

24. 经验性的抗微生物治疗是依据患者潜在的感染严重程度、可能存在的病原体和主要抗病能力指标的风险因素来制订的。（LoE 1；GoR C）

25. 虽然抗微生物治疗的中止是以临床表现和实验室检查结果为标准，但是如果源头控制已经足够，复杂的急性左半结肠憩室炎（ALCD）患者术后的抗微生物疗程为4~6 d。（LoE 1；GoR A）

WSES指南3：急性阑尾炎（AA）的诊疗

Salomone Di Saverio[1], Arianna Birindelli[2], Micheal D. Kelly[3], Fausto Catena[4], Dieter G. Weber[5], Massimo Sartelli[6], Michael Sugrue[7], Mark De Moya[8], Carlos Augusto Gomes[9], Aneel Bhangu[10], Ferdinando Agresta[11], Ernest E. Moore[12], Kjetil Soreide[13], Ewen Griffiths[14], Steve De Castro[15], Jeffry Kashuk[16], Yoram Kluger[17], Ari Leppaniemi[18], Luca Ansaloni[19], Manne Andersson[20], Federico Coccolini[19], Raul Coimbra[21], Kurinchi S. Gurusamy[22], Fabio Cesare Campanile[23], Walter Biffl[24], Osvaldo Chiara[25], Fred Moore[26], Andrew B. Peitzman[27], Gustavo P. Fraga[28], David Costa[29], Ronald V. Maier[30], Sandro Rizoli[31], Zsolt J Balogh[32], Cino Bendinelli[32], Roberto Cirocchi[33], Valeria Tonini[2], Alice Piccinini[34], Gregorio Tugnoli[34], Elio Jovine[35], Roberto Persiani[36], Antonio Biondi[37], Thomas Scalea[38], Philip Stahel[12], Rao Ivatury[39], George Velmahos[40] and Roland Andersson[20]

[1]Emergency and Trauma Surgery – Maggiore Hospital, AUSL, Bologna, Italy; [2]S. Orsola Malpighi University Hospital – University of Bologna, Bologna, Italy; [3]Locum Surgeon, Acute Surgical Unit, Canberra Hospital, Canberra, ACT, Australia; [4]Emergency and Trauma Surgery Department, Maggiore Hospital of Parma, Parma, Italy; [5]Trauma and General Surgeon Royal Perth Hospital & The University of Western Australia, Perth, Australia; [6]Macerata Hospital, Macerata, Italy; [7]Letterkenny Hospital, Donegal, Ireland; [8]Harvard Medical School -Massachusetts General Hospital, Boston, USA; [9]Department of Surgery Hospital Universitario, Universidade General de Juiz de Fora, Juiz de Fora, Brazil; [10]Academic Department of Surgery, University Hospitals Birmingham NHS Foundation Trust, Edgabaston, Birmingham, UK; [11]General Surgery, Civil Hospital - ULSS19, Veneto, Adria, RO, Italy; [12]Denver Health System – Denver Health Medical Center, Denver, USA; [13]Department of Gastrointestinal Surgery, Stavanger University Hospital, Stavanger, Norway; [14]University Hospitals Birmingham NHS Foundation Trust Queen Elizabeth Hospital, Birmingham, UK; [15]Department of Surgery, OLVG, Amsterdam, The Netherlands; [16]Department of Surgery, University of Jerusalem, Jerusalem, Israel; [17]Division of General Surgery, Rambam Health Care Campus, Haifa, Israel; [18]Abdominal Center, University of Helsinki, Helsinki, Finland; [19]General Surgery I, Papa Giovanni XXIII Hospital, Bergamo, Italy; [20]Department of Surgery, Linkoping University, Linkoping, Sweden; [21]UCSD Health System -Hillcrest Campus Department of Surgery Chief Division of Trauma, Surgical Critical Care, Burns, and Acute Care Surgery, San Diego, CA, USA. [22]Royal Free Campus, University College London, London, UK; [23]Department of Surgery, San Giovanni Decollato Andosilla Hospital, Viterbo, Italy; [24]Queen's Medical Center,

University of Hawaii, Honolulu, HI, USA; [25]Niguarda Hospital, Milan, Italy; [26]University of Florida, Gainesville, USA; [27]Department of Surgery, University of Pittsburgh School of Medicine, UPMC-Presbyterian, Pittsburgh, USA; [28]Faculdade de Ciências Médicas (FCM) - Unicamp, Campinas, SP, Brazil; [29]Alicante, Spain; [30]Department of Surgery, University of Washington, Harborview Medical Center, Seattle, WA, USA; [31]St. Michael Hospital, Toronto, Canada; [32]Department of Traumatology, John Hunter Hospital and University of Newcastle, Newcastle, NSW, Australia; [33]Department of Surgery, Terni Hospital, University of Perugia, Terni, Italy; [34]Trauma Surgery Unit - Maggiore Hospital AUSL, Bologna, Italy. 35Department of Surgery, Maggiore Hospital AUSL, Bologna, Italy; [36]Catholic University, A. Gemelli University Hospital, Rome, Italy; [37]Department of Surgery, University of Catania, Catania, Italy; [38]R. Adams Cowley Trauma Center, Baltimore, MD, USA; [39]Professor Emeritus Virginia Commonwealth University, Richmond, VA, USA; [40]Harvard Medical School - Chief of Trauma, Emergency Surgery, and Surgical Critical Care, Massachusetts General Hospital, Boston, USA.

原文：世界急诊外科学会急性阑尾炎的诊断和治疗指南（WSES Jerusalem guidelines for diagnosis and treatment of acute appendicitis）

摘要：急性阑尾炎（acute appendicitis，AA）是急性腹痛最常见的原因之一。AA的诊断具有一定的困难性；多个评分系统采用临床症状、体征以及实验室检查结果的不同组合用来诊断AA和指导后续治疗。

影像学在诊断AA方面的作用仍然存在争议，在世界各地，超声、计算机断层扫描和MRI的使用情况可能会有所不同。迄今为止，还没有被广泛接受的AA诊断和治疗临床指南发布。2015年7月，在耶路撒冷（以色列）召开的第3届世界急诊外科学会（World Society of Emergency Surgery，WSES）世界大会期间，包括组织委员会、科学委员会和科学秘书处在内的专家小组参加了共识会议。

会议上8名小组成员就AA诊疗的8个主要问题逐个地提出了一系列意见。这些意见随后被共识会议成员修订并投票通过，最后由合著者委员会审批。此文主要报道关于下列主题的权威指南意见：①临床评分系统的诊断效能；②影像学检查的作用；③非复杂性阑尾炎的非手术治疗；④阑尾切除术的手术时机及院内延迟；⑤手术治疗；⑥阑尾术中分级评分系统及其临床应用；⑦复杂性阑尾炎的非手术治疗：脓肿及蜂窝织炎；⑧术前及术后抗生素应用。

关键词：急性阑尾炎；指南；共识会议；Alvarado评分；阑尾炎诊断评分；非手术治疗；抗生素；复杂性阑尾炎；阑尾切除术；腹腔镜阑尾切除术；蜂窝织炎；阑尾脓肿

一、背景

急性阑尾炎（acute appendicitis，AA）是急腹症的常见原因，可以进展为与发病率和死亡率相关的消化道穿孔及腹膜炎。男性AA终生患病风险为8.6%，女性为6.7%，然而，男性行阑尾切除术的终生风险比女性要小（12% *vs.* 23%），最常见的发病年龄为10~30岁，男女比例约为1.4∶1[1]。尽管关于AA的研究有很多，但仍有包括病因及治疗等方面的很多问题悬而未决。AA的诊断要综合病史、体格检查以及实验室检查和有针对性的影像学检查等信息综合考虑。上述信息可以用来组成诊断AA的评分系统。临床上已有很多评分系统用于明确诊断AA，但均尚未被广泛接受。超声、CT和MRI等影像学检查的诊断价值也是另一个主要的争议热点。

成人和儿童的AA外科治疗模式已经由传统的剖腹阑尾切除术向经腹腔镜阑尾切除术转变。过去10年间，应用抗生素的非手术治疗被推荐作为非复杂性阑尾炎的手术替代方案[2]。同时，非手术治疗在合并阑尾蜂窝织炎或阑尾脓肿的复杂性阑尾炎中的治疗亦起着重要作用[3]。阑尾切除术的手术时机及院内延误的安全性也是另外一个主要的争议要点。另外，关于手术术式及包括抗生素应用在内的术后管理的有效性也是有争议的。

基于上述原因，WSES决定召开共识会议探讨相关主题并制定关于AA的诊疗指南。

二、材料和方法：组织模式

2013年8月，WSES第2届世界大会组委会同意大会主席组织召开急性阑尾炎共识会议并制定相应的WSES指南。WSES主席从学会的专家委员中任命4名成员组成学术秘书组，8名专家组成组织委员会和8名成员组成学术委员会。为了更好地指导文献分析及后续的讨论，提出了AA诊断及治疗的8个关键问题（表1）。在学术秘书组的监督下，于2015年4月完成上述问题的文献检索（没有时间或语言限制）。电子检索所用的关键词见表1。另外，参与分析上述8个问题的工作组成员还完成了手工文献检索。在共识会议之前，针对这些主要问题形成若干意见，并附有相应的证据级别（Level of Evidence，LoE）及推荐等级（Grade of Recommendation，GoR）。LoE及GoR参考2011年牛津分级标准。接着，暂定的意见及相应的支持证据提交给所有参与共识会议的成员审阅，并在会议召开前通过邮箱提交给WSES主席成员。根据反馈意见进行必要的修改。

2015年7月6日，在以色列耶路撒冷召开的第3届WSES世界大会期间举行了急性阑尾炎的共识会议。共识会议期间，每组的一名成员（S. Di Saverio，M.D. Kelly，D. Weber，F. Catena，M. Sugrue，M. Sartelli，M. De Moya，C.A.

表1　急性阑尾炎共识会议的关键问题及关键词

关键问题	关键词
（1）临床评分系统的诊断效能 临床评分系统的诊断效能及其对疑诊阑尾炎患者治疗的意义，能否将它作为结构化管理的基础	诱导（derivation）OR临床（clinical）OR预测（predict）OR决策（decision）； AND规则（rule）OR算法（algorithm）OR工具（tool）OR模型（model）OR分数（score）OR指标（indicator）OR验证（validation）OR标准（criteria）； AND阑尾炎（appendicitis）
（2）影像学检查的作用 对于疑诊阑尾炎的患者，影像学检查的最佳路径是什么？是常规检查还是选择性检查？CT还是超声，还是两者都做？顺序怎样安排	诊断（diagnosis）OR影像（imaging）； AND可选的（selective）OR常规（routine）； AND超声（ultrasound）OR计算（computed）； AND断层摄影术（tomography）OR超声（ultrasound）OR电子计算机断层扫描 （CT）OR磁共振成像（MRI）； AND成人（adult）OR儿童（child）OR孕妇（pregnant）； AND阑尾炎（appendicitis）
（3）单纯性阑尾炎的非手术治疗 阑尾炎的自然病程是怎么样的？阑尾炎能否自愈？这种情况常见吗	单纯性（Uncomplicated）； AND阑尾炎（appendicitis）； AND发病机制（pathogenesis）OR抗生素（antibiotics）； OR非手术治疗（nonoperative）OR保守治疗 （conservative）OR自发性（spontaneous）AND解析度 （resolution）OR自限性（self-limiting）； AND治疗（treatment）OR管理（management）
（4）阑尾切除手术时机及院内延迟 院内延迟是否增加穿孔或其他并发症发生率？延期阑尾切除术是否安全？阑尾切除的手术时机是什么时候	阑尾切除术（appendectomy）； AND延迟（delay）OR穿孔（perforation）OR并发症 （complication）OR迹象（indicator）OR标准（criteria）； AND阑尾炎（appendicitis）
（5）手术治疗 剖腹或腹腔镜手术？ 脓液的灌洗还是吸引？ 阑尾系膜的分离：内镜夹、圈套器、电凝、超声刀或电脑反馈控制双极电刀系统（Ligasure）？ 残端闭合：闭合器或圈套器？结扎还是荷包缝合？ 是否引流？ 切口关闭：一期还是二期	手术（surgery）OR手术的（operative）OR腹腔镜检查 （laparoscopy）OR开放手术（open）OR治疗（treatment）OR管理（management）； AND年长者（elder）OR有合并症的人群（comorbidities）OR肥胖人群（obese）OR儿童（child）OR孕妇 （pregnant）； AND合并的（complicated）OR穿孔的（perforated）OR脓肿（abscess）； AND灌洗（lavage）OR误吸（aspiration）OR吸引 （suction）OR引流（drain）OR阑尾系膜（mesoappendix）OR封口（sealing）OR单极的（monopolar）OR双极的 （bipolar）OR钉（staple）OR圈套器（endoloops）OR残肢 （stump）OR嵌入（invagination）OR结扎（ligation） AND阑尾炎（appendicitis）

续表1

关键问题	关键词
（6）术中阑尾炎分级评分系统及其临床应用 阑尾炎组织病理学标准的临床意义？如微小炎症改变、早期阑尾炎和阑尾黏膜炎。这些标准的应用将会影响阴性阑尾切除的比例，且会影响其诊断效能	术中（intra-operative）AND等级（grade）OR分数（score）OR指示剂（indicator）OR标准（criteria）； AND组织病理学说（histopathology）OR肉眼可见的（macroscopic）AND诊断（diagnosis）OR外科医生（surgeon）； AND经验（experience）； AND阑尾炎（appendicitis）
（7）复杂性阑尾炎的非手术治疗：阑尾脓肿或阑尾蜂窝织炎 经皮引流、择期阑尾切除术或急诊手术的地位	脓肿（abscess）OR蜂窝组织炎（phlegmon）； AND引流（drain）OR经皮的（percutaneous）OR间隔（interval）AND阑尾切除术（appendectomy）； AND保守的（conservative）OR非手术的（nonsurgical）AND治疗（treatment）OR管理（management） AND复杂的（complicated）AND阑尾炎（appendicitis）
（8）术前及术后抗生素的应用 术前是否要预防性地应用抗生素？使用何种抗生素？术后何时应用抗生素？使用何种抗生素？疗程为多久	抗生素（antibiotic）OR抗菌（antimicrobial）OR感染（infection）OR预防（prophylaxis）OR治疗（therapy）OR治疗（treatment）； AND阑尾切除术（appendectomy）OR手术（surgery）； AND时间（time）OR天（day）OR范围（range）OR持续时间（duration） AND复杂（complicated）OR简单（uncomplicated）； AND静脉的（intravenous）OR口服的（oral）； AND阑尾炎（appendicitis）

OR，或；AND，和。

Gomes）提交了意见和相应的证据级别和推荐等级，以及相关支持的文献。与会者使用电子投票系统对每个声明进行投票决定"赞成"或"不赞成"，并记录赞成票的比例，当不赞成的比例超过30%时，需讨论后进一步修改相应意见。另外，每条意见的评论意见都被记录在案。在共识会议第二轮会议前，主席和组织委员会、学术委员会及学术秘书组的代表根据共识会议第一轮会议结果对意见进行修改。接着，将修改后的意见再次向与会者汇报。共识会议期间，根据第一轮共识会议的结果，制定了一个被广泛接受的关于AA的诊断与治疗流程，并通过投票后最终批准（图1）。最终的意见及相应证据级别和推荐等级参见附录。所有的意见细分为8个主要问题，与相关的讨论和支持证据一起详见下文结果部分。

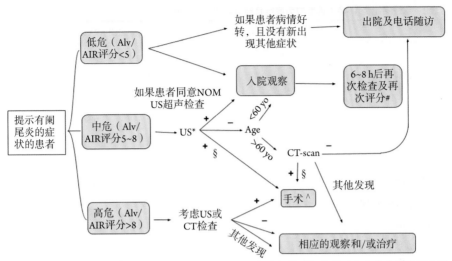

* 如果采用超声标准报告模板及三步骤法；在一些地方（如美国）考虑对中危的患者常规应用 CT；对于低危的患者在慎重衡量放射暴露的风险/收益后考虑进一步检查（超声或CT）。
# 观察及再次评估后症状没有改善，考虑完善CT检查。
§ 对于有严重合并症及麻醉风险高的患者，考虑行非手术+抗生素治疗。
^ 手术是指急诊阑尾切除术。对于超声/CT发现阑尾周围脓肿或蜂窝织炎者，如果条件允许的话，行经皮引流。

图1　WSES疑诊急性阑尾炎的诊断和治疗操作流程

三、结果

（一）临床评分系统的诊断效能

　　"临床评分系统的诊断效能及其对疑诊阑尾炎患者治疗的意义，能否将它作为结构化管理的基础？"

——Dr. D. G. Weber

　　目前有多个诊断评分系统用来评估患者得AA的临床概率。这些评分系统一般包含病史、体格检查及实验室检查。较为流行且经过检验的，包括Alvarado评分（又称MANTRELS评分）[4]，儿童阑尾炎评分（paediatric appendicitis scorePAS）[5]，阑尾炎炎症反应评分[appendicitisInflammatory response（AIR）Score][6]，RIPASA评分[raja isteri pengiran anak saleha appendicitis（RIPASA）score][7]，以及最近提出的成人阑尾炎评分（adult appendicitis scoreAAS）[8]。这些临床评分系统的比较见表2。目前临床上最为常用的是Alvarado和AIR评分。这些评分系统的原始数据多来源于回顾性和前瞻性横断面研究，其证据质量为2~3级。

　　最近，有学者尝试将影像学检查并入诊断评分系统。Atema等提出一套评

表2 急性阑尾炎（AA）诊断较为流行且经过检验的临床评分系统

	Alvarado score[a]	AIR score[b]	PAS score[c]	RIPASA score[d]	AAS score[e]
呕吐		1			
恶心或呕吐	1		1	1	
纳差	1		1	1	
右下腹痛	2	1		0.5	2
转移性右下腹痛	1		1	0.5	2
Rovsing's征				2	
右下腹压痛			2	1	
女性>50岁或男性（任何年龄）					3
女性<50岁					1
反跳痛或肌紧张	1			1 + 2	
轻		1			2
中		2			4
重		3			4
体温					
>37.5 ℃	1		1		
>38.5 ℃		1			
>37℃~<39 ℃				1	
白细胞计数					
>10.0×10⁹/L	2		1	1	
10.0~14.9×10⁹/L		1			
≥15.0×10⁹/L		2			
≥2和<10.9×10⁹/L					1
≥10.9和<14.0×10⁹/L					2
≥14.0×10⁹/L					3
白细胞核左移	1				
中性粒细胞					
70%~84%		1			
≥75%			1		
≥85%		2			
≥62%和<75%					2
≥75%和<83%					3
≥83%					4

续表2

	Alvarado score[a]	AIR score[b]	PAS score[c]	RIPASA score[d]	AAS score[e]
C反应蛋白浓度					
10~49 mg/L		1			
≥50 mg/L		2			
症状<24 h和C反应蛋白浓度					
≥4和<11 mg/L					2
≥11和<25 mg/L					3
≥25和<83 mg/L					5
≥83 mg/L					1
症状>24 h和C反应蛋白浓度					
≥12和<53 mg/L					2
≥53和<152 mg/L					2
≥52 mg/L					1
咳嗽/躁动/叩击痛			2		
性别					
男性				1	
女性				0.5	
年龄					
<40岁				1	
≥40岁				0.5	
症状持续时间					
<48 h				1	
>48 h				0.5	
尿常规阴性				1	
总分	10	12	10	16.5	23

[a]，Alvarado 评分：总分 0~4 分：阑尾炎可能性不大，5~6 分：可疑，7~8 分，可能是阑尾炎，9~10 分：很可能是阑尾炎；[b]，急性阑尾炎反应评分（AIR）：总分 0~4 分：低可能性，5~8= 可疑，9~12= 可能性很高[9]；[c]，儿童阑尾炎评分系统（PAS）：≥ 6= 阑尾炎，≤ 5= 需进一步观察；[d]，Raja Isteri Pengiran Anak Saleha Appendicitis (RIPASA) 评分；[e]，成人阑尾炎评分（AAS）：低危（0~10 分），中危（11~15 分），高危（≥ 16 分）。

分系统。Atema等研究了一种评分系统，该系统能够鉴别复杂性和非复杂性阑尾炎，其阴性预测值为94.7%（确定其为非复杂性阑尾炎）[10]。目前尚无将影像学检查作为AA主要的临床诊断依据的诊断评分系统[11]。

Alvarado评分是研究最为广泛的评分系统（Alvarado评分比像AAS等其他新的评分系统使用时间要长得多，虽然这样说具有一定的时间偏向性）。最近有一篇纳入29项研究共5 960例患者的Meta分析对其有效性进行了分析[12]。Ohle等的研究表明，该评分系统基于截断值：临床评分截断值低于5分能排除阑尾炎，敏感性99%（95% CI：0.97~0.99），特异度43%（36%~51%）；截断值低于7分，其敏感性82%（76%~86%），特异度81%（76%~85%），表明其对于决定是否手术不够准确。个别的有效性研究偶尔报道了Alvarado评分较低的敏感性，质疑临界评分<5分作为阑尾炎的排除标准是否足够可靠[13-14]。然而，这些质疑并未得到Meta分析的支持[12]。

AIR评分在2008年由Andersson提出的，它基于包括C反应蛋白在内的8个变量[6]。AIR评分与Alvarado评分相比，进展期阑尾炎ROC曲线下面积为0.97 *vs.* 0.92（P=0.0027），所有类型的阑尾炎ROC曲线下面积为0.93 *vs.* 0.88（P=0.0007）。AIR评分显示出了更为显著的辨别能力。根据这个评分系统，确定2个截断值并得到3个诊断区域：评分<4分（阑尾炎概率较低）诊断敏感性高（0.96），能用于排除阑尾炎；5~8分为中等可能性，需要进一步观察及进一步检查；评分>8分（阑尾炎概率较高）诊断特异性高（0.99），能用于诊断阑尾炎。AIR评分系统也得到外部验证（AIR评分与Alvarado评分ROC曲线下面积为0.96 *vs.* 0.82（P<0.001）[15]，特别是高风险的患者，其特异性及阳性预测值较Alvarado评分高（分别为97% *vs.* 76 %，P<0.05，88% *vs.* 65%，P<0.05）[16]。AIR评分能很好地指导是否入院治疗，优化影像学检查及预防阴性探查[17]。

诊断评分系统在成人及儿童患者中的表现可能不一样。事实上，临床上有一些预测值可能较难获得（例如婴儿难以描述转移性腹痛）。诸多研究对于儿童患者的定义也不统一，Meta分析中也没有明确的定义。一篇系统评价比较了Alvarado评分和儿童阑尾炎评分（Paediatric Appendicitis Score，PAS），前者的诊断效能更加突出[18]。

这样的研究是不可靠的，因为在所有其他诊断检查或选择之前，该分数旨在用于评估疑诊阑尾炎的患者。首先，预测变量的定义通常不充分，预测变量的重复性测试缺失，缺乏盲法并且效能不足[19-20]。其次，对于参与者而言，这些研究通常仅包括随后进行阑尾切除术的患者，因此可能未充分报告假阴性。这些研究是有问题的，因为在所有其他诊断检查或选择之前，该分数旨在用于怀疑阑尾炎的患者。第三，研究人群的阑尾炎发病率差异性很大（在10%~80%之间）；较高的发病率表示了所使用的诊断评分系统有较高特异性。遗憾的是，由于上述这些因素，用于推导和验证所描述的诊断评分系统的诊断性研究之间存在很大的异质性。这种异质性,治疗系统的差异以及治疗队列中的基本人口统计学差异影响了这些研究在临床中的应用。

目前尚无数据用来评估已发布的诊断评分系统改善临床结局的能力 (例如, 住院时间、穿孔率、阴性阑尾切除率)。

亦没有应用诊断评分系统对AA临床诊断的成本分析。

诊断评分系统的敏感性和特异性是负相关的。以特异性为代价,可给予评分系统足够敏感的截断值以排除诊断 (如Alvarado评分<5分)。然而, 目前的诊断评分系统都不能达到足够的特异性来确定哪些患者需要进行阑尾切除术。

1. Alvarado评分 (如截断分值<5分) 足够敏感, 即可排除急性阑尾炎 (AA)。(LoE 1; GoR A)

2. Alvarado评分诊断急性阑尾炎 (AA) 缺乏足够的特异性。(LoE 1; GoR A)

3. 理想的 (高敏感性及高特异性的)、临床实用的诊断评分系统/临床准则是未来进一步探索的重要领域。(LoE 1; GoR B)

疑诊阑尾炎的患者临床表现和实验室检查结果的价值如何?

是否对疑诊阑尾炎的患者行额外的影像学检查, 主要基于患者的主诉及体格检查情况。然而, 临床表现往往不典型, 误诊也比较常见。详细的体格检查是诊断的重要部分, 而实验室检查常作为收集临床信息的辅助资料。Andersson的综述表明[21], 病史、临床表现和实验室检查都有存在分辨力和预测能力不足的问题。然而, 临床诊断是从所有这些来源获得的信息的综合, 并且通过准确理解变量的相对重要性可以实现高分辨力及预测能力。当炎症指标中有两个或以上是正常范围, 则提示阑尾炎的可能性不大。反之, 当有两个或以上的炎症指标升高, 则提示阑尾炎的可能性极大[22]。炎症反应的实验室检查、腹膜刺激征的临床表现和转移性腹痛是重要的支持证据, 均须纳入所有疑诊阑尾炎的患者诊断评估当中。

(二) 影像检查的作用

"对于疑诊阑尾炎的患者, 影像学检查的最佳路径是什么? 是常规检查还是选择性检查? CT还是超声, 还是二者都做? 顺序怎样安排?"

——Dr. M. Sugrue

通过病史和体格检查诊断AA, 但有20%~33%的患者因缺乏典型的体征及实验室结果而容易被认为是其他情况, 特别是在早期阶段[23-24], 儿童、高龄患者、妊娠期和育龄期妇女在诊断时也会特别困难。

虽然以前的一些研究显示，某些因素能帮助鉴别育龄期妇女AA和盆腔炎症性疾病（pelvic inflammatory disease，PID）[25-30]，目前可得到的一项低水平级别的证据提示超声、CT或MRI等影像学检查对减少阴性阑尾炎手术率可能是必须的[31-32]。诊断性腹腔镜检查有时亦可应用，尤其适用于年轻女性患者[33]。

美国和欧洲憩室病在50岁以上的人群中非常常见（约占8.5%）[34]。年轻患者右侧憩室病发病率高于左侧，由于患者较为年轻且常表现为右下腹疼痛，常被误认为是AA，而且，孤立性盲肠憩室炎和AA的鉴别是非常困难的。超过70%的盲肠憩室炎患者术前被误诊为AA而行手术治疗。另外，有针对性的影像学检查可以区分那些原本不需要手术治疗的疾病（如网膜梗死、孤立性盲肠憩室炎和肠脂垂扭转）从而提高阑尾切除阳性率。然而，诊断用时若超过24 h将增加穿孔的风险[35]。

在考虑选择影像学检查时，患者的年龄以及潜在放射暴露都是重要因素。虽然谨慎的选择使风险—收益比例保持平衡是必须的，尤其是年轻的患者及育龄期妇女，但是常规应用CT检查与较低的阑尾切除阴性率相关[36]。另外，有越来越多的证据表明，自愈性AA是常见的，影像学检查可以更容易发现良性病变[37]。

鉴于CT在儿童患者应用的增多及对影像检查放射性的担忧，美国国家癌症研究所（Nationa Cancer Institute，NCI）和美国儿科外科协会（American Paediatric Surgical Association）推荐应尽可能地先采用非放射性影像学检查，例如超声检查[38]。目前，在北美有超过50%行阑尾切除术的患儿接受了放射性的影像学检查[39]。这个比例很高[40]，基于风险而定制个性化的检查方案是明智的，特别是对于儿童患者。普遍应用CT检查，除了消耗资源，并不是没有安全风险的。有研究认为，普遍应用CT检查每减少12例不必要的阑尾切除术，但也能额外增加1例肿瘤引起的死亡[41]。

对疑似阑尾炎的孕妇，阳性的超声结果不需要进一步的确认检查。然而，对于超声检查阑尾显示不清的病例，由于MRI有高的诊断率和准确性，故推荐进行MRI检查[42-44]。

在有条件的机构，MRI作为非放射性检查，对超声检查结果为阴性的小儿阑尾炎患者有潜在的应用价值。

影像学检查对于改善阑尾炎的预后很重要，不仅有助于早诊断，而且有利于减少阴性阑尾切除率。适当的影像学检查，并结合病史、体格检查及实验室检验综合考虑，对患者来说此特别重要[8,20,45-50]。应用结合临床和影像学特征的新型评分系统，能正确分辨出95%的非复杂性阑尾炎。Soreide最近在PubMed[1]上以阑尾炎为关键词检索20 000余篇论文，发现随机对照研究很

---

[1] 美国国立图书馆国家生物技术信息中心开发的医学文献检索系统。

少，尤其是关于影像学检查方面的，因此研究结果的证据级别尚需进一步评价[51]。影像学检查使用率差异性大，英国最低（CT使用率为12%），而美国为95%，提示需要制定相应的操作指南[52]。仅25%的澳大利亚患者接受了影像学检查[53]。

外科医生有责任对每个患者从出院、住院观察、手术治疗等3个方面考虑进行最佳的处置。疑似阑尾炎影像学检查前的评估在于个性化管理起重要作用：低危患者在具备安全保障体系下能够出院，而高危患者可能需要尽早请高年资医生讨论，重点是及时的手术干预，而非诊断性影像学检查[17]。应用评分系统来指导影像学检查能发挥很大的作用[50,54]。

住院并考虑行手术治疗的低危患者可以根据腹部CT结果来排除阑尾炎。CT检查没有阳性发现的患者，通常可以通过适当的短期门诊随访来排除[17]。

中等危险度的患者，能通过病情观察和规范的诊断性影像学检查获益。对于中危险度的患者，首选检查是腹部超声。超声阳性发现可以考虑行阑尾切除术，反之则须CT检查或进一步临床观察。这种在超声检查阴性后行CT检查的策略，确诊阑尾炎的准确度与直接行CT检查相当，但是能减少50%的CT应用。然而，选择性CT检查会导致更多的假阳性率[10,55]。总的来说，超声和CT的敏感性分别是58%~76%和99%，特异度分别是95%和84%[10,56]。进行序列性的超声检查能提高准确性，并减少CT的应用[57]。

高危评分患者可能不需要影像学检查来确诊，然而，在西方国家这类患者术前常规行超声或CT检查[17]。

标准化的超声报告模版有望提高准确性[41]。与放射性检查相比，三步序贯定位或床边分级加压可能对改善超声检查的敏感性和特异性有益[56]。超声的应用缺乏1、2级证据支持，常规应用增强CT及减量技术是否能提高CT诊断准确性尚未清楚[58-59]。

超声检查发现以下征象可以考虑阑尾炎：阑尾壁增厚、阑尾腔不可压缩，直径超过6 mm，管腔内无气体，阑尾粪石、阑尾周围脂肪高回声、脓肿并积液、局部肠管扩张及蠕动减慢、腹腔游离液体和淋巴结肿大[41]。最敏感的征象为阑尾腔不可压缩且直径超过6 mm（敏感性高达98%），然而有一些中心为提高敏感性，将标准设定为7 mm[60]。如前所述，超声对阑尾炎诊断敏感性及阴性预测值上劣于CT，因此不用于排除阑尾炎[61]。当超声未能发现阑尾的情况下尤为如此。假阴性更可能发生在阑尾穿孔的患者。高体重指数（BMI）对超声检查准确性的潜在负面影响尚未得知[62]。

与有针对性的超声或CT检查的策略相比，MRI在分辨穿孔性阑尾炎的诊断价值相似。然而，这两种策略都将高达一半的阑尾穿孔误判为单纯性阑尾炎[63]。评分系统能够提高单纯或复杂性阑尾炎的分辨能力，表明影像学不能完全代替体格检查。最后，影像学检查能被放射科以外的非放射科医生完成，研究结果未必一致[64]。

美国与欧洲在阑尾炎诊断方面的差异比较如下：在美国，很少通过病史、体格检查来诊断AA。在美国多数阑尾炎患者是急诊医生接诊的，并且在外科医生会诊前已安排好相关的检查。对于成年人，极少数患者没有做CT检查，除非患者为较瘦的男性（在美国也是很少的）。对于儿童，几乎都会进行超声检查。在美国，思维方式和法律因素影响其决策。

尽管欧洲和美国有相似的卫生保障、医疗技术和标准，但它们医疗保健体系完全不同，在阑尾炎诊治策略上有固有的差异。尤其在术前影像学检查诊断策略上差异明显。在欧洲，只有约12.9%的阑尾炎患者术前行CT检查[52]，这些患者一般为可能罹患癌症的高龄患者，临床表现不典型或滞后的患者，或怀疑阑尾包块或脓肿的患者。有典型病史及体征的年轻男性可以直接行手术治疗，而无需行影像学检查。女性可以行腹部和盆腔超声，如仍不能确定则可行腹腔镜检查。可能由于这个策略的原因，导致在英国阑尾切除阴性率约为20%[65]，这与美国差异很大。例如，外科治疗和预后评估项目（surgical care and outcomes assessment programme，SCOAP）分析研究华盛顿州3 540例阑尾切除术，结果表明86%的患者术前行影像学检查，其中有91%患者术前行CT检查[66]。另外，在英国，阑尾切除术被广泛当作一项手术培训要求，大部分住院医生能独立开展手术。近期一项英国的调查显示，2 867例成年人的阑尾切除术有87%由住院医生完成，72%实施时缺乏上级医生监督[67]。大型医疗单位，日间就诊以及会诊医生到位时，能够开展腹腔镜阑尾切除术，但仍有33.7%的病例是剖腹完成的[52]。

1. 对于疑诊阑尾炎的患者，根据疾病的可能性、性别和年龄，推荐定制个性化治疗。（LoE 2；GoR B）

2. 影像学检查必须根据诸如AIR或Alvarado评分的风险分级而定。（LoE 2；GoR B）

3. 住院的低危患者，临床症状无改善或再次评分考虑可能患有阑尾炎时，需根据腹部CT检查结果以确定是否为阑尾炎。（LoE 2；GoR B）

4. 中危的患者有望从病情观察或规范的诊断性影像学检查中获益。（LoE 2；GoR B）

5. 高危患者（年龄<60岁）可能不需要术前影像学检查。（LoE 2；GoR B）

6. 标准的超声报告模板和超声三步序贯定位法有望提高总体准确性。（LoE 3；GoR B）

7. 如果条件允许，推荐对疑诊阑尾炎的孕妇行MRI检查。（LoE 2；GoR B）

（三）单纯性阑尾炎的非手术治疗

"阑尾炎的自然病程是怎么样的?阑尾炎能否自愈?这种情况常见吗?"

——Dr. F. Catena

2007年，Andersson开展了阑尾炎自然病程的流行病学和临床研究分析，结果表明，并不是所有的非复杂性阑尾炎都会发展到穿孔，且自愈可能是一种很常见的情况[37]。《柳叶刀》上最近发表的综述研究了阑尾炎的自然病程，并根据肉眼、显微镜下所见及其临床联系，阐明了正常阑尾、非复杂性阑尾炎、复杂性阑尾炎的区别。事实上，上述联系及区别与阑尾炎的自然病程是否有关尚未得知，然而，根据作者的思路，阑尾炎表现为两种不同的形式:第一，单纯性阑尾炎对抗生素治疗敏感或能自愈，而其他类型的阑尾炎常表现为患者入院前已出现穿孔。尽管死亡率低，但如果为复杂性阑尾炎，术后并发症并不少见[68]。

为了研究非手术治疗在复杂性阑尾炎的作用，Varadhan等在2012年开展了一项Meta分析，纳入了4项随机对照试验（randomised controlled trials，RCTs），共900例患者（抗生素治疗470例，行阑尾切除术430例），结果表明，抗生素治疗组1年有效率为63%，并发症低，与阑尾切除相比，能减少31%的相对风险（RR 0.69，I^2=0%，P=0.004）。而且，如果排除研究中那些同时经过抗生素和手术治疗的患者，该风险的降低被认为更加相关（39%，RR 0.61，I^2=0%，P=0.02）。这项Meta分析发现两组间的治疗效果、住院时间或进展为复杂性阑尾炎的风险等方面没有显著性差异[2]。

一项关于非手术治疗急性阑尾炎（non operative treatment for acute appendicitis，NOTA）的观察性研究，纳入159例进行抗生素治疗的疑诊阑尾炎患者[阑尾炎炎症反应评分平均值（appendicitis inflammatory response，mean AIR）score=4.9，Alvarado平均值=6.2（范围为3~9）[69]]，共随访2年。患者平均住院时长0.4 d，平均病休时间5.8 d。短期失败率（7 d内）11.9%。有22例（13.8%）远期复发，其中14例再次非手术治疗成功[70]。

最近，Svensson等的RCT研究共纳入50例儿童患者（抗生素治疗24例，手术治疗26例），非手术组治疗成功率92%。然而，8%短期非手术治疗失败（2例，1例为复杂性阑尾炎，另1例为肠系膜淋巴结炎），38%远期（12个月）非手术治疗失败（1例为AA，6例为反复腹痛，但没有病理结果证实为阑尾炎，1例因患儿父母意愿行手术治疗）[71]。

2015年JAMA发表的APPAC（抗生素或阑尾切除术治疗非复杂性阑尾炎的研究）临床试验结果，纳入经CT诊断的350例非复杂性阑尾炎（抗生素治疗257例，阑尾切除术273例）。抗生素治疗组1年复发并行阑尾切除27%。意向性治疗分析表明两组间存在治疗效果相差-27.0%（95% CI：-31.6%~∞）

（P=0.89）。文章作者认为，与阑尾切除术相比，抗生素治疗组不符合预先设定的非劣效性标准[72]。

最近Flum在《新英格兰医学杂志》上发表的综述认为，应将阑尾切除术视为非复杂性阑尾炎的一线治疗并推荐给患者。而对那些临床表现不典型、影像学检查不确定、强烈要求非手术治疗或有较为严重合并症的患者，首先使用抗生素治疗是合理的[73]。

然而，非复杂性阑尾炎的自愈作用仍是需进一步研究的热点话题。事实上，由于保守治疗的结果也可能是自愈，抗生素治疗效果可能存在偏倚[48]。

1. 不愿手术治疗且能接受38%复发风险的非复杂性阑尾炎患者可以使用抗生素治疗。（LoE 1；GoR A）

2. 目前的证据支持先静脉应用抗生素，再转换为口服抗生素治疗。（LoE 2；GoR B）

3. 对于检查结果正常及没有异常症状的患者，阑尾炎可能性不大，但不能完全排除时，建议如下：术前推荐应用横断层面影像学检查，手术治疗可选择腹腔镜手术。目前推荐的常规治疗方式尚证据不充分。（LoE 2；GoR B）

（四）阑尾切除手术时机及院内延迟

院内延迟是否增加穿孔或其他并发症的发生率?延期阑尾切除术是否安全?阑尾切除的手术时机?

—— Dr. M.D. Kelly

急腹症的处理措施随着时间的推移有着显著的变化，很多无需急诊手术即能控制病情。1880年起，Fitz和McBurney提出急诊阑尾切除术，已成为疑诊阑尾炎的治疗标准。这基于阑尾梗阻引起炎症和感染的传统阑尾炎模型，而延期手术会因缺血、坏死和穿孔而增加腹腔张力。这个病理生理改变可能并不适合所有的阑尾炎病例，如下文所述，急诊手术并不是必须的。

因多方面原因，阑尾切除术需要延期进行，包括应用抗生素保守治疗的尝试、诊断性检验来确定临床诊断、诊疗安全的需要、资源的有效利用，因为并非所有医院都具备相关人员或24 h手术室的条件。无论什么原因导致的延迟，最重要的问题是，它是否会增加并发症的发生率? 有多项研究关注到了院内延迟的问题，但那些抗生素治疗和手术治疗对比的随机试验没有提供直接的证据，争议依然存在。

最近的研究表明，阴性阑尾切除率达27%，作者认为起初积极手术治疗能避免穿孔的并发症[74]。其他不同意见及研究发现延迟手术治疗并没有增加患者风险，且可能有效地改善患者预后[75]。当前治疗方法的多变性可能与缺乏高水平证据有关，尽管这种情况正在改变。需要注意的是，穿孔的风险可能被夸大了，且阴性探查并不都是有益的[37]。

保守治疗能减少阴性探查的数量，使一些阑尾炎患者避免不必要的手术。Andersson的研究表明，这导致手术患者穿孔的比例很高，但穿孔的数量并无实际增加。因此，穿孔率不能被用作疑诊阑尾炎的治疗质量评价标准[37]。他同时指出，随着时间的推移穿孔比例增加，可根据传统模型中穿孔数量增加及代替模型中非穿孔性阑尾炎病例的选择来解释。根据第二种模型，只有少数患者能在入院后通过尽快手术防止穿孔的发生。两种模型都不能被证实，但第二种模型与现有的数据更加一致[37]。

同样，有其他学者发现，非穿孔性阑尾炎与穿孔性阑尾炎的趋势根本不同，且穿孔性阑尾炎不太可能仅仅是由于延迟治疗引起的阑尾炎的进展[76]。

很多单中心的回顾性研究的结果与此相反。

Teixeira等只发现手术部位感染率增加。他们在8年期间研究因阑尾炎入院的4 529例患者，4 108例（91%）行阑尾切除术，有942例（23%）出现穿孔。他们发现了3个穿孔的独立影响因素：年龄>55岁，白细胞计数>16 000和女性患者。但延迟手术与穿孔率升高没有相关性[77]。然而，Ditillo等发现，患者就诊时间的延迟及院内手术的延迟都与阑尾炎的病理进展有关，尽管患者就诊延迟的作用更显著。病理进展的风险随时间增加而增长，且与更长的住院时间、抗生素使用及术后并发症相关[78]。

在一项大型回顾性队列研究中，纳入了32 782例因阑尾炎行阑尾切除术的患者（资料来源：美国外科医师学会国家质量改进计划），75%的患者6 h内手术，15%的患者6~12 h，有10%的患者超过12 h（平均26.07 h，标准差132.62）。三组患者的基本资料相似。包括总体发病率和重症发病率或死亡率在内的结局指标均没有统计差异。他们认为，当模型中排除疾病严重程度后，结局并没有改变，这提示阑尾切除术的不良结局与手术时机没有关系[79]。

Busch等报道了一项前瞻性多中心观察性研究，探讨院内延迟是否会对阑尾切除术后的预后产生负面影响。院内延迟超过12 h，年龄超过65岁，正常时间段入院的时间和合并症的存在都是穿孔的独立危险因素。穿孔与更高的再次干预率和增加住院时间有关。他们建议，对于有合并症的疑似阑尾炎的老年患者，应避免延迟手术时间超过12 h[80]。Busch等报道了一项前瞻性多中心观察性研究，研究住院延迟是否对阑尾切除术后造成不良影响。住院延迟超过12 h，年龄超过65岁，在日常工作时间入院及并发病是穿孔的独立危险因素。穿孔与高的再次干预率和较长的住院时间相关。他们推论：有并发症的高龄疑诊阑尾炎患者，延迟手术应避免超过12 h[80]。

可以看出，这些证据是相互矛盾的，但是最近Bhangu等在研究中得到了更高水平的证据。这是一项前瞻性多中心队列研究，共纳入了 2 510 例 AA 患者，有 812 例（32.4%）结果复杂。他们发现手术时机与复杂性阑尾炎的风险没有相关性，手术时机为 12~24 h 之间，OR 值=0.98（P=0.869）；24~48 h 之间，OR 值=0.88（P=0.329）；超过 48 h，OR 值=0.82（P=0.317）。超过 48 h 后，手术部位的感染及 30 d 不良事件都增加了[校正后 OR 值分别为 2.24（P=0.039）、1.71（P=0.024）]。他们还对 11 项非随机研究（8 858 例患者）进行了 Meta 分析，结果提示入院后延迟 12~24 h 手术并不增加复杂性阑尾炎的风险（OR 值=0.97，P=0.750）[35]。

在一些地区，因为不是所有的医院都配备了安全的 24 h 手术间的相应人员或具备相应的设备条件，非日常手术（特别是夜间手术）被严格控制用于抢救生命或截肢威胁的情况。而且，特别是由国家资助的医疗保健系统，所有的支出都需要证据的支持，非复杂性阑尾炎的非日常手术很难通过审批。

目前有很多早期应用抗生素治疗阑尾炎的随机性研究。这些研究虽然没有直接的用于观察延迟手术对非复杂性阑尾炎患者的安全性，但它们提供了间接证据[2,72,81]。

综上所述，在缺乏 1 级证据的情况下，院内延迟是否安全及其是否导致更多穿孔的答案尚未确定。只能够说，对于大多数非复杂性阑尾炎，急诊手术并非必须的；延迟较短的时间如 12~24 h 进行手术可能与不良结局没有联系。然而，为减少疼痛，快速康复并减少住院费用，应尽可能缩小延迟时间。

1. 对于非复杂性急性阑尾炎，短时间院内延迟手术（如 12~24 h）是安全的，并不 增加并发症和（或）穿孔率。（LoE 2；GoR B）

2. 非复杂性阑尾炎的手术治疗应尽可能缩短延迟时间（以减少患者痛苦等）。（LoE 2；GoR B）

（五）手术治疗

"剖腹或腹腔镜手术？"

"脓液的灌洗还是吸引？"

"阑尾系膜的分离：内镜夹、圈套器、电凝、超声刀或电脑反馈控制双极电刀系统（Ligasure）？"

"残端闭合：闭合器或圈套器？结扎还是荷包缝合？"

"是否引流？"

"切口关闭：一期还是二期？"

———Dr. S. Di Saverio

1. 剖腹或腹腔镜手术

最近有Meta分析报道，阑尾炎行腹腔镜治疗的手术时间更长，手术费用更高，但术后疼痛少，住院时间缩短，能更早地重返工作及体力活动[82]，因此总的住院费用或社会负担更少[83]，更加美观，伤口感染显著减少。但是腹腔内感染（IAA）和器官粘连的发生率呈现出增高的趋势[84]，尽管这种现象在近十年来有所改善甚至逆转[85]，但是近期的随机对照实验（RCTs）结果表明，这可能与术者的操作经验有关[86]。

Sauerland等研究表明，与开腹阑尾切除术（OA）相比，腹腔镜阑尾切除术（LA）伤口感染率更低（OR值为0.43；95% CI：0.34~0.54）。以100 mm视觉模拟疼痛评分为度，与OA相比，LA术后第1天疼痛评分减少8 mm（CI：5~11 mm），住院时间缩短1.1天（CI：0.7~1.5），LA术后能更早地恢复正常活动、工作及运动。然而，正如之前所说，LA术后IAA发生率更高（OR值为1.87；CI：1.19~2.93），另外，手术时间更长（增加10 min，CI：6~15），手术费用更高。这项研究包括7例儿童病例，但其结果与成人没有较大的区别。诊断性腹腔镜检查术减少阴性阑尾切除风险，但它对育龄期妇女的影响更大（RR值0.20，CI：0.11~0.34）。他们认为，在手术经验及设备允许且经济负担较好的医疗机构，诊断性腹腔镜检查及LA（联合或单独使用）似乎比剖腹手术有更多的优点[84]。

Jaschinski等纳入9个系统评价进行综述。其中8个研究结果汇总表明，剖腹手术能缩短手术时间7.6~18.3 min。6项Meta分析中，有一半的结果表明腹腔镜手术的腹腔脓肿发生率更高。8项Meta分析中有7项研究表明，腹腔镜手术能缩短0.16~1.13 d的住院时间。3项研究中，有2项表明LA术后1 d疼痛评分更低。所有的研究汇总表明，LA伤口感染率更低。有一项研究表明两组死亡率没有差异[87]。

LA作为育龄期妇女的诊断工具作用尤其显著，但对于男性患者也能应用，虽然男性患者中与OA相比优势尚未明确[88]。

最近对超过25万名年龄>65岁的患者进行的数据库研究发现，相比OA，腹腔镜阑尾切除术在住院时间（length of stay，LOS）、死亡率和总体发病率等方面改善了临床结局[89]。65岁以上的患者，有合并症和复杂阑尾炎的患者似乎从腹腔镜手术中获益更多，特别是在住院费用和LOS降低的同时，也降低了术后死亡率和总体发病率[90-92]。

在一项包含前瞻性和回顾性研究的Meta分析中，对一系列证据比较均显示LA相对于OA在肥胖（BMI>30）患者中也具有优越性[93]。Dasari等在最近的一篇系统评价中也给出了肯定的结果[94]。

尽管有证据表明妊娠妇女行LA是安全的[95]。但与流产的风险相比，其减少疼痛、切口感染减少、减少早产等优势并不明显，最近一项证据级别为

2 级的综述，通过 599 例 LA 与 2816 例 OA 对比研究结果提示，LA 使流产增加，因而并没有显著优势[96]。对 859 例阑尾炎孕妇的数据库研究证实，与非手术治疗相比，行手术治疗的患者预后相对较好，而 LA 与 OA 之间产妇并发症并无差异[97]。当胎儿不良事件情况不详时，妊娠期妇女行 LA 术的手术时间和住院时间更短，术后并发症更少，且更常在非工作时间开展。即使在穿孔的情况下，腹腔镜手术在妊娠患者中也是安全的[98]。总之，对于妊娠妇女，从胎儿或母体安全前景出发，目前没有关于剖腹还是腹腔镜作为阑尾切除首选方式的强有力的证据支持。然而，有低级别的证据显示，妊娠期行 LA 的流产发生率更高[99]。对于这个特殊情况，现有的文献并未明示如何平衡其优劣，因此，主管医生应与患者充分讨论之后作出手术方式的选择，讨论应包括评估腹腔镜手术优势及流产的理论风险，并告知目前缺乏妊娠期腹腔镜下阑尾切除术的优劣性方面的研究。

最近的一项系统评价纳入了超过 100 000 例儿童阑尾切除术案例，结果表明，与传统剖腹手术相比，腹腔镜手术治疗非复杂性急性阑尾炎，住院时间更短[加权均数差值（weighted mean difference，WMD）：-1.18；95% CI：-1.61~-0.74；$P<0.05$（指南原文此处存在错误）]，但术后并发症发病率无差别。另一方面，对于复杂性急性阑尾炎，尽管行腹腔镜手术的总体并发症发病率是减少的（集中优势比 POR=0.53，$P<0.05$），切口感染（POR=0.42；$P<0.05$）、住院时间（WMD=-0.67；$P<0.05$）、肠梗阻发生率（POR=0.8；$P<0.05$）下降，但腹腔脓肿风险是增加的[100]。

经验丰富的外科医生能实施复杂性阑尾炎的腹腔镜手术，具备很多优势，包括较低的总体并发症、再次住院率、小肠梗阻率、手术部位感染率（根据 Clavien's 标准优势较小）及术后快速康复[90,101-103]。住院费用方面，腹腔镜手术治疗复杂性阑尾炎的设备成本低，与剖腹手术相比其总体费用（手术费用加住院费用）更低[104]。

1）由于腹腔镜手术具有确切的优势，包括减少疼痛、手术部位感染（SSI）发生率低、住院时间缩短、更早地重返工作岗位并降低总费用等，因此，如果腹腔镜设备及专业技术条件允许，腹腔镜阑尾切除术应作为首选。（LoE 1；GoR A）

2）腹腔镜手术对于肥胖、高龄或有合并症的患者有明确的优势，应优先考虑。（LoE 2；GoR B）

3）尽管尚未显示出确切的优势，腹腔镜手术对于年轻男性患者是安全且可行的。（LoE 2；GoR B）

4）对于妊娠期妇女，不应将腹腔镜入路作为阑尾切除术的首选，用于代替开放性手术。（LoE 1；GoR B）

5）尚未发现儿童应用腹腔镜阑尾切除术有较大的获益，但它能降低住院时长和总发病率。（LoE 1；GoR A）

6）对于复杂性阑尾炎，与剖腹手术相比，经验丰富的医生实施腹腔镜手术能使患者获益更多，成本—效益更佳。（LoE 3；GoR B）

2. 脓肿的处理

有研究表明腹腔灌洗及吸引可能是有害的，但该研究使用的是低容量灌洗且病例数少而说服力较低[105]；尽管需要大于6~8 L灌洗液才能显著降低细菌载量[106]，而在一项证据级别为2级的儿童研究中，并未发现灌洗液>500 mL有减少腹腔脓肿（intra-abdominal abscesses，IAA）优势，因此尚未得出确切的结论[107]。

腹腔灌洗通常用于局限或弥漫性腹膜炎的病例，且被认为是有益的。然而，无论在过去几十年的剖腹切除阑尾，还是近年来腹腔镜阑尾切除术的开展，腹腔灌洗的清洁功效还是有很多争论的[106]。在最近的一些关于腹腔镜或剖腹手术研究，无论是回顾性还是RCTs研究，均未显示出术中腹腔灌洗在预防术后IAA的优势[105,108]。相反，腹腔灌洗通常增加额外的手术时间[107]。但是，应该注意到一个不显著的趋势，就是当没有腹腔灌洗时也放置引流（单纯吸引52%，腹腔灌洗40%）。而且，由于冲洗的量、范围等方面的影响，腹腔灌洗的实施可能差异较大，一般来说，建议避免大量冲洗，应首先仔细吸净每个积脓的区域，再应用少量盐水进行冲洗，反复吸引，从而避免污染物扩散到正常的腹腔，应尽量将灌洗液吸净[109]。

对于复杂性阑尾炎，与单纯吸引相比，腹腔灌洗没有任何优势。（LoE 2；GoR B）

3. 腹腔镜阑尾切除术的技巧方法

LA的简化及成本效益技术已有报道[110]。该研究作者应用两个内镜圈套，或小号的内镜夹安全处理肠系膜血管，貌似对移动盲肠避免额外的操作孔是有用的。此外，能避免电热损伤的潜在危害，能在直视下结扎阑尾动脉，不产生烟雾[111]。内镜夹的应用，要注意可能滑脱变成不可吸收的异物遗留于腹腔。另外，需要更多的经验来应对发炎阑尾的出血风险[112-114]。

对于阑尾系膜炎性水肿的病例，特别是坏疽的组织，推荐使用电脑反馈控制双极电刀系统LigaSure[TM][113-114]。使用内镜夹或LigaSure[TM]在住院时间和并发症发生率方面没有差别。另一方面，在手术时间和转为剖腹的发生率方面有统计学差异[112]。尽管存在潜在的优势，使用Ligasure[TM]意味着较高的花费，因此阑尾系膜无水肿的病例内镜夹更为合理[112-114]。Diamantis等学者将Ligasure[TM]

和超声刀与单极电凝、双极电凝进行了对比，结果提示前两者对周围组织产生的微小热损伤更多[115]。单极电凝、内镜夹及超声刀在手术时间方面差异没有临床意义。这三种方法并发症发生率是可以接受的。由于单极电凝不需要额外的设备，在LA时应用它切开阑尾系膜可能性价比更高[116]。然而，由于需要排烟，可能对气腹产生影响[112]。

1）应用不同技术方法（单极电凝、双极电凝、金属夹、圈套器、Ligarsure和超声刀等）进行阑尾系膜切除在临床结局、LOS和并发症发生率方面没有临床差异。（LoE 3；GoR B）

2）尽管需要累积经验及操作技巧去避免潜在的并发症（如出血）及热损伤，单极电凝及双极电凝是最具成本效益的技术。（LoE 3；GoR B）

4. 阑尾残端的处理

对于阑尾残端的处理，吻合器能减少手术时间及切口感染，但费用昂贵（6~12倍）且对IAA的影响没有显著差异，因此环形闭合可能是更好的选择[117-118]。穿孔阑尾炎应用内镜夹或吻合器闭合阑尾残端尚需进一步的研究[119]。

阑尾残端处理方式及其费用相差很大。同时，早期报道了常规应用腔内吻合器在并发症及手术时间上的优势[117]，但近来的多个研究都表明，使用腔内吻合器或圈套器，其术中或术后并发症发生率都没有差别[120]。尽管使用圈套器手术时间更长（但可能是由于学习曲线造成的偏倚），但使用圈套器的手术费用更低[104,121-122]。最近的一篇Meta分析表明，与线性吻合器（endo-GIA）相比，LA时应用圈套器进行阑尾残端处理将花更多的手术时间，但平均住院时长、围术期并发症发生率及腹腔脓肿发生率基本一致[123]。对于儿童患者，圈套器与腔内吻合器对于没有穿孔的AA都是安全有效的，不发生残端瘘，且SSI、IAA都没有差异。但对于穿孔性阑尾炎，圈套器可能比腔内吻合器更安全（IAA发生率12.7% *vs.* 50%，OR 7.09）[124]。

有很多研究比较了单纯结扎或残端包埋的效果，但尚未发现有显著统计学差异[104,125-128]。

1）对于成人或儿童，应用腔内吻合器处理阑尾残端的临床效果不优于圈套器。（LoE 1；GoR A）

2）当掌握相关技巧或积累一定的经验后，使用圈套器可能可以降低成本。（LoE 3；GoR B）

3）无论是剖腹或腹腔镜手术，残端包埋没有比单纯结扎更有优势。（LoE 2；GoR B）

5. 引流

尽管目前普遍认为吸净腹腔灌洗残留液，能减少由于灌洗不充分导致的术后24 h内IAA的发生[119]。但除出现弥漫性腹膜炎以外常规留置引流管并没有显示出它的作用，且可能导致更多的并发症、增加LOS及恢复时间[129]。

同时，留置腹腔引流管被广泛应用于复杂或穿孔性阑尾炎。大部分是来自儿科的经验，应用引流或冲洗显著增加手术时间和LOS，而并不减少术后感染性并发症（反而可能增加伤口感染及裂开，IAA及延长术后肠梗阻时间）[108]。

目前已有研究报道，不行腹腔引流的儿童穿孔性阑尾炎，其SSI及IAA的发生率更低且术后恢复更好[130]。

Cheng等的Meta分析包含5项临床试验，纳入453例复杂性阑尾炎行急诊剖腹阑尾切除术患者，随机分成引流组（n=228）和非引流组（n=225），发现腹腔脓肿及切口感染的发生率没有统计学差异。但引流组住院时间更长（MD 2.04 d；95% CI：1.46~2.62）（平均住院日增加34.4%）[97]。

1）儿童复杂性阑尾炎患者并不推荐留置引流管。（LoE 3；GoR B）

2）考虑到目前高质量证据的缺乏，对于成人穿孔性阑尾炎合并脓肿或腹膜炎的患者，术后是否留置引流管应慎重考虑。引流并未被证实能防止腹腔脓肿，且可能与延迟出院有关。（LoE 1；GoR A）

6. 切口缝合

最近有Meta分析研究污染腹部手术的切口延期缝合和一期缝合的优劣。延期缝合的住院时间比一期缝合久（1.6 d，95% CI：1.41~1.79）。有两篇Meta分析结果显示二期缝合不能显著降低SSI的发生率（OR=0.65；95% CI：0.25~1.64；P=0.36）[65]，（RR=0.89；95% CI：0.46~1.73）[131]。在儿童患者的研究中也得到类似的结果[132]。另外，没有证据显示非产科手术中腹膜关闭的近期或远期优势[133]。

对于感染/不清洁术区，切口延期缝合并没有降低SSI的风险，并且，可能因开放性阑尾切除术后伤口被污染而增加住院时间。（LoE 1；GoR A）

（六）术中阑尾炎分级评分系统及其临床应用

"阑尾炎组织病理学标准的临床意义是什么？如微小炎症改变、早期阑尾炎和阑尾黏膜炎。这些标准的应用将会影响阴性阑尾切除的比例，且会影响其诊断效能。"

——Dr. C. A. Gomes

Swank等的系统评价报告了阑尾切除术后手术标本病理检查的令人意外的结果，发现有0.5%为良性肿物、0.2%为恶性肿瘤，0~19%为寄生虫感染，0%为子宫内膜异位和0~11%为肉芽肿病。绝大部分恶性肿瘤、寄生虫感染及肉芽肿病患者接受了后续观察及治疗[134]。

除了意外的发现，目前AA缺乏有效的组织学分类系统，争议仍然存在。Carr的文章提出基础的、典型的又实用性强的AA的病理学诊断标准。作者通过3个重要的方面来评估：阑尾大体表现、镜下结果和临床意义。AA最重要的诊断要点是透壁炎症。"阑尾黏膜炎（endoappendicitis）"是病理学发现，但它的临床意义尚未明确。"阑尾周围炎（periappendicitis）"指的是阑尾外面的炎症，最常见的原因是妇科疾病如输卵管炎和盆腔炎[135]。

对于"外观正常"阑尾的切除指征仍存在争议，很多结果相矛盾的研究对其利弊进行了阐述。Grimes等的一项回顾性研究，纳入术后病理显示为正常组织的203例阑尾切除术病例，结果显示在阑尾没有明显炎症的情况下，阑尾粪石可能是引起右下腹疼痛的原因。在这个研究中，腹腔镜下未发现其他明显的病理改变的前提下，常规切除外观正常的阑尾炎有望成为治疗阑尾粪石症状反复的有效手段[136]。Van den Broek等的研究表明，对疑诊阑尾炎的患者行腹腔镜探查术时，尽管没有发现其他病变，不切除外观正常的阑尾是安全的[137]。另一方面，Phillips等的回顾性研究中，有近1/3的外观正常的阑尾镜下提示存在炎症。基于这个原因，他们主张对于没有足够的原因解释病变时，应切除外观正常的阑尾[138]。最近，Lee等对比了切除发炎的阑尾与无炎症的阑尾，两组的术后并发症没有差异。他们的结论认为对于右下腹疼痛进行腹腔镜检查时，阴性阑尾切除不应常规开展[139]。Strong等开展了阑尾切除术的多中心研究，496例标本中，有138例（27.8%）手术医生判断为正常，但病理结果提示有炎症改变[140]。

为了更好地在诊断性腹腔镜检查中评估阑尾病变，2013年Hamminga等的一项单中心前瞻性研究（包含134例患者）提出LAPP（Laparoscopic Appendicitis）评分系统（6个标准），该评分有高的阳性及阴性预测价值，分别为99%和100%。但该评分还需在多中心的研究中进一步验证[141]。

2014年，美国创伤外科协会（American Association for the Surgery of Trauma，AAST）也提出普外科急症严重程度的分级系统，基于临床表现、影像学资料、内镜、手术及病理结果，可用于8种常见的胃肠道疾病，包括AA，严重程度由Ⅰ级（轻度）到Ⅴ级（严重）[142]。

最近Strong等的一项多中心队列研究，纳入了5个中心共3 138个病例，结果显示，外科医生和病理医生报告的不一致率高达12.5%（中等可靠，K=0.571）。尤其是，其中27.8%的病例外科医生判断为正常阑尾，但镜下提示有病理性改变，而外观看似为炎症的病例中却有9.6%镜下提示正常。有趣的是，外科医生的经验并不影响不一致率。这些结果表明外科医生术中根据阑尾的大体外观判断是不准确的，且并未随着资历的提高而改善，因此支持术中切除阑尾[140]。然而，目前镜下提示早期或轻微阑尾炎性病变的临床意义尚不明确。

　　Gomes等的前瞻性研究，纳入了186例疑诊AA行阑尾切除术的患者，这些患者为腹腔镜探查证实为阑尾炎或阑尾外观正常但腹腔未发现其他疾病。外科医生根据阑尾的外观进行分级：0级（外观正常），1级（红肿），2级（纤维渗出），3A级（部分坏死），3B级（根部坏死），4A级（脓肿），4B级（局限性腹膜炎）和5级（弥漫性腹膜炎）。然后与切除阑尾的生化病理评估进行对比。腹腔镜分级系统的敏感性、特异性及准确性分别为63%、83.3%和80.1%，表现出中等的一致性（k=0.39，95% CI：0.23~0.55）。有48例（25.8%）患者生化病理诊断与外科医生腹腔镜下的分类不一致。绝大部分诊断不正确的情况发生在0级和1级阑尾炎[143]。Gomes术中分级系统能够识别非复杂性阑尾炎或复杂性阑尾炎病例，且已经经过外界验证，有助于指导术后管理（例如抗生素的应用、疗程及住院时间），能用于治疗效果的比较[104,144]。

1. 阑尾切除标本的意外发现发生率低，但单纯术中诊断是不足以排除其他疾病的可能。从目前的证据看，常规组织病理学检查是必要的。（LoE 2；GoR B）

2. 目前尚缺乏权威的急性阑尾炎（AA）的组织分级系统，且该话题仍存在很多争议。（LoE 4；GoR C）

3. 外科医生对早期阑尾炎的宏观判断是不够准确的。（LoE 2；GoR B）

4. 对有症状的患者，如果阑尾"看起来正常"，且没发现其他能解释病情的疾病，推荐常规切除阑尾。（LoE 4；GoR C）

5. 我们推荐采取基于临床表现、影像学检查、术中探查情况的急性阑尾炎（AA）分级系统，有助于识别同质的患者，确定最佳的病情分级管理及比较治疗方式。（LoE 2；GoR B）

（七）复杂性阑尾炎的非手术治疗：阑尾脓肿或阑尾蜂窝织炎

　　"经皮引流、择期阑尾切除术或急诊手术的地位。"

—— Dr. M. De Moya

　　关于伴有阑尾脓肿或蜂窝织炎的复杂性阑尾炎的保守治疗，证据水平最高的研究当属Similis等2010年发表的这篇Meta分析。它纳入17项研究（16项为非随机回顾性研究、1项为非随机前瞻性研究），共1 572例患者（保守治疗847例，阑尾切除术725例）。数据显示，与急诊阑尾切除术相比，保守治疗的总体并发症低（切口感染、腹腔／盆腔脓肿、机械性／非机械性肠梗阻和再次手术）。而首次住院时长、总住院时间和静脉应用抗生素的疗程没有显著差异[145]。

另一方面，Mentula等最近的一个RCT研究中，对比了60例阑尾脓肿分别进行急诊腹腔镜手术（30例）或保守治疗（30例）的结果。结果显示，两组患者的住院时间没有差异。腹腔镜组的非计划再次入院率明显较少（3% *vs.* 27%，*P*=0.026），尽管这组患者有10%行肠切除及13%行阑尾部分切除。另外，保守治疗组需要其他的侵入性治疗（如手术或经皮穿刺引流）（30% *vs.* 7%，*P*=0.042）。腹腔镜手术组有3例（10%）需行剖腹手术，而保守治疗组为4例（13%）。腹腔镜组顺利康复率90%，保守治疗组50%（*P*=0.002）。这些数据为阑尾脓肿患者行急诊手术的必要性提供了证据支持[146]。然而，需要注意的是，只有当具备一定的腹腔镜经验及较好的操作技巧时腹腔镜阑尾切除术才可作为首先方案，成为非手术治疗治疗和（或）经皮穿刺引流的可行且安全的替代方案[147]。

Andersson等的系统评价及Meta分析，纳入了61项研究（主要为回顾性研究，有3项为RCT），结果显示，与保守治疗相比，急诊手术与较高的并发症相关（OR 3.3；CI：1.9~5.6；*P*<0.001），而阑尾脓肿或阑尾蜂窝织炎非手术治疗成功率大于90%，总体复发风险7.4%（CI：3.7~11.1），仅19.7%的患者需行脓肿经皮引流[3]。一项单中心研究提示，复杂性阑尾炎的非手术治疗复发率更高，非手术治疗2年复发率14%[70]，2个月内复发率27%[146]，12个月复发率高达38%[71]。为了避免如此之高的复发率，很多学者建议保守治疗后常规择期行阑尾切除术。然而，该方法的并发症发生率为12.4%（CI：0.3~24.5）[3]。Hall等的系统评价纳入3项回顾性研究，共127例阑尾包块行非手术治疗的儿童患者，非手术治疗成功后，复发性阑尾炎发生率为20.5%（95% CI：0.143~0.284）。然而，这意味着80%的患儿无需择期阑尾切除术。另外，该研究结果还显示择期阑尾切除中0.9%（95% CI：0.5~1.8）为类癌，并发症发生率3.4%（95% CI：2.2~5.1）。总体而言，并发症包括切口感染、术后晚期肠梗阻、血肿形成和小肠梗阻，但其他个别并发症的发生率并未确定[148]。

由于存在这种固有的发病率，保守治疗成功后，择期行常规阑尾切除术的指征仅限于症状持续或复发的病例，而没有症状的患者应避免[149]。有些作者推荐常规行择期阑尾切除术，不仅避免复发风险，而且能切除可能的阑尾肿瘤。Carpenter等的回顾性研究，纳入了315例AA患者，24例复杂性阑尾炎患者中，有18例（占总数的7.6%）行保守治疗后择期行阑尾切除术。择期阑尾切除术的患者肿瘤发生率明显高于急诊阑尾切除组（5例，28% *vs.* 3例，1%；

P<0.0001）。AA非手术治疗后，必须完善相关检查明确是否有阑尾或结肠肿瘤，特别是对于年龄>40岁的患者[150]。

1.如果条件允许的话，阑尾周围脓肿行经皮引流是除抗生素以外治疗复杂性阑尾炎的有效办法。（LoE 2；GoR B）

2. 非手术治疗作为阑尾炎合并蜂窝织炎或脓肿的一线治疗方案是合理的。（LoE 1；GoR A）

3. 对于手术经验丰富的外科医生，手术治疗急性阑尾炎（AA）合并蜂窝织炎或脓肿是非手术治疗的安全替代方案。（LoE 2；GoR B）

4. 对于成人及儿童，择期行阑尾切除不常规推荐应用。（LoE 1；GoR A）

5. 择期阑尾切除术推荐用于症状反复发作的患者。（LoE 2；GoR B）

6. 年龄>40岁的阑尾炎患者行非手术治疗后，应进行结肠筛查。（LoE 3；GoR C）

（八）术前及术后抗生素的应用

　　"术前是否预防性地应用抗生素？使用了何种抗生素？术后何时应用抗生素？使用何种抗生素？疗程如何？"

——Dr. M. Sartelli

　　近年来，阑尾切除术的患者应用抗生素有不少的争议[151-152]。

　　2005年，一项Meta分析纳入了一些RCT及CCT研究，对疑诊阑尾炎并行阑尾切除术的患者行抗生素与安慰剂的治疗效果进行对比。结果表明，术前应用广谱抗生素能有效减少切口感染或脓肿发生。该综述包含9 576例患者的45项研究，结果表明，抗生素在预防切口感染及腹腔脓肿方面优于安慰剂，而切除的阑尾的基本情况没有明显的差异[153]。

　　2005年的一项RCT研究，分析了269例行剖腹阑尾切除术年龄为15~70岁非穿孔性阑尾炎患者。92例患者术前使用单次抗生素（A组），94例患者术前使用3次抗生素（B组），还有83例围术期抗生素使用5 d（C组），治疗方案为头孢呋辛和甲硝唑。3组患者术后感染性并发症发生率没有统计学差异（A组6.5%，B组6.4，C组3.6%）。抗生素治疗疗程并未显著影响住院时间。与术前单次抗生素治疗的A组相比，围术期使用5 d抗生素的C组发生抗生素治疗相关的并发症发生率明显增高（*P*=0.048）[154]。

　　一些前瞻性研究结果表明，穿孔性阑尾炎患者术后应行抗生素治疗[155-156]。社区获得性阑尾炎的主要病原体为大肠杆菌、链球菌和厌氧菌（特别是B型脆弱类杆菌）[157]。

2013年WSES出版的《腹腔感染（IAIs）诊疗指南》，根据患者病情（脓毒症、严重脓毒症及感染性休克）、假定涉及的病原体及指示主要耐药模式的危险因素进行抗微生物分层治疗[158]。

多项研究对比穿孔性阑尾炎抗生素的疗程，发现了疗程上存在差异[155-156,159]。

2000年Taylor等发表了一项前瞻性研究，将静脉应用抗生素最少应用5 d与没有最少应用天数的方案作对比。两组患者感染性并发症没有统计学差异。平均住院时间也没有差异。结果表明不限制最低治疗天数的抗微生物治疗方案，对于治疗复杂性阑尾炎并未增加风险。另外，不限制最低治疗天数的抗微生物治疗方案虽然减少了静脉应用抗生素但并未显著缩短住院时间[160]。

最近，一项前瞻性随机对照试验纳入518例包括复杂性阑尾炎的复杂性腹腔感染，经过充分的数据来源控制，结果显示：固定抗生素治疗疗程（约4 d）与较长时间应用抗生素直到症状改善（约8 d）的治疗效果相似[161]。

尽管停用抗生素治疗需基于临床表现和实验室检查标准，但对于成人急性复杂性阑尾炎患者，3~5 d的抗生素治疗一般是足够的。

1. 急性阑尾炎（AA）推荐术前常规应用广谱抗生素。（LoE 1；GoR A）

2. 非复杂性阑尾炎患者，不推荐术后应用抗生素治疗。（LoE 2；GoR B）

3. 复杂性急性阑尾炎推荐术后常规应用广谱抗生素。（LoE 2；GoR B）

4. 基于临床表现和实验室检查结果（如发热、白细胞计数），可停用抗生素治疗，但是成人患者一般推荐应用3~5 d的抗生素治疗。（LoE 2；GoR B）

四、结论

据我们所知，这个循证指南是国际上首个AA诊断和治疗的临床综合指南。2015年7月在耶路撒冷（以色列）举办的WSES第3届世界大会期间，由组织委员会、学术委员会和科学秘书组组成的专家评审团参与了共识会议，期间8名专家（SDS，MDK，FC，DW，MiSu，MaSa，MDM，CAG）提出了有关AA诊断和治疗的8个主要问题（见附录）的一系列意见。会者对意见进行投票，修改并最终通过共识会议与及合著者核准。

此文从下列几个主题报告最终的指南意见及临床建议：①临床评分系统的诊断效能；②影像学检查的作用；③非复杂性阑尾炎的非手术治疗；④阑尾切除术手术时机及院内延迟；⑤手术治疗；⑥阑尾术中分级评分系统及其临床应用；⑦复杂性阑尾炎的非手术治疗：脓肿及蜂窝织炎；⑧术前及术后

抗生素应用。

总之，Alvarado评分（截断分值<5分）能较敏感地排除AA，然而，目前尚缺乏理想（高敏感性及高特异性）且临床可应用的诊断评分系统/临床方案。影像检查需结合AIR或Alvarado评分的危险分级来评估，低危险患者入院后临床症状未改善或者再次评分认为阑尾炎可能的，应以腹部CT检查排除，而高危及年轻患者可能并不需要完善术前影像学检查，对于疑诊阑尾炎的孕妇推荐应用MRI检查。

关于阑尾炎的非手术治疗，对于没有手术意愿并可以接受38%复发率的非复杂性阑尾炎患者可以使用抗生素治疗。阑尾切除术的手术时机尚存争议，我们认为短期的延迟手术（即院内手术延迟12~24 h）对于非复杂性急性阑尾炎是安全的，并不增加并发症和/或穿孔发生率，然而，非复杂性阑尾炎择期行手术治疗，应尽可能缩短等待时间。手术方式的选择，在腹腔镜设备及技术允许的条件下，应首选腹腔镜阑尾切除术，它在如下方面有确切的优势：减少疼痛、SSI发生率低、缩短住院时间、让患者更早地回归工作及降低总体费用等。特别是腹腔镜探查术对于肥胖、高龄及有合并症的患者有明确的优势，应首先考虑。

对于经验丰富的医生，复杂性阑尾炎行腹腔镜手术有更大的获益，且更具成本效益。对于妊娠期妇女，腹腔镜手术不应作视为优于剖腹手术的的首选。儿童行腹腔镜阑尾切除术没有明显的获益，但能减少住院时间和总体发病率。阑尾切除术的技术选择，复杂性阑尾炎行腹腔灌洗对比单纯吸引没有优势；对于阑尾系膜切除的不同技术手段（单极电凝、双极电凝、金属夹、圈套器、Ligasure和超声刀等），其临床结局、住院时间及并发症发生率没有差异。不论成人还是儿童，应用腔内吻合器或圈套器封闭阑尾残端没有临床差异，但如果技术/经验允许，使用圈套器因费用更低可以作为首选。

最后，小儿复杂性阑尾炎患者不推荐放置引流，对于成人患者，由于缺乏高质量文献支持，穿孔性阑尾炎和阑尾脓肿/腹膜炎在阑尾切除术后引流应在充分告知后使用，因为引流并未显示在防止腹腔脓肿方面的优势，且可能会使患者延迟出院。

剖腹阑尾切除术污染性切口的延期皮肤缝合未能减少SSI的风险，但可能增加住院时间。当患者有典型临床表现，但术中阑尾外观"正常"，且未发现其他可解释的疾病时，推荐行阑尾切除术。对于阑尾周围脓肿，如果条件允许时，经皮引流联合抗生素治疗是复杂性阑尾炎的合适治疗手段。非手术治疗作为阑尾蜂窝织炎或脓肿的一线方案是合理的。对于合并蜂窝织炎或脓肿的AA，手术治疗作为非手术治疗的安全替代方案，但仅限于经验丰富的医生。无论成人还是儿童，并不常规推荐择期阑尾切除术，但对于症状复发的患者则是推荐的。对于年龄>40岁的、行非手术治疗的AA患者，推荐行结肠筛查。最后，AA推荐术前应用广谱抗生素，对于非复杂性阑尾炎，术后应用抗生素则不推荐。对于急性复杂性阑尾炎，推荐术后应用广谱抗生素，一般用3~5 d。

对各小组的发言专家（见附件）提出的意见达成一致后，耶路撒冷共识会议的与会者与学术委员提出并分享了AA诊断及治疗的WSES流程，见图1。

致谢

无。

提供资金

没有作者获得任何资金。该文件获得了本刊物的WSES机构豁免。

数据和辅助材料的可用性

没有作者的数据符合公开获取的原则。

作者贡献

WSES主席得到了科学秘书处的支持，确定了CC的时间表，并选择了16位专家分别参加组委会（8名）和科学委员会（8名）：组织委员会的任务是支持科学秘书处建立共识框架并支持科学委员会严格的科学部分；科学委员会负责选择文献，并与科学秘书处和组织委员会共同阐述这些陈述。科学秘书处支持了WSES主席的工作，确定议程，选择工作工具，最后与组织委员会和科学秘书处合作。因此，每个问题都分配给一个由一名组织委员会成员，一名科学委员会成员和一名科学秘书处成员组成的小组（科学秘书处的每个成员都有两个问题）。每个团队都审查，选择和分析了文献，撰写并提出了声明的问题。WSES董事会审查了草案并进行了批判性评估。所有发言均在2015年7月6日在耶路撒冷举行的第3届WSES世界大会期间进行了讨论和批准。科学秘书处，组织委员会和科学委员会根据大会评论进一步审查了该手稿，然后由WSES理事会批准。SDS，AB，MDK，FC，DW，MiSu，CAG，MDM，MaSa，RA：研究的概念，设计和协调；数据采集，分析和解释；起草稿件。所有作者阅读并认可的终稿。

利益冲突

作者宣称他们没有竞争的利益冲突。

特别说明

本文发布的实践指南并不代表临床实践的标准，而是基于当前最佳的证据以及专家的共识得出的治疗方案。但是，指南并不排除目前正用于临床的其他标准治疗方案。例如，它们并不强制用于现有的医疗实践，应根据相关医疗机构的情况（如职员水平、经验、设备等）和个别患者的特点，最终确定选择何种治疗方案。然而，需要提醒大家注意的是，对治疗结果负责的是直接参与的人员，而不是制定共识的团体。

参考文献

[1] Addiss DG, et al. The epidemiology of appendicitis and appendectomy in the United States[J]. Am J Epidemiol, 1990, 132(5): 910–925.

[2] Varadhan KK, Neal KR, Lobo DN. Safety and efficacy of antibiotics compared with appendicectomy for treatment of uncomplicated acute appendicitis: meta-analysis of randomised controlled trials[J]. BMJ, 2012, 344: e2156.

[3] Andersson RE, Petzold MG. Nonsurgical treatment of appendiceal abscess or phlegmon: a systematic review and meta-analysis[J]. Ann Surg, 2007, 246(5): 741–748.

[4] Alvarado A. A practical score for the early diagnosis of acute appendicitis[J]. Ann Emerg Med, 1986, 15(5): 557–564.

[5] Samuel M. Pediatric appendicitis score[J]. J Pediatr Surg, 2002, 37(6): 877–881.

[6] Andersson M, Andersson RE. The appendicitis inflammatory response score: a tool for the diagnosis of acute appendicitis that outperforms the Alvarado score[J]. World J Surg, 2008, 32(8): 1843–1849.

[7] Chong CF, et al. Development of the RIPASA score: a new appendicitis scoring system for the diagnosis of acute appendicitis[J]. Singapore Med J, 2010, 51(3): 220–225.

[8] Sammalkorpi HE, Mentula P, Leppaniemi A. A new adult appendicitis score improves diagnostic accuracy of acute appendicitis–a prospective study[J]. BMC Gastroenterol, 2014, 14: 114.

[9] de Castro SMM, CUnlu, EP Steller, et al. Evaluation of the Appendicitis Inflammatory Response Score for Patients with Acute Appendicitis[J]. World J Surg, 2012, 36: 1540–1545.

[10] Atema JJ, et al. Scoring system to distinguish uncomplicated from complicated acute appendicitis[J]. Br J Surg, 2015, 102(8): 979–990.

[11] Debnath J, et al. Alvarado score: is it time to develop a clinical-pathological-radiological scoring system for diagnosing acute appendicitis?[J]. Am J Emerg Med, 2015, 33(6): 839–840.

[12] Ohle R, et al. The Alvarado score for predicting acute appendicitis: a systematic review[J]. BMC Med, 2011, 9: 139.

[13] McKay R, Shepherd J. The use of the clinical scoring system by Alvarado in the decision to perform computed tomography for acute appendicitis in the ED[J]. Am J Emerg Med, 2007, 25(5): 489–493.

[14] Gwynn LK. The diagnosis of acute appendicitis: clinical assessment versus computed tomography evaluation[J]. J Emerg Med, 2001, 21(2): 119–123.

[15] de Castro SM, et al. Evaluation of the appendicitis inflammatory response score for patients with acute appendicitis[J]. World J Surg, 2012, 36(7): 1540–1545.

[16] Kollar D, et al. Predicting acute appendicitis? A comparison of the Alvarado score, the Appendicitis Inflammatory Response Score and clinical assessment[J]. World J Surg, 2015, 39(1): 104–109.

[17] Scott AJ, et al. Risk stratification by the Appendicitis Inflammatory Response score to guide decision-making in patients with suspected appendicitis[J]. Br J Surg, 2015, 102(5): 563–572.

[18] Ebell MH, Shinholser J. What are the most clinically useful cutoffs for the Alvarado and Pediatric Appendicitis Scores? A systematic review[J]. Ann Emerg Med, 2014, 64(4): 365–372. e2.

[19] Kharbanda AB, et al. Interrater reliability of clinical findings in children with possible appendicitis[J]. Pediatrics, 2012, 129(4): 695–700.

[20] Kulik DM, Uleryk EM, Maguire JL. Does this child have appendicitis? A systematic review of clinical prediction rules for children with acute abdominal pain[J]. J Clin Epidemiol, 2013, 66(1): 95–104.

[21] Andersson RE. Meta-analysis of the clinical and laboratory diagnosis of appendicitis[J]. Br J Surg, 2004, 91(1): 28–37.

[22] Hallan S, Asberg A. The accuracy of C-reactive protein in diagnosing acute appendicitis–a meta-analysis[J]. Scand J Clin Lab Invest, 1997, 57(5): 373–380.

[23] Velanovich V, Satava R. Balancing the normal appendectomy rate with the perforated appendicitis rate: implications for quality assurance[J]. Am Surg, 1992, 58(4): 264–269.

[24] Kirkil C, et al. Appendicitis scores may be useful in reducing the costs of treatment for right lower quadrant pain[J]. Ulus Travma Acil Cerrahi Derg, 2013, 19(1): 13–19.

[25] Bongard F, Landers DV, Lewis F. Differential diagnosis of appendicitis and pelvic inflammatory disease. A prospective analysis[J]. Am J Surg, 1985, 150(1): 90–96.

[26] Webster DP, et al. Differentiating acute appendicitis from pelvic inflammatory disease in women of childbearing age[J]. Am J Emerg Med, 1993, 11(6): 569–572.

[27] Arnbjornsson E. Varying frequency of acute appendicitis in different phases of the menstrual cycle[J]. Surg Gynecol Obstet, 1982, 155(5): 709–711.

[28] Rothrock SG, et al. Misdiagnosis of appendicitis in nonpregnant women of childbearing age[J]. J Emerg Med, 1995, 13(1): 1–8.

[29] Dahlberg DL, et al. Differential diagnosis of abdominal pain in women of childbearing age. Appendicitis or pelvic inflammatory disease?[J]. Adv Nurse Pract, 2004, 12(1): 40–45. quiz 45–46.

[30] Morishita K, et al. Clinical prediction rule to distinguish pelvic inflammatory disease from acute appendicitis in women of childbearing age[J]. Am J Emerg Med, 2007, 25(2): 152–157.

[31] Albiston E. The role of radiological imaging in the diagnosis of acute appendicitis[J]. Can J Gastroenterol, 2002, 16(7): 451–463.

[32] Smith MP, et al. ACR Appropriateness Criteria(R) Right Lower Quadrant Pain–Suspected Appendicitis[J]. Ultrasound Q, 2015, 31(2): 85–91.

[33] Gaitan HG, et al. Laparoscopy for the management of acute lower abdominal pain in women

of childbearing age[J]. Cochrane Database Syst Rev, 2014, 5, CD007683.

[34] Peery AF, et al. Burden of gastrointestinal disease in the United States: 2012 update[J]. Gastroenterology, 2012, 143(5): 1179–1187.e1-e3.

[35] United Kingdom National Surgical Research C, Bhangu A. Bhangu, Safety of short, in-hospital delays before surgery for acute appendicitis: multicentre cohort study, systematic review, and meta-analysis[J]. Ann Surg, 2014, 259(5): 894–903.

[36] Krajewski S, et al. Impact of computed tomography of the abdomen on clinical outcomes in patients with acute right lower quadrant pain: a meta-analysis[J]. Can J Surg, 2011, 54(1): 43–53.

[37] Andersson RE. The natural history and traditional management of appendicitis revisited: spontaneous resolution and predominance of prehospital perforations imply that a correct diagnosis is more important than an early diagnosis[J]. World J Surg, 2007, 31(1): 86–92.

[38] Kotagal M, et al. Use and accuracy of diagnostic imaging in the evaluation of pediatric appendicitis[J]. J Pediatr Surg, 2015, 50(4): 642–646.

[39] Kotagal M, et al. Improving ultrasound quality to reduce computed tomography use in pediatric appendicitis: the Safe and Sound campaign[J]. Am J Surg, 2015, 209(5): 896–900. discussion 900.

[40] Kim ME, et al. Performance of CT examinations in children with suspected acute appendicitis in the community setting: a need for more education[J]. AJR Am J Roentgenol, 2015, 204(4): 857–860.

[41] Nielsen JW, et al. Reducing computed tomography scans for appendicitis by introduction of a standardized and validated ultrasonography report template[J]. J Pediatr Surg, 2015, 50(1): 144–148.

[42] Freeland M, et al. Diagnosis of appendicitis in pregnancy[J]. Am J Surg, 2009, 198(6): 753–758.

[43] Spalluto LB, et al. MR imaging evaluation of abdominal pain during pregnancy: appendicitis and other nonobstetric causes[J]. Radiographics, 2012, 32(2): 317–334.

[44] Theilen LH, et al. Utility of magnetic resonance imaging for suspected appendicitis in pregnant women[J]. Am J Obstet Gynecol, 2015, 212(3): 345 e1–e6.

[45] Heineman J. Towards evidence based emergency medicine: Best BETs from the Manchester Royal Infirmary. BET 1: An evaluation of the Alvarado score as a diagnostic tool for appendicitis in children[J]. Emerg Med J, 2012, 29(12): 1013–1014.

[46] Trout AT, Sanchez R, Ladino-Torres MF. Reevaluating the sonographic criteria for acute appendicitis in children: a review of the literature and a retrospective analysis of 246 cases[J]. Acad Radiol, 2012, 19(11): 1382–1394.

[47] Dingemann J, Ure B. Imaging and the use of scores for the diagnosis of appendicitis in children[J]. Eur J Pediatr Surg, 2012, 22(3): 195–200.

[48] Andersson RE. Short and long-term mortality after appendectomy in Sweden 1987 to 2006. Influence of appendectomy diagnosis, sex, age, co-morbidity, surgical method, hospital volume, and time period. A national population-based cohort study[J]. World J Surg, 2013, 37(5): 974–981.

[49] Omari AH, et al. Acute appendicitis in the elderly: risk factors for perforation[J]. World J

Emerg Surg,2014,9(1):6.

[50] Jones RP, et al. Journal Club: the Alvarado score as a method for reducing the number of CT studies when appendiceal ultrasound fails to visualize the appendix in adults[J]. AJR Am J Roentgenol,2015,204(3):519–526.

[51] Soreide K. The research conundrum of acute appendicitis[J]. Br J Surg,2015,102(10): 1151–1152.

[52] National Surgical Research, C. Multicentre observational study of performance variation in provision and outcome of emergency appendicectomy[J]. Br J Surg,2013,100(9):1240–1252.

[53] Brockman SF, et al. Does an Acute Surgical Model increase the rate of negative appendicectomy or perforated appendicitis?[J]. ANZ J Surg,2013,83(10):744–747.

[54] Tan WJ, et al. Alvarado score: a guide to computed tomography utilization in appendicitis.[J] ANZ J Surg,2013,83(10):748–752.

[55] Poortman P, et al. Improving diagnosis of acute appendicitis: results of a diagnostic pathway with standard use of ultrasonography followed by selective use of CT[J]. J Am Coll Surg, 2009,208(3):434–441.

[56] Chang ST, Jeffrey RB, Olcott EW. Three-step sequential positioning algorithm during sonographic evaluation for appendicitis increases appendiceal visualization rate and reduces CT use[J]. AJR Am J Roentgenol,2014,203(5):1006–1012.

[57] Schuh S, et al. Properties of serial ultrasound clinical diagnostic pathway in suspected appendicitis and related computed tomography use[J]. Acad Emerg Med,2015,22(4): 406–414.

[58] Mallin M, et al. Diagnosis of appendicitis by bedside ultrasound in the ED[J]. Am J Emerg Med,2015,33(3):430–432.

[59] Kepner AM, Bacasnot JV, Stahlman BA. Intravenous contrast alone vs intravenous and oral contrast computed tomography for the diagnosis of appendicitis in adult ED patients[J]. Am J Emerg Med,2012,30(9):1765–1773.

[60] Kessler N, et al. Appendicitis: evaluation of sensitivity, specificity, and predictive values of US, Doppler US, and laboratory findings[J]. Radiology,2004,230(2):472–478.

[61] Terasawa T, et al. Systematic review: computed tomography and ultrasonography to detect acute appendicitis in adults and adolescents[J]. Ann Intern Med,2004,141(7):537–546.

[62] Koseekriniramol V, Kaewlai R. Abdominal wall thickness is not useful to predict appendix visualization on sonography in adult patients with suspected appendicitis[J]. J Clin Ultrasound,2015,43(5):269–276.

[63] Leeuwenburgh MM, et al. Accuracy of MRI compared with ultrasound imaging and selective use of CT to discriminate simple from perforated appendicitis[J]. Br J Surg,2014,101(1): e147–e155.

[64] Carroll PJ, et al. Surgeon-performed ultrasound at the bedside for the detection of appendicitis and gallstones: systematic review and meta-analysis[J]. Am J Surg,2013,205(1):102–108.

[65] Bhangu A, et al. Systemic review and meta-analysis of randomized clinical trials comparing primary vs delayed primary skin closure in contaminated and dirty abdominal incisions[J]. JAMA Surg,2013,148(8):779–786.

[66] Collaborative S, et al. Negative appendectomy and imaging accuracy in the Washington State

Surgical Care and Outcomes Assessment Program[J]. Ann Surg, 2008, 248(4): 557–563.

[67] Singh P, et al. Safety assessment of resident grade and supervision level during emergency appendectomy: analysis of a multicenter, prospective study[J]. Surgery, 2014, 156(1): 28–38.

[68] Bhangu A, et al. Acute appendicitis: modern understanding of pathogenesis, diagnosis, and management[J]. Lancet, 2015, 386(10000): 1278–1287.

[69] Di Saverio S, Piccinini BA, Catena F, Biscardi A, Tugnoli G. How reliable is Alvarado score and its subgroups in ruling out acute appendicitis and suggesting the opportunity of nonoperative management or surgery? Annals of Surgery, 2016. June 8, 2016 published ahead of print.

[70] Di Saverio S, et al. The NOTA Study (Non Operative Treatment for Acute Appendicitis): prospective study on the efficacy and safety of antibiotics (amoxicillin and clavulanic acid) for treating patients with right lower quadrant abdominal pain and long-term follow-up of conservatively treated suspected appendicitis[J]. Ann Surg, 2014, 260(1): 109–117.

[71] Svensson JF, et al. Nonoperative treatment with antibiotics versus surgery for acute nonperforated appendicitis in children: a pilot randomized controlled trial[J]. Ann Surg, 2015, 261(1): 67–71.

[72] Salminen P, et al. Antibiotic Therapy vs Appendectomy for Treatment of Uncomplicated Acute Appendicitis: The APPAC Randomized Clinical Trial[J]. JAMA, 2015, 313(23): 2340–2348.

[73] Flum DR. Clinical practice. Acute appendicitis–appendectomy or the "antibiotics first" strategy[J]. N Engl J Med, 2015, 372(20): 1937–1943.

[74] Teo AT, et al. Institutional review of patients presenting with suspected appendicitis[J]. ANZ J Surg, 2015, 85(6): 420–424.

[75] Stahlfeld K, et al. Is acute appendicitis a surgical emergency?[J]. Am Surg, 2007, 73(6): 626–629. discussion 629–630.

[76] Livingston EH, et al. Disconnect between incidence of nonperforated and perforated appendicitis: implications for pathophysiology and management[J]. Ann Surg, 2007, 245(6): 886–892.

[77] Teixeira PG, et al. Appendectomy timing: waiting until the next morning increases the risk of surgical site infections[J]. Ann Surg, 2012, 256(3): 538–543.

[78] Ditillo MF, Dziura JD, Rabinovici R. Is it safe to delay appendectomy in adults with acute appendicitis?[J]. Ann Surg, 2006, 244(5): 656–660.

[79] Ingraham AM, et al. Effect of delay to operation on outcomes in adults with acute appendicitis[J]. Arch Surg, 2010, 145(9): 886–892.

[80] Busch M, et al. In-hospital delay increases the risk of perforation in adults with appendicitis[J]. World J Surg, 2011, 35(7): 1626–1633.

[81] Ansaloni L, et al. Surgery versus conservative antibiotic treatment in acute appendicitis: a systematic review and meta-analysis of randomized controlled trials[J]. Dig Surg, 2011, 28(3): 210–221.

[82] Liu Z, et al. Laparoscopy or not: a meta-analysis of the surgical effects of laparoscopic versus open appendicectomy[J]. Surg Laparosc Endosc Percutan Tech, 2010, 20(6): 362–370.

[83] Wei B, et al. Laparoscopic versus open appendectomy for acute appendicitis: a metaanalysis[J]. Surg Endosc, 2011, 25(4): 1199–1208.

[84] Sauerland S, Jaschinski T, Neugebauer EA. Laparoscopic versus open surgery for suspected appendicitis[J]. Cochrane Database Syst Rev, 2010, 10: CD001546.

[85] Li X, et al. Laparoscopic versus conventional appendectomy–a meta-analysis of randomized controlled trials[J]. BMC Gastroenterol, 2010, 10: 129.

[86] Wei HB, et al. Laparoscopic versus open appendectomy: a prospective randomized comparison[J]. Surg Endosc, 2010, 24(2): 266–269.

[87] Jaschinski T, et al. Laparoscopic versus open appendectomy in patients with suspected appendicitis: a systematic review of meta-analyses of randomised controlled trials[J]. BMC Gastroenterol, 2015, 15: 48.

[88] Tzovaras G, et al. Laparoscopic versus open appendectomy in men: a prospective randomized trial[J]. Surg Endosc, 2010, 24(12): 2987–2992.

[89] Ward NT, Ramamoorthy SL, Chang DC, Parsons JK. Laparoscopic appendectomy is safer than open appendectomy in an elderly population[J]. JSLS, 2014, 18(3): e2014. doi: 10.4293/JSLS.2014.00322.

[90] Yeh CC, et al. Laparoscopic appendectomy for acute appendicitis is more favorable for patients with comorbidities, the elderly, and those with complicated appendicitis: a nationwide population-based study[J]. Surg Endosc, 2011, 25(9): 2932–2942.

[91] Tiwari MM, et al. Comparison of outcomes of laparoscopic and open appendectomy in management of uncomplicated and complicated appendicitis[J]. Ann Surg, 2011, 254(6): 927–932.

[92] Southgate E, et al. Laparoscopic vs open appendectomy in older patients[J]. Arch Surg, 2012, 147(6): 557–562.

[93] Ciarrocchi A, Amicucci G. Laparoscopic versus open appendectomy in obese patients: A meta-analysis of prospective and retrospective studies[J]. J Minim Access Surg, 2014, 10(1): 4–9.

[94] Dasari BV, et al. Laparoscopic appendicectomy in obese is associated with improvements in clinical outcome: systematic review[J]. Int J Surg, 2015, 13: 250–256.

[95] Jackson H, et al. Diagnosis and laparoscopic treatment of surgical diseases during pregnancy: an evidence-based review[J]. Surg Endosc, 2008, 22(9): 1917–1927.

[96] Wilasrusmee C, et al. Systematic review and meta-analysis of safety of laparoscopic versus open appendicectomy for suspected appendicitis in pregnancy[J]. Br J Surg, 2012, 99(11): 1470–1478.

[97] Cheng HT, et al. Laparoscopic appendectomy versus open appendectomy in pregnancy: a population-based analysis of maternal outcome[J]. Surg Endosc, 2015, 29(6): 1394–1399.

[98] Cox TC, et al. Laparoscopic appendectomy and cholecystectomy versus open: a study in 1999 pregnant patients[J]. Surg Endosc, 2016, 30(2): 593–602.

[99] Walker HG, et al. Laparoscopic appendicectomy in pregnancy: a systematic review of the published evidence[J]. Int J Surg, 2014, 12(11): 1235–1241.

[100] Markar SR, et al. Laparoscopic versus open appendectomy for complicated and uncomplicated appendicitis in children[J]. J Gastrointest Surg, 2012, 16(10): 1993–2004.

[101] Wang CC, et al. Outcome comparison between laparoscopic and open appendectomy: evidence from a nationwide population-based study[J]. PLoS One, 2013, 8(7), e68662.

[102] Masoomi H, et al. Comparison of outcomes of laparoscopic versus open appendectomy in

adults: data from the Nationwide Inpatient Sample (NIS), 2006–2008[J]. J Gastrointest Surg, 2011, 15(12): 2226–2231.

[103] Isaksson K, et al. Long-term follow-up for adhesive small bowel obstruction after open versus laparoscopic surgery for suspected appendicitis[J]. Ann Surg, 2014, 259(6): 1173–1177.

[104] Di Saverio S, et al. A cost-effective technique for laparoscopic appendectomy: outcomes and costs of a case–control prospective single-operator study of 112 unselected consecutive cases of complicated acute appendicitis[J]. J Am Coll Surg, 2014, 218(3): e51–e65.

[105] Moore CB, et al. Does use of intraoperative irrigation with open or laparoscopic appendectomy reduce post-operative intra-abdominal abscess?[J]. Am Surg, 2011, 77(1): 78–80.

[106] St Peter SD, et al. Irrigation versus suction alone during laparoscopic appendectomy for perforated appendicitis: a prospective randomized trial[J]. Ann Surg, 2012, 256(4): 581–585.

[107] Ohno Y, Furui J, Kanematsu T. Treatment strategy when using intraoperative peritoneal lavage for perforated appendicitis in children: a preliminary report[J]. Pediatr Surg Int, 2004, 20(7): 534–537.

[108] Akkoyun I, Tuna AT. Advantages of abandoning abdominal cavity irrigation and drainage in operations performed on children with perforated appendicitis[J]. J Pediatr Surg, 2012, 47(10): 1886–1890.

[109] Schein M, Rogers P, Assalia A. Schein's Common Sense Emergency Abdominal Surgery: an Unconventional Book. 3rd ed. Springer; 2010. p. 456.

[110] Motson RW, Kelly MD. Simplified technique for laparoscopic appendectomy[J]. ANZ J Surg, 2002, 72(4): 294–295.

[111] Naguib N. Simple technique for laparoscopic appendicectomy to ensure safe division of the mesoappendix[J]. Scand J Surg, 2014, 103(1): 73–74.

[112] Aydogan F, et al. A comparison of the adverse reactions associated with isosulfan blue versus methylene blue dye in sentinel lymph node biopsy for breast cancer[J]. Am J Surg, 2008, 195(2): 277–278.

[113] Yang HR, et al. Laparoscopic appendectomy using the LigaSure Vessel Sealing System[J]. J Laparoendosc Adv Surg Tech A, 2005, 15(4): 353–356.

[114] Sucullu I, et al. The effects of LigaSure on the laparoscopic management of acute appendicitis: "LigaSure assisted laparoscopic appendectomy"[J]. Surg Laparosc Endosc Percutan Tech, 2009, 19(4): 333–335.

[115] Diamantis T, et al. Comparison of monopolar electrocoagulation, bipolar electrocoagulation, Ultracision, and Ligasure[J]. Surg Today, 2006, 36(10): 908–913.

[116] Lee JS, Hong TH. Comparison of various methods of mesoappendix dissection in laparoscopic appendectomy[J]. J Laparoendosc Adv Surg Tech A, 2014, 24(1): 28–31.

[117] Kazemier G, et al. Securing the appendiceal stump in laparoscopic appendectomy: evidence for routine stapling?[J]. Surg Endosc, 2006, 20(9): 1473–1476.

[118] Sahm M, et al. Current analysis of endoloops in appendiceal stump closure[J]. Surg Endosc, 2011, 25(1): 124–129.

[119] Lin HF, Lai HS, Lai IR. Laparoscopic treatment of perforated appendicitis[J]. World J Gastroenterol, 2014, 20(39): 14338–14347.

[120] Swank HA, et al. Endostapler or endoloops for securing the appendiceal stump in laparoscopic

appendectomy: a retrospective cohort study[J]. Surg Endosc, 2014, 28(2): 576–583.

[121] Lukish J, et al. Laparoscopic appendectomy in children: use of the endoloop vs the endostapler[J]. Arch Surg, 2007, 142(1): 58–61. discussion 62.

[122] Rakic M, et al. Analysis of endoloops and endostaples for closing the appendiceal stump during laparoscopic appendectomy[J]. Surg Today, 2014, 44(9): 1716–1722.

[123] Sajid MS, et al. Use of endo-GIA versus endo-loop for securing the appendicular stump in laparoscopic appendicectomy: a systematic review[J]. Surg Laparosc Endosc Percutan Tech, 2009, 19(1): 11–15.

[124] Safavi A, Langer M, Skarsgard ED. Endoloop versus endostapler closure of the appendiceal stump in pediatric laparoscopic appendectomy[J]. Can J Surg, 2012, 55(1): 37–40.

[125] Street D, et al. Simple ligation vs stump inversion in appendectomy[J]. Arch Surg, 1988, 123(6): 689–690.

[126] Niemineva K. The pioneer of operative gynecology in Finland[J]. Nord Med, 1970, 84(46): 1449–1452.

[127] Lavonius MI, et al. Simple ligation vs stump inversion in appendicectomy[J]. Ann Chir Gynaecol, 1996, 85(3): 222–224.

[128] van der Graaf YOH. Simple ligation better than invagination of the appendix stump; a prospective randomized study[J]. Ned Tijdschr Geneeskd, 1992, 136(31): 1525.

[129] Allemann P, et al. Prevention of infectious complications after laparoscopic appendectomy for complicated acute appendicitis–the role of routine abdominal drainage[J]. Langenbecks Arch Surg, 2011, 396(1): 63–68.

[130] Narci A, et al. Is peritoneal drainage necessary in childhood perforated appendicitis?–a comparative study[J]. J Pediatr Surg, 2007, 42(11): 1864–1868.

[131] Siribumrungwong B, et al. A systematic review and meta-analysis of randomised controlled trials of delayed primary wound closure in contaminated abdominal wounds[J]. World J Emerg Surg, 2014, 9(1): 49.

[132] Henry MC, Moss RL. Primary versus delayed wound closure in complicated appendicitis: an international systematic review and meta-analysis[J]. Pediatr Surg Int, 2005, 21(8): 625–630.

[133] Gurusamy KS, Cassar Delia E, Davidson BR. Peritoneal closure versus no peritoneal closure for patients undergoing non-obstetric abdominal operations[J]. Cochrane Database Syst Rev, 2013, 7, CD010424.

[134] Swank HA, et al. Is routine histopathological examination of appendectomy specimens useful? A systematic review of the literature[J]. Colorectal Dis, 2011, 13(11): 1214–1221.

[135] Carr NJ. The pathology of acute appendicitis[J]. Ann Diagn Pathol, 2000, 4(1): 46–58.

[136] Grimes C, et al. Appendiceal faecaliths are associated with right iliac fossa pain[J]. Ann R Coll Surg Engl, 2010, 92(1): 61–64.

[137] van den Broek WT, et al. A normal appendix found during diagnostic laparoscopy should not be removed[J]. Br J Surg, 2001, 88(2): 251–254.

[138] Phillips AW, Jones AE, Sargen K. Should the macroscopically normal appendix be removed during laparoscopy for acute right iliac fossa pain when no other explanatory pathology is found?[J]. Surg Laparosc Endosc Percutan Tech, 2009, 19(5): 392–394.

[139] Lee M, et al. The morbidity of negative appendicectomy[J]. Ann R Coll Surg Engl, 2014,

96(7)：517–520.

[140] Strong S, et al. How good are surgeons at identifying appendicitis? Results from a multi-centre cohort study[J]. Int J Surg, 2015, 15：107–112.

[141] Hamminga JT, et al. Evaluation of the appendix during diagnostic laparoscopy, the laparoscopic appendicitis score: a pilot study[J]. Surg Endosc, 2013, 27(5)：1594–1600.

[142] Shafi S, et al. Measuring anatomic severity of disease in emergency general surgery[J]. J Trauma Acute Care Surg, 2014, 76(3)：884–887.

[143] Gomes CA, et al. Laparoscopy grading system of acute appendicitis: new insight for future trials[J]. Surg Laparosc Endosc Percutan Tech, 2012, 22(5)：463–466.

[144] Gomes CA, et al. Lessons learned with laparoscopic management of complicated grades of acute appendicitis[J]. J Clin Med Res, 2014, 6(4)：261–266.

[145] Simillis C, et al. A meta-analysis comparing conservative treatment versus acute appendectomy for complicated appendicitis (abscess or phlegmon)[J]. Surgery, 2010, 147(6)：818–829.

[146] Mentula P, Sammalkorpi H, Leppaniemi A. Laparoscopic Surgery or Conservative Treatment for Appendiceal Abscess in Adults? A Randomized Controlled Trial[J]. Ann Surg, 2015, 262(2)：237–242.

[147] Weber DG, Di Saverio S. Letter to the Editor: Laparoscopic Surgery or Conservative Treatment for Appendiceal Abscess in Adults? Ann Surg, 2015.[Epub ahead of print].

[148] Hall NJ, et al. Is interval appendicectomy justified after successful nonoperative treatment of an appendix mass in children? A systematic review[J]. J Pediatr Surg, 2011, 46(4)：767–771.

[149] Deakin DE, Ahmed I. Interval appendicectomy after resolution of adult inflammatory appendix mass–is it necessary?[J]. Surgeon, 2007, 5(1)：45–50.

[150] Carpenter SG, et al. Increased risk of neoplasm in appendicitis treated with interval appendectomy: single-institution experience and literature review[J]. Am Surg, 2012, 78(3)：339–343.

[151] Sartelli M, et al. 2013 WSES guidelines for management of intra-abdominal infections[J]. World J Emerg Surg, 2013, 8(1)：3.

[152] Daskalakis K, Juhlin C, Pahlman L. The use of pre- or postoperative antibiotics in surgery for appendicitis: a systematic review[J]. Scand J Surg, 2014, 103(1)：14–20.

[153] Andersen BR, Kallehave FL, Andersen HK. Antibiotics versus placebo for prevention of postoperative infection after appendicectomy[J]. Cochrane Database Syst Rev, 2005, 3, CD001439.

[154] Mui LM, et al. Optimum duration of prophylactic antibiotics in acute non-perforated appendicitis[J]. ANZ J Surg, 2005, 75(6)：425–428.

[155] Allo MD, et al. Ticarcillin/clavulanate versus imipenem/cilistatin for the treatment of infections associated with gangrenous and perforated appendicitis[J]. Am Surg, 1999, 65(2)：99–104.

[156] Hopkins JA, Wilson SE, Bobey DG. Adjunctive antimicrobial therapy for complicated appendicitis: bacterial overkill by combination therapy[J]. World J Surg, 1994, 18(6)：933–938.

[157] Sartelli M, et al. Complicated intra-abdominal infections worldwide: the definitive data of the CIAOW Study[J]. World J Emerg Surg, 2014, 9：37.

[158] Sartelli M, et al. Antimicrobial management of intra-abdominal infections: literature's

guidelines[J]. World J Gastroenterol, 2012, 18(9): 865–871.

[159] Berne TV, et al. Meropenem versus tobramycin with clindamycin in the antibiotic management of patients with advanced appendicitis[J]. J Am Coll Surg, 1996, 182(5): 403–407.

[160] Taylor E, et al. Complicated appendicitis: is there a minimum intravenous antibiotic requirement? A prospective randomized trial[J]. Am Surg, 2000, 66(9): 887–890.

[161] Sawyer RG, et al. Trial of short-course antimicrobial therapy for intraabdominal infection[J]. N Engl J Med, 2015, 372(21): 1996–2005.

译者： （按姓氏首字母排序）
　　　　徐娜，中国人民解放军东部战区总医院急救医学科
　　　　郑楚发，汕头市中心医院普通外科
审校： 陈鑫，中国人民解放军东部战区总医院急救医学科

附录

表F1　准则声明

	LoE	GoR	声明
（一）临床评分系统的诊断效能			
1.1	1	A	Alvarado 评分（如截断分值 <5 分）足够敏感，即可排除急性阑尾炎（AA）
1.2	1	A	Alvarado 评分诊断急性阑尾炎（AA）缺乏足够的特异性
1.3	1	B	理想的（高敏感性及高特异性的）、临床实用的诊断评分系统/临床准则是未来进一步探索的重要领域
（二）影像检查的作用			
2.1	2	B	对于疑诊阑尾炎的患者，根据疾病的可能性、性别和年龄，推荐定制个性化治疗
2.2	2	B	影像学检查必须根据诸如AIR或Alvarado评分的风险分级而定
2.3	2	B	住院的低危患者，临床症状无改善或再次评分考虑可能患有阑尾炎时，需根据腹部CT检查结果以确定是否为阑尾炎
2.4	2	B	中危的患者有望从病情观察或规范的诊断性影像学检查中获益
2.5	2	B	高危患者（年龄<60岁）可能不需要术前影像学检查
2.6	3	B	标准的超声报告模板和超声三步序贯定位法有望提高总体准确性
2.7	2	B	如果条件允许，推荐对疑诊阑尾炎的孕妇行MRI检查
（三）单纯性阑尾炎的非手术治疗			
3.1	1	A	不愿手术治疗且能接受38%复发风险的非复杂性阑尾炎患者可以使用抗生素治疗
3.2	2	B	目前的证据支持先静脉应用抗生素，再转换为口服抗生素治疗
3.3	2	B	对于检查结果正常及没有异常症状的患者，阑尾炎可能性不大，但不能完全排除者时，建议如下：术前推荐应用横断层面影像学检查，手术治疗可选择腹腔镜手术。目前推荐的常规治疗方式尚证据不充分

续表F1

	LoE	GoR	声明
（四）阑尾切除手术时机及院内延迟			
4.1	2	B	对于非复杂性急性阑尾炎，短时间院内延迟手术（如12~24 h）是安全的，并不增加并发症和（或）穿孔率
4.2	2	B	非复杂性阑尾炎的手术治疗应尽可能缩短延迟时间（以减少患者痛苦等）
（五）手术治疗			
1. 剖腹或腹腔镜手术			
5.1.1	1	A	由于腹腔镜手术具有确切的优势，包括减少疼痛、手术部位感染（SSI）发生率低，住院时间缩短、更早地重返工作岗位并降低总费用等，因此，如果腹腔镜设备及专业技术条件允许，腹腔镜阑尾切除术应作为首选
5.1.2	2	B	腹腔镜手术对于肥胖、高龄或有合并症的患者有明确的优势，应优先考虑
5.1.3	2	B	尽管尚未显示出确切的优势，腹腔镜手术对于年轻男性患者是安全且可行的
5.1.4	1	B	对于妊娠期妇女，不应将腹腔镜入路作为阑尾切除术的首选，用于代替开放性手术
5.1.5	1	A	尚未发现儿童应用腹腔镜阑尾切除术有较大的获益，但它能降低住院时长和总发病率
5.1.6	3	B	对于复杂性阑尾炎，与剖腹手术相比，经验丰富的医生实施腹腔镜手术能使患者获益更多，成本—效益更佳
2. 脓肿的处理			
5.2	2	B	对于复杂性阑尾炎，与单纯吸引相比，腹腔灌洗没有任何优势
3. 腹腔镜阑尾切除术的技巧方法			
5.3.1	3	B	应用不同技术方法（单极电凝、双极电凝、金属夹、圈套器、Ligarsure和超声刀等）进行阑尾系膜切除在临床结局、LOS和并发症发生率方面没有临床差异
5.3.2	3	B	尽管需要累积经验及操作技巧去避免潜在的并发症（如出血）及热损伤，单极电凝及双极电凝是最具成本效益的技术
4. 阑尾残端的处理			
5.4.1	1	A	对于成人或儿童，应用腔内吻合器处理阑尾残端的临床效果不优于圈套器
5.4.2	3	B	当掌握相关技巧或积累一定的经验后，使用圈套器可能可以降低成本
5.4.3	2	B	无论是剖腹或腹腔镜手术，残端包埋没有比单纯结扎更有优势

续表F1

	LoE	GoR	声明
5.引流			
5.5.1	3	B	儿童复杂性阑尾炎患者并不推荐留置引流管
5.5.2	1	A	考虑到目前高质量证据的缺乏，对于成人穿孔性阑尾炎合并脓肿或腹膜炎的患者，术后是否留置引流管应慎重考虑。引流并未被证实能防止腹腔脓肿，且可能与延迟出院有关
6.切口缝合			
5.6	1	A	对于感染/不清洁术区，切口延期缝合并没有降低SSI的风险，并且，可能因开放性阑尾切除术后伤口被污染而增加住院时间
（六）术中阑尾炎分级评分系统及其临床应用			
6.1	2	B	阑尾切除标本的意外发现发生率低，但单纯术中诊断是不足以排除其他疾病的可能。从目前的证据看，常规组织病理学检查是必要的
6.2	4	C	目前尚缺乏权威的急性阑尾炎（AA）的组织分级系统，且该话题仍存在很多争议
6.3	2	B	外科医生对早期阑尾炎的宏观判断是不够准确的
6.4	4	C	对有症状的患者，如果阑尾"看起来正常"，且没发现其他能解释病情的疾病，推荐常规切除阑尾
6.5	2	B	我们推荐采取基于临床表现、影像学检查、术中探查情况的急性阑尾炎（AA）分级系统，有助于识别同质的患者，确定最佳的病情分级管理及比较治疗方式
（七）复杂性阑尾炎的非手术治疗：阑尾脓肿或阑尾蜂窝织炎			
7.1	2	B	如果条件允许的话，阑尾周围脓肿行经皮引流是除抗生素以外治疗复杂性阑尾炎的有效办法
7.2	1	A	非手术治疗作为阑尾炎合并蜂窝织炎或脓肿的一线治疗方案是合理的
7.3	2	B	对于手术经验丰富的外科医生，手术治疗急性阑尾炎（AA）合并蜂窝织炎或脓肿是非手术治疗的安全替代方案
7.4	1	A	对于成人及儿童，择期行阑尾切除不常规推荐应用
7.5	2	B	择期阑尾切除术推荐用于症状反复发作的患者
7.6	3	C	年龄>40岁的阑尾炎患者行非手术治疗后，应进行结肠筛查
（八）术前及术后抗生素的应用			
8.1	1	A	急性阑尾炎（AA）推荐术前常规应用广谱抗生素
8.2	2	B	非复杂性阑尾炎患者，不推荐术后应用抗生素治疗
8.3	2	B	复杂性急性阑尾炎推荐术后常规应用广谱抗生素
8.4	2	B	基于临床表现和实验室检查结果（如发热、白细胞计数），可停用抗生素治疗，但是成人患者一般推荐应用3~5 d的抗生素治疗

WSES指南4：腹腔感染（IAIs）的管理

Massimo Sartelli[1], Alain Chichom-Mefire[2], Francesco M. Labricciosa[3], Timothy Hardcastle[4], Fikri M. Abu-Zidan[5], Abdulrashid K. Adesunkanmi[6], Luca Ansaloni[7], Miklosh Bala[8], Zsolt J. Balogh[9], Marcelo A. Beltrán[10], Offir Ben-Ishay[11], Walter L. Biffl[12], Arianna Birindelli[13], Miguel A. Cainzos[14], Gianbattista Catalini[1], Marco Ceresoli[7], Asri Che Jusoh[15], Osvaldo Chiara[16], Federico Coccolini[7], Raul Coimbra[17], Francesco Cortese[18], Zaza Demetrashvili[19], Salomone Di Saverio[13], Jose J. Diaz[20], Valery N. Egiev[21], Paula Ferrada[22], Gustavo P. Fraga[23], Wagih M. Ghnnam[24], Jae Gil Lee[25], Carlos A. Gomes[26], Andreas Hecker[27], Torsten Herzog[28], Jae Il Kim[29], Kenji Inaba[30], Arda Isik[31], Aleksandar Karamarkovic[32], Jeffry Kashuk[33], Vladimir Khokha[34], Andrew W. Kirkpatrick[35], Yoram Kluger[36], Kaoru Koike[37], Victor Y. Kong[38], Ari Leppaniemi[39], Gustavo M. Machain[40], Ronald V. Maier[41], Sanjay Marwah[42], Michael E. McFarlane[43], Giulia Montori[7], Ernest E. Moore[44], Ionut Negoi[45], Iyiade Olaoye[46], Abdelkarim H. Omari[47], Carlos A. Ordonez[48], Bruno M. Pereira[23], Gerson A. Pereira Júnior[49], Guntars Pupelis[50], Tarcisio Reis[51], Boris Sakakhushev[52], Norio Sato[53], Helmut A. Segovia Lohse[40], Vishal G. Shelat[54], Kjetil Søreide[55,64], Waldemar Uhl[28], Jan Ulrych[56], Harry Van Goor[57], George C. Velmahos[58], Kuo-Ching Yuan[59], Imtiaz Wani[60], Dieter G. Weber[61], Sanoop K. Zachariah[62] and Fausto Catena[63]

[1]Department of Surgery, Macerata Hospital, Macerata, Italy; [2]Department of Surgery and Obstetrics/Gynaecology, Regional Hospital, Limbe, Cameroon; [3]Department of Biomedical Sciences and Public Health, Unit of Hygiene, Preventive Medicine and Public Health, Università Politecnica delle Marche, Ancona, Italy; [4]Trauma Service, Inkosi Albert Luthuli Central Hospital and Department of Surgery, Nelson R Mandela School of Clinical Medicine, Durban, South Africa; [5]Department of Surgery, College of Medicine and Health Sciences, UAE University, Al-Ain, United Arab Emirates; [6]Department of Surgery, College of Health Sciences, Obafemi Awolowo University, Ile-Ife, Nigeria; [7]General Surgery Department, Papa Giovanni XXIII Hospital, Bergamo, Italy; [8]Trauma and Acute Care Surgery Unit, Hadassah Hebrew University Medical Center, Jerusalem, Israel; [9]Department of Traumatology, John Hunter Hospital and University of Newcastle, Newcastle, New South Wales, Australia; [10]Department of General Surgery, Hospital San Juan de Dios de La Serena, La Serena, Chile; [11]Department of General Surgery, Rambam Health Care Campus, Haifa, Israel; [12]Acute Care Surgery at The Queen's Medical Center, John A. Burns School of Medicine, University of Hawai'i, Honolulu, USA; [13]Department of Surgery, Maggiore Hospital, Bologna, Italy; [14]Department of Surgery, Hospital Clínico Universitario, Santiago de Compostela, Spain; [15]Department of General

Surgery, Kuala Krai Hospital, Kuala Krai, Kelantan, Malaysia; [16]Emergency Department, Niguarda Ca' Granda Hospital, Milan, Italy; [17]Department of Surgery, UC San Diego Medical Center, San Diego, USA; [18]Emergency Surgery Unit, San Filippo Neri's Hospital, Rome, Italy; [19]Department of Surgery, Tbilisi State Medical University, Kipshidze Central University Hospital, T'bilisi, Georgia; [20]Shock Trauma Center, University of Maryland School of Medicine, Baltimore, USA; [21]Department of Surgery, Pirogov Russian National Research Medical University, Moscow, Russian Federation; [22]Department of Surgery, Virginia Commonwealth University, Richmond, VA, USA; [23]Division of Trauma Surgery, Department of Surgery, School of Medical Sciences, University of Campinas (Unicamp), Campinas, SP, Brazil; [24]Department of General Surgery, Mansoura Faculty of Medicine, Mansoura University, Mansoura, Egypt; [25]Department of Surgery, Yonsei University College of Medicine, Seoul, Republic of Korea; [26]Department of Surgery, Hospital Universitário Terezinha de Jesus, Faculdade de Ciências Médicas e da Saúde de Juiz de Fora, Juiz de Fora, Brazil; [27]Department of General and Thoracic Surgery, University Hospital Giessen, Giessen, Germany; [28]Department of Surgery, St. Josef Hospital, Ruhr University Bochum, Bochum, Germany; [29]Department of Surgery, Ilsan Paik Hospital, Inje University College of Medicine, Goyang, Republic of Korea; [30]Division of Acute Care Surgery and Surgical Critical Care, Department of Surgery, Los Angeles County and University of Southern California Medical Center, University of Southern California, Los Angeles, CA, USA; [31]Department of General Surgery, Faculty of Medicine, Erzincan University, Erzincan, Turkey; [32]Clinic for Emergency Surgery, Medical Faculty University of Belgrade, Belgrade, Serbia; [33]Department of Surgery, Assia Medical Group, Tel Aviv University Sackler School of Medicine, Tel Aviv, Israel; [34]Department of Emergency Surgery, Mozyr City Hospital, Mozyr, Belarus; [35]Departments of Surgery, Critical Care Medicine, and the Regional Trauma Service, Foothills Medical Centre, Calgary, Alberta, Canada; [36]Department of General Surgery, Division of Surgery, Rambam Health Care Campus, Haifa, Israel; [37]Department of Primary Care and Emergency Medicine, Kyoto University Graduate School of Medicine, Kyoto, Japan; [38]Department of Surgery, Edendale Hospital, Pietermaritzburg, Republic of South Africa; [39]Abdominal Center, University Hospital Meilahti, Helsinki, Finland; [40]II Cátedra de Clínica Quirúrgica, Hospital de Clínicas, Facultad de Ciencias Medicas, Universidad Nacional de Asuncion, Asuncion, Paraguay; [41]Department of Surgery, University of Washington, Seattle, WA, USA; [42]Department of Surgery, Pt BDS Post Graduate Institute of Medical Sciences, Rohtak, India; [43]Department of Surgery, Radiology, University Hospital of the West Indies, Kingston, Jamaica; [44]Department of Surgery, University of Colorado, Denver Health Medical Center, Denver, CO, USA; [45]Department of Surgery, Emergency Hospital of Bucharest, Bucharest, Romania; [46]Department of Surgery, University of Ilorin, Teaching Hospital, Ilorin, Nigeria; [47]Department of Surgery, King Abdullah University Hospital, Irbid, Jordan; [48]Department of Surgery and Critical Care, Universidad del Valle, Fundación Valle del Lili, Cali, Colombia; [49]Division of Emergency and Trauma Surgery, Ribeirão Preto Medical School, Ribeirão Preto, Brazil; [50]Department of General and Emergency Surgery, Riga East University Hospital 'Gailezers', Riga, Latvia; [51]Emergency Post-operative Department, Otavio de Freitas Hospital and Hosvaldo Cruz Hospital, Recife, Brazil; [52]General Surgery Department, Medical University, University Hospital St George, Plovdiv, Bulgaria; [53]Department of Aeromedical Services for Emergency and Trauma Care, Ehime University Graduate School of Medicine, Ehime, Japan; [54]Department of General Surgery, Tan Tock Seng Hospital, Tan Tock Seng, Singapore; [55]Department of Gastrointestinal Surgery, Stavanger University Hospital, Stravenger, Norway; [56]First Department of Surgery - Department of Abdominal, Thoracic Surgery and Traumatology, General University

Hospital, Prague, Czech Republic; [57]Department of Surgery, Radboud University Medical Center, Nijmegen, The Netherlands; [58]Trauma, Emergency Surgery, and Surgical Critical Care Harvard Medical School, Massachusetts General Hospital, Boston, USA; [59]Trauma and Emergency Surgery Department, Chang Gung Memorial Hospital, Taoyuan City, Taiwan; [60]Department of Surgery, Sheri-Kashmir Institute of Medical Sciences, Srinagar, India; [61]Department of Trauma Surgery, Royal Perth Hospital, Perth, Australia; [62]Department of Surgery, Mosc Medical College, Kolenchery, Cochin, India; [63]Department of Emergency Surgery, Maggiore Hospital, Parma, Italy; [64]Department of Clinical Medicine, University of Bergen, Bergen, Norway.

原文：腹腔感染管理的全球观点：2017腹腔感染管理WSES指南（The management of intra-abdominal infections from a global perspective: 2017 WSES guidelines for management of intra- abdominal infections）

摘要：腹腔感染（intra－abdominal infections，IAIs）是常见的外科急症，有报道显示其为全世界急诊科非创伤性死亡的主要原因。IAIs有效治疗的基础是早期识别、充分控制病因以及恰当的抗微生物治疗。进行性脓毒症患者的快速复苏是极为重要的。在世界各地的医院中，由于不接受或缺乏容易理解的循证实践指南而导致IAIs患者的总体预后较差。这篇文章的目的是提高IAIs治疗的全球标准并对2013年WSES腹腔感染管理指南进行更新。

关键词：腹腔感染；脓毒症；腹膜炎；抗生素

一、背景

全球急诊外科的负担不容忽视，而且它似乎还在不断增长。在全世界健康部门的关注下急诊服务和急诊外科治疗有较大的差距，为了促进全世界在急诊外科资源配置最优化方案方面的交流，需要注意一些问题。虽然国内及各国之间在外科的疾病谱上存在差异，紧急情况下"必要"的手术和麻醉应被视为一组可以被普及的核心服务[1-3]。特别是对于中低收入国家的农村地区而言，存在巨大的挽救生命和预防残疾的外科服务缺口[4-6]。此外，许多医院还存在循证实践应用的障碍，这可能会导致医务人员对国际指南的总体依从度较低，使得指南实际上对于大多数人没有实用价值[7-8]。

复杂性腹腔感染（complicated intra-abdominal infections，cIAIs）是患者发病率和死亡率的重要因素，尤其是在感染处理不当的时候。一项最近的多中心观察性研究纳入了全世界132家医疗机构，在4个月的时间（2014年10月—2015年2月）内共统计了4 553名cIAIs患者[1]。该研究所报告的总体死亡率为9.2%（416/4533）。

这些指南的目的是基于IAIs管理的国际循证共识，由一个专家小组合作制定，以期完善全世界IAIs管理的标准。

二、方法

该指南由临床专家小组通过国际合作和讨论制定，并在急诊外科领域中进行实践。指南共识由世界急诊外科学会协调和推动，是该专题2013版WSES

表1　Guyatt等建议、评估、发展和评价分级（GRADE）的证据等级

建议级别	风险/利益清晰度	支持证据的质量	含义
1A 强烈建议，高质量的证据	利益显著高于风险和负担，反之亦然	没有重要局限的RCTs，或来自观察性研究的压倒性证据	强烈建议，在大部分情况下，无条件适用于大部分的患者
1B 强烈建议，中等质量的证据	利益显著高于风险和负担，反之亦然	存在重要局限的RCTs（不一致的结果、方法上的缺陷、间接的分析、或不精确的结论）或来自观察性研究的非常有力的证据。	强烈建议，在大部分情况下，无条件适用于大部分的患者
1C 强烈建议，低质量，或极低质量的证据	利益显著高于风险和负担，反之亦然	观察性研究或临床病例分析	强烈建议，但是当质量更高的证据出现时容易发生改变
2A 弱建议，高质量的证据	利益与风险和负担接近平衡	没有重要局限的RCTs，或来自观察性研究的压倒性证据	弱建议，最佳行为可能因患者、治疗环境或社会价值而有所不同
2B 弱建议，中等质量的证据	利益与风险和负担接近平衡	存在重要局限的RCTs（不一致的结果，方法上的缺陷，间接分析，或不精确的结论）或来自观察性研究的非常有力的证据	弱建议，最佳行为可能因患者、治疗环境或社会价值而有所不同
2C 弱建议，低质量，或极低质量的证据	对利益、风险和负担的估计不确定；利益、风险和负担可能接近平衡	观察性研究或临床病例分析	极弱建议，替代疗法可能同样合理并值得考虑

指南的更新。

声明是依据Guyatt及其团队的关于评估、进展和预后分级（GRADE）的证据等级来进行制定和分级的[9]，列于表1。

三、结果

（一）脓毒症的控制原则

cIAIs有效治疗的要素包括如下几个方面：①立即诊断；②充分复苏；③早期启动恰当的抗微生物治疗；④早期和有效的控制病因；⑤重新评估临床反应并适当地调整处置策略。

腹腔脓毒症表现为宿主对于IAIs的系统性炎症反应。脓毒症是一种病情可以进展为不同严重程度的动态过程[10-11]。脓毒症患者的炎症反应取决于引发的病原体以及宿主状态（基因特性和并存的疾病），局部、区域以及系统水平的不同反应[11]。若置之不理，可能导致一个或多个重要器官或系统的功能损伤。按之前的定义，疾病的严重程度和固有死亡率从脓毒症、严重脓毒症、脓毒性休克，直至多器官功能衰竭逐步递增。然而，病因谱的差异，以及患者的因素，包括年龄、并存的疾病等，使得患者与患者之间存在脓毒症病程的差异。最近一项胃十二指肠溃疡穿孔患者的连续人群队列调查研究的最新数据提示了年龄的重要性，该研究表明80岁以上和90岁以上的胃十二指肠穿孔患者较少出现腹膜炎体征，且仅有轻度的炎症反应[12]。HIV患者，通常在撒哈拉沙漠以南非洲，由于HIV感染影响脓毒症发病机制中的若干免疫组成部分，容易发展为脓毒症的风险较高的人群[13]。HIV由于预先存在免疫系统激活耗竭而导致侵袭性感染的易感性增加并对脓毒症的发病机制产生影响[14]，即使HIV感染患者在抗逆转录疗法治疗下进行主要腹部手术方面已取得令人鼓舞的成果，但他们相对那些HIV阴性的个体而言效果仍然较差[15]。

3.0版本的脓毒症和脓毒性休克定义国际共识（Sepsis-3）近期已发布[16]并更新了之前的定义[17-18]。脓毒症的定义为宿主对感染的反应失调导致危及生命的器官功能障碍。器官功能障碍可由继发性（感染相关）器官衰竭评估（SOFA[1]）得分2分或以上来表示。脓毒性休克的定义为脓毒症的一个子类，可以通过在非低血容量情况下需要升压药将平均动脉压维持在65 mmHg以上，以及血清乳酸水平大于2 mmol/L（>18 mg/dL）来进行临床鉴别。严重脓毒症的定义目前是多余的。新的脓毒症定义提示以下3项变异因素中至少具有2项的患者易出现脓毒症不良结局：Glasgow昏迷量表评分13分或以下，收缩压在100 mmHg及以下，呼吸频率22/min或以上（快速SOFA即qSOFA），并且

---

[1] SOFA：Sequential Organ Failure Assessment，序贯器官衰竭评分。

表2 SOFA评分

PaO$_2$/FiO$_2$（mmHg）	SOFA评分
<400	1
<300	2
<200并机械通气	3
<100并机械通气	4
Glasgow昏迷量表	
13~14	1
10~12	2
6~9	3
<6	4
平均动脉压或需要使用血管活性药物	SOFA评分
MAP<70 mmHg	1
dop≤5或dob（任何剂量）	2
dop>5或epi≤0.1或nor≤0.1	3
dop>15或epi>0.1或nor>0.1	4
胆红素（mg/dl）[μmol/L]	
1.2~1.9 [>20~32]	1
2.0~5.9 [33~101]	2
6.0~11.9 [102~204]	3
>12.0 [>204]	4
血小板×10^3/μl	
<150	1
<100	2
<50	3
<20	4
肌酐（mg/dl）[μmol/L]（或尿量）	
1.2~1.9 [110~170]	1
2.0~3.4 [171~298，305]	2
3.5~4.9 [300~440]（或<500 mL/d）	3
>5.0 [>440]（或<200 mL/d）	4

qSOFA阳性的患者应当具有脓毒症SOFA评分（表2）的临床特点。SOFA评分于1996年由欧洲重症监护医学会脓毒症相关问题工作组[19]提出，以客观地描述器官功能障碍随时间的变化情况以及重症监护室（ICU）脓毒症患者的发病率。相关临床试验已证明它是估计危重患者ICU住院后前几天内预后的一个良好指标[20]。

关于脓毒症新定义的一些不足已被报道[21]。

自1991年初次分类[17]脓毒症、严重脓毒症、脓毒性休克的定义，虽然有失准确，但为临床医生在临床处理时提供了一个有用的框架，强调了需要早期识别。脓毒症的新定义中包含了已出现的器官衰竭，所以失去了其预测的潜力，并且可能阻碍脓毒症的早期识别和早期处理，弱化最容易治疗的早期干预阶段，导致延误诊断的风险增加。早期识别脓毒症是脓毒症管理的一个普遍原则，且对于中低收入国家尤为重要，因为提高危重患者医疗质量的侧重点是不同的。

在资源配置较低的情况下救治危重疾病的负担是很困难的。在这些情况下，一个强有力的能够快速识别危重患者，并将其立即转移到急诊监护病房的分诊系统是急救服务的重要组成部分[22]。

此外，在世界上的许多地区，进行深入研究的资源有限，因此，全世界所有提高脓毒症医疗质量的努力都应将重点放在能够基于体格检查结果就可以识别需要重症监护的患者的简易诊断标准。在这些情况下，一种可行的、低成本的、能够快速识别需要紧急护理的患者的方法是至关重要的。

Sepsis-3定义引入了快速SOFA（qSOFA）的理念，来作为鉴别重症监护病房内外医院死亡风险较高患者的方法。然而，qSOFA不能定义脓毒症并且新的脓毒症定义建议用SOFA评分升高2分或以上来表示器官功能障碍。SOFA评分可能并不是任何地方都能得到，尤其是氧分压，需要行动脉血气检测。

早期预警评分利用的是生理的、易于测量的参数，评估生理参数如血压、脉率、呼吸频率、体温、血氧饱和度，以及意识水平[23]。

对于存在IAIs的患者而言，与腹部症状和体征如腹痛、腹肌紧张相关的早期预警评分可以筛查出需要立即紧急手术的患者。

最后，尽管一些持续性脓毒症的患者在发病或临床治疗过程中可能不存在乳酸水平升高[24-25]，但仍建议将乳酸检测作为脓毒症患者初始评估的重要组成部分。乳酸水平升高（即使>4 mmol/L）也不再作为定义脓毒症的器官功能障碍标准的一部分。根据脓毒症的新定义，高乳酸水平应当作为定义脓毒性休克的标准之一。

早期识别存在持续性腹腔感染的患者是有效治疗的一个必要步骤。立即实施经静脉液体复苏对于持续性脓毒症的患者而言是关键的。这一初始复苏应当依据临床反应来设定滴定速度，而不应单独遵循设定的方案。血管活性

药物可以用于增强和辅助液体复苏，尤其是当单用该疗法失败时。（LoE 1；GoR A）

来自WISS研究的数据表明死亡率明显受到脓毒症的影响——脓毒症状态下的死亡率为：无脓毒症患者的死亡率为1.2%，单纯脓毒症患者的死亡率为4.4%，严重脓毒症患者的死亡率为27.8%，脓毒性休克患者的死亡率为67.8%[1]。

早期识别持续性脓毒症患者并纠正潜在的微血管功能障碍可以改善患者的预后。如果没有得到纠正，微血管功能障碍可能会导致全身组织缺氧及直接组织损伤，最终器官功能衰竭[26]。

液体疗法改善微循环灌注并增加心输出量，是脓毒症患者治疗的重要组成部分。晶体液由于其耐受性较好并且廉价易得，应作为首选[27]。应当将其迅速输入以诱导快速反应，但不应输注过快以避免人为地导致应激反应。当容积负荷没有获得相应的组织灌注改善时，应当中断输注。出现肺底湿啰音可能表明液体超负荷或心脏功能受损。最近，有建议使用超声下腔静脉直径（IVC）测量来作为指导复苏方案的方法[28]。

拯救脓毒症运动（surviving sepsis campaign，SSC）是一项由重症监护医学会和欧洲重症医学会联合协作的项目，致力于自2002年开始减少全世界严重脓毒症和脓毒性休克的死亡率。在2012年，SSC更新了它的指南。SSC的指南被全世界许多医院作为严重脓毒症和脓毒性休克患者处理的标准[29]。然而，在中低收入国家中实施SSC指南的可能性受到了质疑，应当强调用简单和低廉的标准化实验室检查来获得准确的诊断、预后和治疗反应监测[30-31]。一项在麻醉医生中开展的匿名问卷式横断面调查研究表明：大部分近期的SSC指南由于缺乏必要的医院设施、设备、药品和耗材，而不能在非洲，尤其是在撒哈拉沙漠以南的非洲实施[32]。

2016版拯救脓毒症运动脓毒症和脓毒性休克管理国际指南[33]已于近期发表。之前该指南更新的目的在通过提供恰当的高容量复苏来处理脓毒症的早期低容量阶段，目标中心静脉压8~12 mmHg，平均动脉压（Mean Arterial Pressure，MAP）>65 mmHg，尿量>0.5 mL/（kg·h），中心静脉（上腔静脉）氧饱和度>70%或混合静脉氧饱和度>65%。自第一版指南发布以来，初始复苏的基本理念即为早期目标导向治疗MAP，由Rivers于2001年提出，他报道对于因严重脓毒症和脓毒性休克来到急诊科的患者，若他们获得6 h的特效EGDT复苏治疗，则死亡率较低[34]。近期随机对照试验（ProCESS、ARISE以及ProMISe试验[2]）的结果[35-37]对River的复苏方案的结果提出了质疑，它们发现在急诊科的早期脓毒性休克患者使用早期目标导向疗法与常规治疗相比，死

---

[2] ProCESS、ARISE以及ProMISe试验：即早期感染性休克临床路径三大经典研究。

亡率并没有减少。

这些数据表明早期鉴别和立即实施静脉补液是必要的。然而，立即复苏不应基于提前设定的方案，而应建立在临床效果的终点之上。

低血压是灌注不充分最常见的指标。SSC主张在治疗的最初6 h内MAP目标值为65 mmHg。它被一项随机对照试验"脓毒症和平均动脉压"（SEPSISPAM）所证实，该试验对比了脓毒性休克患者的高低MAP目标。它证明对于接受复苏治疗的患者而言，目标平均动脉压为80~85 mmHg，与65~70 mmHg相比，在28 d和90 d时的死亡率并没有显著差异[38]。

尤其是对于需要急诊外科干预的腹腔脓毒症患者，过于积极的液体复苏可能使腹腔内压力增加，加重炎症反应，导致发生并发症的风险增加[39-40]。感染性休克的患者在进行液体灌注复苏的过程中，肠道水肿和闭合腹壁会导致腹腔内高压，腹腔间隔室综合征，进而改变肺、心血管、肾、内脏和中枢神经系统的生理，造成极高的发病率和死亡率。监测液体容积输注的临床终点应包括平均动脉压、皮肤颜色和毛细血管充盈、精神状态或尿量。中心静脉通路可能有助于监测中心静脉压。而更加简便的非侵入性的设备，如组织灌注监测器可能更加实用，但尚未被广泛使用。使用超声波反复测量IVC直径可以作为确定液体需要量的一种简单而有效的方法[28]。

如果液体复苏改善血流失败，或在补液后存在持续低血压，应当使用血管活性药物来恢复器官灌注。这些药物应当在全世界都可以获得。血管增压药物和正性肌力药物正在逐渐变为脓毒症治疗的基石。它们对心脏和血管平滑肌有激动和抑制的作用，还有重要的代谢、中枢神经系统，以及突触前自主神经系统效应。血管活性药物相对液体灌注的最佳应用时机备受争议。最近，在一项包含2 849例脓毒性休克患者的大型多中心回顾性分析中，研究人员发现当血管活性药物延迟1 h或在休克发生后1~6 h内输注时死亡率最低[41]。去甲肾上腺素是目前发生脓毒性休克时纠正低容量性休克的一线血管活性药物[29]。去甲肾上腺素较多巴胺更为有效，并且对脓毒性休克的患者逆转低血压更有效[29]。多巴胺更容易导致心动过速，并且较去甲肾上腺素更容易导致心律失常，作为去甲肾上腺素的一种替代性血管活性药物，它应当仅在发生心动过速风险较低及绝对或相对性心动过缓的患者身上使用。

多巴酚丁胺是一种用于治疗脓毒性休克的正性肌力药物，可以提高心输出量、脑卒中指数和氧输送量（DO_2，Deliver O_2）。建议当出现心脏灌注压升高和低心排出量等心功能不全症状时，将其应用于前期已存在的血管加压治疗中。然而，多巴酚丁胺可能将DO_2升高至正常水平以上，并且对于危重患者，在脓毒性休克治疗的安全性上会引起严重的问题。因为多巴酚丁胺直接刺激β-1肾上腺素受体，更容易导致心动过速和心律失常的问题。

对于中低收入国家而言，选择注射肾上腺素作为正性肌力药物是可以接受的，因为它是现成、廉价的，并且已经证明在脓毒性休克的治疗效果上与去甲肾上腺素疗效近似[42]。

增加全世界对血管活性药物的可获得性，并更好地理解它们的使用指征、药效学，以及重要的不良反应对于全世界抗击脓毒性休克是必不可少的。

（二）诊断

应当使用从临床和实验室检查，到影像学检查递增的诊断方法，并依据医院资源进行适当的修改。（LoE 1；GoR B）

IAIs的诊断主要基于临床评估。典型表现为来到急诊科的患者伴随腹部疼痛和系统性炎症反应，包括发热、心动过速和呼吸急促等。腹肌紧张提示存在腹膜炎。低血压和低灌注的症状（如乳酸性酸中毒、少尿和急性精神状态改变）是脓毒症持续并加重的表现。

在世界上许多国家，大部分弥漫性腹膜炎的患者仍然因耽搁而无法及时送到医院。这一情况降低了全球腹腔感染的存活率[8]。在资源有限的医院急诊科，IAIs的诊断主要依靠临床，由基本的实验室检验如全血计数（完整血细胞计数）来支持。如果可能的话，超声影像学有时可被用来协助诊断。因此，临床医生必须通过仔细检查症状和体征来提高临床诊断水平。在中低收入国家的农村和偏远地区，影像诊断经常是不够的，并且在某些情况下，是完全缺乏的[43]。近年来，得益于超声仪器变得更加小巧、可靠和廉价，超声在全世界的使用正在逐渐增加[44]。超声检查的结果是可以重复的，并且容易被重复，但其程度依赖于使用者的技术水平，因此，应当考虑到检查者经验因素在诊断的准确性和可靠性中的作用。

在中低收入国家的农村地区，在CT检查难以开展的情况下，腹部X线平片和超声可以帮助鉴别和诊断外科急症，其成本效益率较高，使得资源可以得到有效地利用[45-46]。

CT可能十分有用，尤其是当诊断无法确定时。在高收入国家，它已成为金指标。在2006年，一项由Doria等实施的Meta分析表明在针对儿童和成人急性阑尾炎的研究中，CT图像的敏感性和分辨率显著高于超声[47]。

有研究者提出在急性阑尾炎和急性憩室炎中，当超声结果不确定或为阴性时，再进一步使用CT的分阶段解决方案[48-51]。

（三）感染源控制

控制感染源的时机和充分性在腹腔感染的处理中尤为重要；不及时和/或不完全的操作步骤可能造成严重的后果，尤其对于危重患者而言。

IAIs包括一些不同的病理状态，通常分为单纯性和复杂性IAIs[52]。单纯性

IAIs感染的范围仅包含单个器官且不侵犯腹膜。这一类型感染的患者可行外科感染源控制或仅单用抗生素。cIAIs感染范围扩散到器官之外，并引起局限性或弥漫性腹膜炎。复杂性腹腔感染患者的治疗方法包括感染源控制和抗生素治疗。

腹膜炎被分为原发性、继发性和三型腹膜炎[52]。原发性腹膜炎为弥漫性细菌感染，没有丧失胃肠道的完整性，外科探查时没有可鉴别的感染源，这一型比较罕见，主要发生于婴儿和低龄儿童，以及肝硬化的患者。继发性腹膜炎是腹膜炎中最常见的类型，是由于胃肠道完整性丧失或感染脏器导致的急性腹膜感染。它由胃肠道穿孔引起（如十二指肠溃疡穿孔）或由感染的腹腔内脏器直接侵犯引起（如坏疽性阑尾炎）。吻合口裂开是术后继发性腹膜炎的常见原因。三型腹膜炎是在原发性腹膜炎或继发性腹膜炎之后腹腔的反复感染。它是继发性腹膜炎的并发症，可被称为"进行性腹膜炎"或"持续性"腹膜炎[53-54]。

作为一个普遍的规律，明确的感染源应当尽快被完全控制。然而，控制感染源需要全身麻醉，在世界上的一些区域还无法获得。在许多的农村地区，患者必须集中到城镇地区就医，由于交通不便等原因会耽搁大量的时间。而且，干预措施的及时性也受临床症状演变的紧急程度所影响。

感染源控制包括所有消灭感染来源的措施，减少细菌定植，并控制或纠正解剖紊乱以恢复正常的生理功能[55-56]。初步的干预目标包括：①确定腹膜炎的原因；②收集引流液；③控制腹腔感染源。这项工作一般包括引流脓肿或收集感染液体，清除坏死或感染的组织，以及最终控制感染源。可以通过外科手术或非手术的手段来控制脓毒症感染源。如果可行，非手术的干预方法是指脓肿经皮穿刺引流。经过选择的患者在超声和CT引导下经皮穿刺引流腹部和腹膜外脓肿是安全有效的[57-61]。手术感染源控制包括切除或缝合病变和穿孔的脏器（如憩室穿孔、胃十二指肠穿孔），切除感染器官（如阑尾、胆囊），清除坏死组织，切除缺血的肠段，并用肠道一期吻合或旷置术来修复/切除创伤性穿孔。

近年来，腹腔镜在腹腔感染的诊断和治疗中得到了越来越广泛的认可。腹腔镜治疗腹膜炎的方法在许多紧急情况下是可行的。它的优点是：可以通过一个微创腹部入路来同时进行充分的诊断和适当的治疗[62]。然而，由于气腹引起腹内压增高，腹腔镜对危重患者可能产生负面影响，导致酸碱失衡，以及心血管和肺的生理变化[40]。由于一些原因，腹腔镜手术在世界上的许多地区仍然不常见，其中最主要的原因是费用问题。在这些国家，初级卫生保健问题的负担所带来的挑战，限制了政府对现代化三级医疗设施发展的支持，腹腔镜手术只在少数的三级医院开展。应当鼓励这些国家开展创新的外科医生训练项目和开发低成本的设备[63]。一些研究聚焦于在资源贫乏的国家开展腹腔镜手术的可行性，以及如何克服其所涉及的挑战[64-66]。

腹膜炎在世界各地区表现出广泛的流行病学地域差异和不同的疾病谱。表3总结了最近WISS国际研究的感染来源[1]。

表3　全世界132家医院4 553例患者的感染来源（2014.10.15—2015.2.15）[1]

感染来源	数量（%）
阑尾炎	1553（34.2）
胆囊炎	837（18.5）
术后	387（8.5）
结肠非憩室性穿孔	269（5.9）
胃十二指肠穿孔	498（11）
憩室炎	234（5.2）
小肠穿孔	243（5.4）
其他	348（7.7）
盆腔炎（PID）	50（1.1）
创伤后穿孔	114（2.5）
总数	4553（100）

（四）急性阑尾炎

急性阑尾炎既是全世界最常见的普通外科急症，也是腹腔内脓肿最常见的原因。WISS研究确认急性阑尾炎是腹腔内脓肿最常见的原因，且大约1/3为复杂性感染[1]。有趣的是，急性阑尾炎的发病率差别很大：通常认为在撒哈拉沙漠以南的非洲、亚洲的许多地区，以及拉丁美洲发病率都较低。这种情况曾被认为在世界上许多地区是罕见的，但由于生活方式和饮食习惯的改变，现在似乎城镇中心以及中低收入国家的病例都在逐渐增加[65]。但是，由于医疗记录保存不完善以及人口普查结果不可靠，世界上许多国家阑尾炎的真实发病率仍不清楚。在2015年，一项在南非持续4年的回顾性研究报道在彼得马里茨堡范围内有超过一半（56%）的患者来自城市区域，余下的44%来自农村区域[66]。从疾病发生直至最终治疗的中位时间为4 d。60%的阑尾炎发生穿孔并且与腹腔内污染相关。40%的患者需要再次手术来控制腹腔内脓毒症。10%的患者需要进入重症监护病房。医院停留时间总体中位数为5 d，死亡率为1%。农村患者的中位时间更长（3 d vs. 5 d，P<0.001），并且与穿孔和严重腹腔内脓毒症相关性更高（19% vs. 71%，P<0.001）。

依据它们的宏观及微观表现与临床的相关性，阑尾炎的自然病程被描述为3个阶段：①正常阑尾；②单纯性急性阑尾炎；③复杂性阑尾炎[67]。急性阑尾炎相关的高发病率和偶发死亡率与患者延迟就诊或临床医生延误诊断有关。这些延误可能导致诸如坏疽、穿孔、阑尾脓肿和腹膜炎等并发症，这些都将延长住院时间，增加治疗费用。

不幸的是，阑尾炎的临床表现常常不一致。虽然对于症状和体征典型的患者而言，临床诊断可能是明确的，但是不典型表现可能会导致治疗延误。因此，目前有一些旨在评估急性阑尾炎诊断的临床可能性的诊断评分系统。这些评分系统的发展可能有助于诊断，通过简便适用的临床标准和简单的实验室检查来为诊断可能性评分，使患者获益。在1986年，Alvarado发表了急性阑尾炎的早期诊断方法[68]。得分为5~6分与急性阑尾炎诊断不矛盾，得分7~8分表示可能为阑尾炎，得分9~10分表示阑尾炎的可能性非常大。在急性阑尾炎初始评估阶段唯一需要做的实验室检查是全血细胞计数以确定是否存在核左移或中性粒细胞分类升高（超过75%）[69]。最近引入的阑尾炎炎症反应（AIR[3]）评分在设计时合并了C反应蛋白水平，并且它是在一个可疑急性阑尾炎的患者队列上前瞻性开发和验证的。它是建立在与Alvarado评分类似的数值之上，但它同时也包含了C反应蛋白作为新的变量[70]。

最近，WSES发布了急性阑尾炎的诊断和治疗指南[71]。

1. 阑尾切除术仍然是急性阑尾炎的治疗首选。抗生素治疗对单纯性急性阑尾炎的患者而言是一种首要的安全治疗方法，但是由于它复发率高且长期效果较差，很可能需要CT检查来确认单纯性阑尾炎的诊断。（LoE 1；GoR A）

单用抗生素治疗早期、非穿孔性阑尾炎患者可能有效，即使存在复发的风险[71-72]。最近发表在JAMA的APPAC（抗生素治疗对比阑尾切除术用于单纯性急性阑尾炎的治疗）试验中[73]，共纳入了530例经CT扫描确认的单纯性阑尾炎患者（257例行抗生素治疗，273例行阑尾切除术），抗生素组报道的1年复发和阑尾切除率为27%。虽然抗生素治疗在经过选择的单纯性阑尾炎患者中可能取得成功，但是复发的风险限制了这一治疗方案的应用。除了复发率高之外，需要额外使用CT来确认诊断使得这一方法进一步复杂化[74]。最后，在这个抗生素耐药的时代，抗生素的过度使用应当被限制。由于这些原因，阑尾切除术在各种国际指南中仍然是世界各地急性阑尾炎治疗的金标准[75]。

2. 开放和腹腔镜阑尾切除术都是急性阑尾炎可以选择的外科治疗方法。（LoE 1；GoR A）

腹腔镜手术的出现改变了高收入国家急性阑尾炎的外科治疗方式。相

---

[3] AIR：阑尾炎炎症反应评分，共7项指标，分为低危、中危、高危。

反，在世界上许多地区，初级保健负担所带来的挑战限制了对现代三级医疗设施发展的支持力度，只有少数几家三级医院开展了腹腔镜手术。在过去的几年中，已发表了一些关于腹腔镜阑尾切除术专题的前瞻性随机研究、Meta分析和系统性回顾。腹腔镜阑尾切除术安全有效，但开放性手术仍然具有优势，尤其在发生手术后腹腔内脓肿的可能性方面。在Li等所进行的一项Meta分析中[76]，包含了44项随机对照试验，共5 292例患者，腹腔镜阑尾切除术（laparoscopic appendectomy，LA）较开放性阑尾切除术（open appendectomy，OA）具有显著的优势，包括住院时间较短，术后疼痛较轻，术后恢复较快，以及较低的并发症发生概率。然而，LA腹腔内脓肿、术中出血和尿道感染的发生率轻度升高。Sauerland等实施了一项包含67项研究的Meta分析，其中56项将成人LA（包含或不包含诊断性腹腔镜）和OA进行了对比，LA术后发生伤口感染的概率较OA低，但是腹腔内脓肿的概率较高[77]。在2010年发表的一份前瞻性研究中，Tzovaras等发现男性患者LA和OA术后住院时间并没有显著差异。对于男性，腹腔镜阑尾切除术需要更长的时间，并且与OA相比没有明显优势[78]。

3. 阑尾周围脓肿的患者可在具备诊断和放射介入条件的外科区域行影像引导下经皮穿刺引流治疗。当经皮穿刺引流无法实施时，建议手术。（LoE 1；GoR B）

有大约10%的患者，会诊断为阑尾周围脓肿和炎性蜂窝织炎。这在延误诊断的情况下更常遇见。复杂性阑尾炎的临床特点如肿块和脓肿可能包括发热、心动过速、触及肿块，以及压痛和反跳痛范围扩大。外科处理方法各异，因为这些病例中的一部分在急诊情况下会演变为回盲部切除或右半结肠切除[79]。近年来，已报道在行保守治疗后，阑尾炎合并脓肿和/或肿块的患者成功率高达76%~97%且并发症发生率较低[80]；因此，在初始阶段实施非手术治疗，如抗生素治疗和经皮引流，已证明安全有效[81-84]。然而，这些患者保守治疗需要具备行经皮穿刺引流所必要的诊断和介入放射学条件。如果无法实施经皮穿刺引流，则建议手术治疗[85-86]。

4. 对于行保守治疗的复杂性阑尾炎患者，在初始非手术治疗之后再行阑尾切除术可能没有必要。但是，当患者症状复发时，应当施行阑尾切除术。（LoE 2；GoR B）

在过去，延期阑尾切除术曾在最初行非手术治疗的阑尾周围肿块患者中实施。然而，延期阑尾切除术的作用已受到质疑，而延期阑尾切除术对于存在阑尾周围脓肿的成年患者是否合适的争议还在继续。最主要的争议有以下几个方面：复发率，延期阑尾切除术的完成率，以及潜在恶性的可能性。Andersonn

和Petzold的一项主要基于回顾性研究的结果，支持在阑尾脓肿或蜂窝织炎的患者中实施不包含延期阑尾切除术的非手术治疗[81]。然而，患者应当被告知复发的风险，尤其当存在阑尾粪石时。遗漏其他潜在病变的可能性（肿瘤或Crohn病）是极低的，但是应促使年龄超过40岁的患者行结肠镜检查。

5. 阑尾切除手术过程中常规使用术中冲洗并不能避免腹腔内脓肿的形成，而这应当尽量避免。（LoE 2；GoR B）

2011年，在一家大学附属的三级医疗机构进行了一项包含176例连续性阑尾切除术的回顾性调查研究，时间跨度从2007年7月—2008年11月，研究调查了阑尾切除术中常规使用术中灌洗的情况，手术方式有开放性手术（39%）和腹腔镜手术（61%）两种。结果表明，使用术中灌洗术后腹腔脓肿并没有减少。13名患者发生术后脓肿：其中11名行灌洗，2名未行灌洗。13名发生脓肿的患者中10名发生穿孔：其中9名曾行灌洗，1名未行灌洗[87]。

（五）急性左半结肠憩室炎

急性乙状结肠憩室炎是西方国家常见的疾病，导致大量患者住院。西方国家的数据提示高达1/5的急性憩室炎患者年龄在50岁以下[88-89]。最近的证据提示，憩室病的患者发展为急性左半结肠憩室炎（acute left colonic disease，ALCD）的终生风险仅为4%[90]。

最近发布了WSES急性憩室炎的急诊管理指南[91]。

ALCD患者的临床表现包括左下象限的急性疼痛和肌紧张，同时炎症标志物包括C反应蛋白和白细胞计数升高。然而，临床对ALCD的诊断有失迅速：在一项纳入了802例因腹痛前来急诊科就诊患者的前瞻性研究中，阳性和阴性临床诊断预测值分别为0.65和0.98[92]。断层扫描的阳性和阴性预测值分别大于0.95和0.99。放射检查提高了37%的患者诊断准确性，虽然仅7%的处理方法发生了改变。

1. CT检查提示为单纯性急性左半结肠憩室炎（ALCD），并且不存在明显的并发疾病或脓毒症表现的患者，可以不使用抗生素治疗。应当对患者进行临床监控以评估炎症过程的改善情况。（LoE 1；GoR A）

ALCD一般分为单纯性ALCD和复杂性ALCD两类。是否应在急性单纯性憩室炎中使用抗生素治疗是国际医学界争论的焦点[93]。在临床转归方面，最近的研究表明对于轻度、未穿孔的憩室炎患者，行抗生素治疗与暂未行抗生素治疗的患者相比没有优势。此外，一项包含10家瑞典及1家冰岛外科科室的多中心随机试验，纳入了623例经计算机断层扫描确认的急性单纯性左侧憩室炎患者，试验研究认为，抗生素治疗既不能加速急性单纯性憩室炎患者的康复，也不能避免并发症和复发[94]。在这些研究中，单纯性ALCD的定义是建立在严格的CT扫描的基础之上：例如，存在结肠周围游离气体甚至少量游离液体的患者被分类为复杂病变，并被排除至研究之外[95]。

2. 根据临床情况，憩室脓肿较小的患者可以单用抗生素治疗。（LoE 1；GoR C）

3. 存在较大直径脓肿的患者应当使用经皮穿刺引流和经静脉抗生素治疗。（LoE 1；GoR C）

4. 当脓肿经皮穿刺引流不可行或不能获得时，根据临床情况，脓肿较大的患者最开始可以仅用抗生素治疗。但是，仔细的临床监测是必要的。（LoE 1；GoR C）

有15%~20%因ALCD住院的患者存在脓肿[96]，并且治疗应当为抗生素联合或不联合经皮和/或外科引流。在憩室脓肿的处理中使用抗生素和经皮引流有利于随后择期行一期乙状结肠切除术。尽管证据级别较低，但在憩室脓肿的处理中，抗生素与经皮引流相比，3~6 cm的尺寸通常是可以被接受的界限[96-100]。

一项评估单用抗生素作为大憩室脓肿初始治疗的回顾性研究于2015年由Elagili等发表[101]。32例患者仅用抗生素治疗，而114例患者行经皮引流。

在初始治疗失败而需要紧急手术的患者中，8例为单用抗生素治疗后症状持续（25%），而21例患者（18%）为经皮穿刺引流后（$P=0.21$）。经抗生素治疗的患者脓肿直径明显较小（5.9 cm $vs.$ 7.1 cm，$P=0.001$）。根据Clavien-Dindo的分类，单用抗生素治疗的患者术后并发症严重程度显著轻于经皮穿刺引流的患者（$P=0.04$）。

5. 处理危重患者弥漫性腹膜炎时，Hartmann's手术依然有效。然而，对于临床病情稳定的患者，可行一期肠切除及吻合术，伴或不伴肠造瘘术。（LoE 1；GoR B）

Hartmann's手术是处理弥漫性腹膜炎的可选择的方案，并且是憩室性腹膜炎行急诊结肠切除术的安全操作，尤其对危重患者及合并多种疾病的患者。然而，Hartmann's术后恢复肠道的连续性与明显的疾病状态有相关性[102]。近些年，一些作者报道了一期肠切除及吻合术合并/不合并造瘘术在病情稳定无并存疾病，即使出现弥漫性腹膜炎的患者中的作用[103]。研究比较了Hartmann's手法和一期吻合术，结果表明死亡率和发病率并没有显著差异。然而，正如四项系统性回顾所示，大部分的研究存在选择偏倚[103-107]。

6. 对于存在弥漫性腹膜炎的患者来说，腹腔镜下腹膜灌洗和引流或许不能作为治疗选择。（LoE 1；GoR A）

最近的研究进一步确定了腹腔镜腹膜灌洗在ALCD治疗中的作用，而未被回答的问题依旧存在。最近的前瞻性试验，包括SCANDIV、Ladies和DILALA试验[108-111]，研究表明在发病率上灌洗缺乏优势，但是死亡率不受影响。一项发表于2015年的Meta分析表明，急性憩室炎穿孔和化脓性腹膜炎行腹腔镜灌洗与乙状结肠切除的死亡率类似，但是其再手术率和腹腔脓肿发生率显著升高[111]。随访结果显示死亡率没有差异。

（六）结肠癌穿孔

对于穿孔性结肠癌的治疗应当既要稳定腹膜炎的急性发作，又要实现肿瘤干预的技术目标。（LoE 1；GoR B）

结肠癌穿孔的患者的预后显著差于未穿孔的结肠癌患者。结肠癌导致的穿孔被认为是一种晚期疾病，因为肿瘤细胞可能在整个穿孔部位腹膜扩散[112-113]。

疾病的分期、穿孔与肿瘤的接近程度、转移淋巴结的数目与非手术率及无瘤生存率降低呈正相关[114]。

Hartmann's手法已被广泛接受为某些急诊情况下，治疗左侧结肠肿瘤的有效方法（充分R0切除）[115]。

（七）结肠镜检查后的结肠穿孔

1. 患者因结肠镜检查穿孔导致弥漫性腹膜炎时应当立即接受外科干预，通常包含一期的修补和切除术。（LoE 1；GoR B）

最近，由于常规进行内镜治疗，结肠穿孔的频率增加了。内镜黏膜下剥离术（ESD）的出现导致穿孔的发生率很高，尽管内镜治疗结直肠肿瘤的适应证已经扩大。

在过去的10年中，许多操作步骤已被精简优化以更好地解决这些穿孔的问题，但没有明确的指南来实现其操作最佳化[116]。

内镜操作通常被用来治疗结肠镜相关的穿孔，如果它们可以在结肠镜检查时被夹闭[117-119]。

回顾性研究表明，保守治疗对于没有明显腹膜炎全身症状或缺损范围较小的结肠镜穿孔患者是一种选择[120-121]。

早期腹腔镜探查并行一期缝合或肠切除已成为结肠镜穿孔的标准治疗[122]。在广泛污染、组织质量差，以及并发症发生率高的情况下，在修补后应当施行造瘘或粪便改道[123]。

Iqbal等在一项回顾性研究中表明预测不良结局的因素包括：延误诊断、

广泛的腹膜沾染，以及使用抗凝药的患者（$P<0.05$）[124]。

2. 对于有经验的外科医生而言，早期通过腹腔镜处理结肠镜检查导致的结肠穿孔是安全有效的选择。（LoE 2；GoR B）

腹腔镜手术是一种折衷方案，可以最大限度地减少侵入性手术，以及那些不够积极的非手术治疗的风险[125-128]。

在Zhang等的研究中，他们在腹腔镜下直接修补结肠穿孔的经验提示腹腔镜一期穿孔修补是一种安全可行的修复方法[127]。

如果穿孔的区域无法在腹腔镜下定位，外科医生则应当从剖腹手术开始，再继续进行操作[128]。

（八）胃十二指肠消化性溃疡穿孔

近几年，胃十二指肠溃疡穿孔的发生率减少，这主要是由于西方国家普遍采用药物治疗消化性溃疡，降低了幽门螺杆菌感染的发生率。然而，溃疡病在全世界仍然是一种常见的急症，死亡率高达30%[129-130]。主要的致病因素包括使用非甾体类抗炎药（NSAIDs）、类固醇药物、吸烟、幽门螺旋杆菌（H.pylori）和高盐饮食。所有这些因素都会影响胃黏膜的胃酸分泌[129]。重症监护室中的危重病患者可能出现应激性溃疡伴穿孔，由于无意识或镇静状态下的患者缺乏体征和症状，其诊断可能会被掩盖。

1.手术是治疗消化性溃疡穿孔的首选。（LoE 1；GoR A）

2. 单纯修补伴或不伴大网膜修补是处理小型溃疡穿孔（<2 cm）的有效方法。（LoE 1；GoR A）

手术是消化性溃疡穿孔（PPU）患者最有效的病因控制方法[131]。主要的PPU手术治疗为穿孔部位简单的缝合伴或不伴大网膜修补[132]。

在2010年，Lo等进行了一项研究，以确定大网膜修补，而不是单纯的封闭穿孔，是否能获得临床收益[133]。研究表明，就渗漏率和总体手术效果而言，用大网膜来覆盖修复了的消化性溃疡穿孔与单纯关闭穿孔相比并不能带来额外的优势。

预测疾病严重程度或患者胃十二指肠穿孔结果的评分系统不可靠，不准确，而且不能从一个人群扩展至其他人群[133-134]。

3. 腹腔镜消化性溃疡修补术对于有经验的外科医生而言，是一种安全有效的手术方法。（LoE 1；GoR A）

胃十二指肠溃疡穿孔腹腔镜修补术已经获得成功，虽然技术方法尚未被普遍接受。相关文献被总结于近期的系统回顾中[135]。作者的结论是腹腔镜手术的结果与剖腹手术并没有不同。但需要进一步的数据来研究参与外科医生的潜在长期学习曲线。

PPU的保守治疗报道较少，并且主要局限于病例个案与系列报道[136]。

（九）小肠穿孔

与中低收入国家相比，小肠穿孔在西方国家是较少见的导致腹膜炎的原因。在西方国家，大部分的小肠穿孔是由于未被识别的小肠缺血导致的（系膜或绞窄）或炎性肠病如Crohn病。这一疾病类型与中低收入国家区别很大，在那些地区小肠穿孔通常是由于伤寒导致的。伤寒仍然流行于亚洲、非洲、拉丁美洲、加勒比地区和大洋洲[137]。回肠穿孔是伤寒和肠炎的并发症，由于其持续的高发病率和死亡率，是世界上许多地区的主要公共卫生问题。伤寒回肠穿孔的死亡率高达60%[138]。在CIAOW研究中，根据多元分析，小肠穿孔的存在是一个预测死亡率的独立变量[139]。肠穿孔最常见的临床表现是腹痛和发热，而穿孔通常发生在疾病的第三周。发病率数据缺乏以及财政资源不足，导致无法充分预防这一公共健康问题[140]。穿孔的术前诊断通常是在有长期发热病史的腹膜炎患者中发现的。在一项前瞻性研究中，53例肠伤寒穿孔的患者进行手术治疗；这一系列的发病率为49.1%，而最常见的术后并发症包括伤口感染、伤口裂开、腹部暴裂、腹腔残余脓肿、皮肤肠瘘。其死亡率为15.1%，受多发穿孔、严重腹膜污染和腹腔高压的影响显著[141]。

1. 手术是小肠穿孔患者的治疗首选。（LoE 1；GoR B）

2. 发生小肠穿孔事件时，推荐行一期修复。（LoE 1；GoR B）

小肠穿孔有多种外科治疗方法，包括单纯缝合，切除缝合，切除吻合术，局限右半结肠切除术，造瘘术[142]。对症状轻微及围术期发现轻微腹膜污染的的患者应行一期修复[75]。在伤寒穿孔的情况下，虽然在边缘恢复活力后用相对健康的组织将单一穿孔的的两层缝合似乎是一个可以接受的选择[143]，推荐切除不健康的组织段，并将穿孔两侧约10 cm的健康边缘进行吻合[144-145]。

对于弥漫性腹膜炎延误诊断的病例，可能存在严重的炎症和肠道水肿，导致组织脆性增加而不易吻合，因此，应当施行回肠造瘘术作为挽救生命的方法[75]。已有报道腹腔镜处理小肠穿孔，但尚无与开放性手术进行对比的研究[146]。

在免疫受损的患者中可能出现罕见的引起小肠穿孔的其他感染包括阿米巴感染、艰难梭状芽孢杆菌、巨细胞病毒和组织胞浆菌病[147-150]。其他罕见病因有药物（NSAIDs、氯化钾及类固醇），癌症化疗和放疗。

（十）腹腔结核

结核病（TB）仍然普遍存在于世界各地。它被世界卫生组织认为是一个全球性的健康问题，是世界上最重要的传染病。

尽管在大部分的病例都集中于亚洲和非洲的高负担情况下，肺结核仍然是高收入国家关注的问题。在高收入国家，肺结核的病例数量也在增加，主要是由于移民和获得性免疫缺陷综合征（AIDS）所导致，也与免疫抑制药物的使用有关[151]。

腹腔感染是肺结核最常见的肺外感染形式。

肺外结核最常见的部位是回盲部和末端回肠[151]。

结核的临床表现多种多样并且缺乏特异性，没有病理特异性的症状和体征。它可能模仿其他感染性或炎症性病理疾病，甚至肿瘤性疾病[151-152]。

小肠结核最常见的并发症是由于回盲部结核肠腔狭窄或小肠紧缩导致的梗阻，以及溃疡型结核导致的穿孔。

在腹腔结核穿孔的病例中，切除受影响的区域并行吻合术可能是首选的治疗方法，而不是行一期缝合。（LoE 1；GoR C）

对回肠结核穿孔的治疗取决于肠道条件，患者一般状况和穿孔的数量。切除受影响的区域并行吻合术可能是首选的治疗方法，而不是一期缝合[152]。

（十一）急性结石性胆囊炎

胆石症是世界各地常见的疾病[153-155]。其患病率在各地区差别很大：在西方国家，据报道胆石病的患病率范围如下：男性约为7.9%，女性约为16.6%[155]；在亚洲，它的范围为3%~15%，在非洲该病几乎是不存在的（<5%）[156]，而在中国其范围为4.21%~11%。

在有症状的胆石症患者中，有1%~3%会发展为急性胆囊炎[157]。

在2016年，WSES发表了急性结石性胆囊炎治疗指南（AAC）[153]。

急性胆囊炎的诊断是建立在临床特征如右上腹疼痛、发热、白细胞增多的基础之上，并且由相关的影像学研究结果所支持。超声是疑似急性胆囊炎患者的首选[158]。超声显示胆囊周围积液（围绕胆囊的液体）、胆囊扩张、胆囊壁水肿和胆囊结石，并且胆囊触痛征（Murphy Sign）可被超声检查所诱发[158]。治疗方法主要是外科手术，虽然对没有坏疽或穿孔证据的急性胆囊炎的手术时机问题近年来一直处在争论之中。两种方法可用于治疗急性胆囊炎：早期的选择，一般在症状出现7 d内，通过腹腔镜胆囊切除术（LC）提供直接的、决定性的外科治疗，在同一次住院期内诊断确立后提供适合患者的手术方式，而延期治疗的选择是在6~12周的间隔期后第二次住院时再行手术治疗，在此期间急性炎症已经消退[159]。

1. 早期胆囊切除术是治疗急性胆囊炎的一种安全的治疗方法。并且与延期胆囊切除术相比，早期胆囊切除术患者的恢复时间和住院时间通常都较短。（LoE 1；GoR A）

一些随机对照试验和Meta分析研究了早期腹腔镜胆囊切除术（early laparoscopic cholecystectomy，ELC）与延期腹腔镜胆囊切除术（delay laparoscopic cholecystectomy，DLC）[160-168]。最近一项Meta分析比较了早期与延期腹腔镜胆囊切除术治疗急性胆囊炎的效果，包括16项研究，共纳入1 625例急性胆囊炎患者，ELC在安全性和有效性上与DLC表现相当[169]。但是ELC能降低住院费用，减少了工作日损失，且患者满意度更高。

对于无并发症的胆囊炎患者，如果感染源控制完全，则术后无需使用抗生素治疗[170]。

2. 腹腔镜胆囊切除术是急性胆囊炎安全有效的治疗方法。（LoE 1；GoR A）

当资源充足、技术完备时，腹腔镜胆囊切除术对于急性胆囊炎的患者而言是首选。一些风险因素可以预测中转为开放胆囊切除术的风险。

多项前瞻性试验证明腹腔镜胆囊切除术是急性胆囊炎一种安全有效的治疗方法[171-174]。因此，立即胆囊切除术为可行手术的患者治疗急性胆囊炎的首选。虽然腹腔镜的方法很常见，已报道一些预测中转为开放性手术的风险因素。在一项对术前中转标志的风险因素评价中，分析总结了11项非随机对照研究（NRCTs），包含14 645例患者，发现年龄>65岁、男性、急性胆囊炎、胆囊壁增厚、糖尿病、曾接受上腹部手术均为与中转风险升高相关的有意义的风险因素[175-176]。然而，开放性胆囊切除术仍是一种可行的选择，尤其对于低收入的国家而言，或在资源有限的情况下[177]。CIAOW研究表明，对于复杂性胆囊炎的患者而言，开放性胆囊切除术是最常实施的手术方法[139]。

在中低收入国家，腹腔镜手术仅在三级医疗中心开展。尽管患者数量较少且缺乏荧光透射镜，但在许多医院，其治疗急性胆囊炎的效果似乎可以与病员量大的中心相媲美[177]。

3. 胆囊造瘘术是病情危重和/或存在多种合并症、不适合手术的患者治疗急性胆囊炎安全有效的方法。（LoE 1；GoR B）

老年人、危重患者的急性胆囊炎至今仍然是一个治疗难题。尽管腹腔镜手术的影响率很低，但许多患者仍不适合做手术。对于这一类患者，行紧急胆囊造瘘术伴或不伴延迟腹腔镜胆囊切除术或许是正确的临床方法[178-198]。

4. 早期诊断胆囊穿孔和立即进行手术干预可以较大地降低发病率和死亡率。（LoE 1；GoR C）

胆囊穿孔是一种不常见的并发症；有时，急性胆囊炎、炎症和暴发性感染可能发展为缺血性坏死和胆囊穿孔。及时手术干预对于降低这种情况下的发病率和死亡率非常重要。急性胆囊炎胆囊穿孔的发病率为2%~11%[190-200]，此类病例的死亡率高达12%~16%[201-204]。

胆囊穿孔被分为三型：急性或Ⅰ型——游离穿孔伴弥漫性腹膜炎，亚急性型或Ⅱ型——胆囊周围脓肿伴局限性腹膜炎，以及慢性或Ⅲ型——胆囊肠道瘘[205]。胆囊基底部的穿孔通常为游离型的穿孔，引起弥漫性腹膜炎。而胆囊体部和颈部的穿孔则通常被大网膜所覆盖，导致炎症局限化。有报道Ⅰ型和Ⅱ型的穿孔发生于年龄较轻的患者（大约50岁），而Ⅲ型穿孔主要见于年龄较大的患者[200]。Ⅰ型穿孔通常发生于伴严重全身疾病（糖尿病、动脉粥样硬化性心脏病）既往无急性胆囊炎病史的患者中，而Ⅲ型穿孔的病例通常既往有胆囊炎反复发作的病史[202-205]。由于其表现与急性胆囊炎十分类似，诊断通常困难且经常被延误。这些病例的超声表现也与急性胆囊炎十分类似，但胆囊壁的超声"孔征"可以提示胆囊穿孔的诊断[206]。CT扫描对于作出诊断更可靠，它可以更好地显示胆囊壁的缺陷，还可显示胆囊周围积液和腹腔游离液体[206-207]。

穿孔很少在术前诊断出来。延迟的外科干预与发病率和死亡率升高、进入ICU的可能性增加，以及术后住院时间延长相关[208-210]。

（十二）急性胆管炎

急性胆管炎是以胆管的急性炎症为特征的感染性疾病，因胆道梗阻和细菌在胆管内生长共同引起。

细菌通过肠道上行或通过门静脉系统到达胆道系统[211]。胆管炎最常见的原因是胆总管结石[212]。

治疗急性胆管炎的关键因素是充分的抗菌措施以避免和处理脓毒症并发症，进行胆道减压，以恢复胆道引流，防止梗阻[213]。急性胆管炎的临床表现各不相同，初始风险分层对进一步管理有重要意义[214]。

对于严重性胆管炎，早期干预方法对于生存是至关重要的。

胆道引流的类型和时机应当以临床表现的严重性，引流技术的可获得性和可行性为基础，如内镜逆行性胰胆管造影（endoscopic retrograde cholangiopancreatography，ERCP）、经皮肝穿刺胆道造影（percutaneous transhepatic tholangial drainage，PTCD）以及开放性外科引流。

ERCP在急性胆管炎患者的胆道梗阻处理中占有重要地位。

1. 内镜逆行胰胆管造影是中/重度急性胆管炎患者行胆道减压治疗的首选。（LoE 1；GoR A）

一项随机对照试验（RCT）比较82例伴有低血压和意识障碍的重症急性胆管炎患者的内镜和开放引流，表明内镜下鼻—胆管引流（endoscopic nasobiliary drainage，ENBD）+内镜下括约肌切开术（endoscopic sphincterotomy，EST；n=41）的发病率和死亡率显著低于剖腹T管引流术（n=41）[215]。作者认为ENBD+内镜下括约肌切开术的发病率和死亡率较剖腹T管引流术要低。

有多种内镜下经十二指肠乳头的方法可供选择，包括胆管支架或于梗阻位置之上放置鼻胆管引流±括约肌切开术，所有这些均有与其指征相适应的疾病严重程度和临床情况[216]。

一项发表于2002年的前瞻性随机性试验表明，通过鼻胆管或内置支架行内镜下胆道减压对于因胆道结石引起的急性化脓性胆管炎患者同样有效[217]。内置支架操作后不适感较轻，并且可以避免鼻胆管不小心拔除的潜在风险问题。

2. 经皮穿刺胆道引流应当作为ERCP治疗失败患者的备选方案。（LoE 1；GoR B）

有些患者由于胆道插管不成功或十二指肠乳头无法触及而导致ERCP失败。对于这些患者，需要行经皮穿刺胆道引流（percutaneous bile duct drainage，PTBD）。然而，PTBD可以导致明显的并发症，包括胆汁性腹膜炎、胆道出血、气胸、血肿、肝脓肿，以及导管引起的患者不适[218]。

2012年一项回顾性研究比较了内镜和经皮穿刺胆道引流治疗急性梗阻性化脓性胆管炎的安全性和有效性。它证实了内镜下引流的临床效果，且有助于后续内镜或外科干预的作用[219]。

3. 开放性引流仅适用于禁忌行内镜或经皮肝穿刺引流或实施这些操作失败的患者。（LoE 2；GoR C）

急性胆管炎行急诊开放手术的适应证正在迅速消失。重症胆管炎急诊手术死亡率高。

考虑到内镜下引流可以缩短住院时间，且极少发生腹腔内出血和胆汁性腹膜炎等严重并发症，所以可以认为其优于开放引流[218-220]。

（十三）术后腹膜炎

术后腹膜炎（Postoperative Peritonitis，PP）是一种威胁生命的医院获得性腹腔感染，死亡率较高[221-222]。PP最常见的原因是吻合口瘘[223]。它在直肠切除术后最为常见，但也可能伴随于任何胃肠道吻合术[224]。术后腹膜炎的治疗包括针对器官功能障碍的支持，控制感染源和强化抗菌方案。因缺乏明确的特征性临床体征和实验室检查来排除或确诊，术后腹膜炎的诊断往往较为困难。临床表现不典型可能是导致延误诊断和需要再次干预或手术的原因。

1. 根据临床情况、脓肿大小和放射介入的可获得性，如果没有弥漫性腹膜炎的迹象，抗生素和/或经皮穿刺引流可用于治疗术后局限性腹腔脓肿。（LoE 2；GoR C）

抗生素和引流可能是治疗术后局限性腹腔脓肿的最佳方法。外科和放射学领域的几项回顾性研究证明了经皮穿刺引流术治疗术后局限性腹腔内脓肿的有效性[225]。

2. 在诊断术后腹膜炎后应及时行外科感染源控制。感染源控制无效与死亡率显著升高有关（LoE 1；GoR C）。

当患者获得最大程度的复苏后，应当立即进行完整的外科感染源控制。无法控制感染源与惊人的高死亡率相关[222]。器官衰竭和/或再次剖腹手术延迟超过24 h都会导致术后腹腔感染的患者死亡率升高[226]。早期再次剖腹手术是治疗术后腹膜炎最有效的手段[227]。

2009年一项由Chichom-Mefire等进行的回顾性研究[228]分析了在经济不利环境下再次腹部手术的适应证、手术效果、治疗方式和预后。这一研究系列的死亡率为18%，当初始手术操作是由于腹膜炎而再次手术是由于脓毒性并发症时死亡率显著提高。基于临床表现的手术再次干预被认为是最有力的策略。

（十四）盆腔炎性疾病

盆腔炎性疾病（Pelvic Inflammatory Disease，PID）是一种女性生殖道上部的感染，包括子宫、输卵管和邻近的盆腔结构感染，并可能蔓延至腹部引起腹膜炎，由宫颈及阴道的细菌感染蔓延引起[229]。右上象限的腹痛提示肝包膜内的炎症和粘连（Fitz-Hugh–Curtis综合征）时也可以合并盆腔炎性疾病。

经性传播的淋病奈瑟菌和沙眼衣原体在很多病例中出现，但是，阴道和宫颈的内生微生物也可能引起PID。生殖道支原体，尤其是生殖器支原体，最近也被视为急性PID的原因[230]。盆腔炎的全球流行病学概况还没有很好地被界定。由于财政和预算方面的原因，基于筛查的盆腔炎预防方案在大多数国家根本不存在，在这些国家盆腔炎的负担可能是最严重的[231]。

对于输卵管卵巢脓肿行抗生素治疗无效的患者，应行手术引流。（LoE 1；GoR C）

输卵管卵巢脓肿（TOA）可能是PID的并发症。在育龄妇女中，TOA是最常见的盆腔脓肿之一。传统使用广谱抗生素治疗TOA。然而，当抗生素治疗不足时，应该行手术引流[232-235]。

（十五）创伤后胃肠道穿孔

创伤仍是世界范围内一个重大的公共卫生问题，无论社会经济状况如何，它在世界各地都与高发病率和死亡率联系在一起[236]。钝性和穿透力都可能导致肠道损伤；车祸仍然是最常见的原因，而高处坠落是全球范围内第二常见的导致钝性创伤的原因[237]。

空腔脏器损伤（holar viscera injury，HVI）在这种情况下的表现更加不明显，经常导致诊断延误。HVI的临床症状需要到达一定的时间才能显现，影像学检查也并非完全敏感。此外，其他的损伤也可能分散患者及临床团队的注意力，因此准确和及时的诊断通常是困难的。在这种情况下也有改善的结果被报道，这得益于影像学成像、患者监护设备的发展，使得迅速干预成为可能。而落后的诊断设备、较晚出现的临床表现，以及滞后的干预措施可能会对其他情况下的结果产生负面影响[238-239]。

有一些已知的钝性腹部损伤后肠道损伤的机制。最常见的是位于安全带与脊椎或盆腔之间的肠段遭遇向后方的挤压导致的损伤。它可以导致肠壁局部撕裂、肠壁和系膜的血肿、肠管横断、局部缺血和全层挫伤。挫伤区域的活力丧失可能继发穿孔。结肠损伤发生不如小肠损伤常见，或许是由于其解剖位置和缺乏折叠，从而避免了闭合环的形成。腹部创伤可能与其他的损伤并存，这就使处理变得复杂并有可能影响结果。HVI的诊断和治疗发生延误，可导致早期腹膜炎的发生，血流动力学不稳定，以及发病率和死亡率的增加。

1. 建议对HVI的患者实施早期外科干预。（LoE 1；GoR C）

2. 所有的小肠损伤患者都应考虑行修复或吻合手术，在多重损伤或合并其他损伤的情况下，结直肠全层损伤的患者可以考虑完全粪便转流。（LoE 1；GoR C）

早期临床识别和外科干预对HVI的患者是至关重要的[239-241]。这一情况下临床体征的特异性仍然很低。这些临床体征包括腹壁瘀斑、腹部疼痛加剧、腹部膨胀，均与HVI相关[239]。有一系列的检查方法可以使用，包括影像学技术（X线平片、超声、CT）以及诊断性腹膜穿刺／灌洗。但是，当临床出现腹膜炎表现时，则必须行外科探查。所有的小肠损伤的患者均应考虑行修复或吻合术，在多重损伤、有不利的并存疾病、以及延误诊断的情况下，结直肠全层损伤的患者可以考虑行完全粪便转流，以实现生理功能[239]。

损伤控制剖腹手术（damage control laparotomy，DCL）在凝血功能障碍时的HVI小肠损伤中是可以被接受的。而结肠结扎术由于并发症概率较高且容易发生渗漏而受到争议；然而，在DCL后再行延迟结肠吻合术可以使一些在初始干预中不适合行吻合术的患者避免行造瘘术[242]。

（十六）再次剖腹手术策略

严重的感染可能导致明显的炎症反应，在极端的情况下可能引起过度免疫反应，功能障碍，结果导致生理系统崩溃。受到这一打击的患者可能发生器官功能障碍，并进展为多器官功能障碍综合征（multiple organ dysfunction syndrome，MODS）。在这种情况下，分步骤的手术策略可使时间和能量密集的一期完全性手术对生理带来的打击最小化[243]。

除了分期手术的方式外，临床小组还可以采用计划性的剖腹探查术，以重新检查病理并且便于对污染的组织进行反复清创。然而，决定是否以及何时进行再次剖腹手术对继发性腹膜炎的患者仍然困难。术后早期随访分析提示进展性或持续性器官衰竭的因素是预示持续感染的最佳指标[52]。在初次剖腹手术之后，目前常用的处理腹腔脓肿的再次剖腹手术策略有三种：①剖腹；②计划性再次剖腹；③按需再次剖腹。

1. 建议严重腹膜炎的患者按需要行再次剖腹探查手术，因为它可以精简医疗卫生资源，减少总体的医疗花费，同时避免进一步计划性剖腹手术的需要。（LoE 2；GoR A）

van Ruler等在2007年发表的一项随机临床试验比较了对严重腹膜炎患者进行的计划性再次剖腹和按需再次剖腹手术策略[243]。与计划再次剖腹手术组相比，按需再次剖腹手术组患者死亡或严重的腹膜炎相关的发病率并没有显著降低，但在再次剖腹探查的需要、医疗服务资源占用和医疗费用方面将大幅减少。最近，在南非进行的一项为期30个月的研究对前瞻性收集到的电子登记数据进行了分析，将要求计划剖腹手术的患者与要求按需剖腹手术的患者进行比较[244]。研究共纳入162例患者，平均年龄36岁（标准差为17），男性占69%。选择剖腹手术策略的患者入院脉率和改良早期预警系统（MEWS[4]）得分较高，且在初次剖腹手术中弥漫性腹腔感染率也明显较高。

2. 剖腹手术是治疗持续性脓毒症生理功能紊乱患者的一个可行的选择，有

---

[4] MEWS：改良早期预警系统，是对患者心率、收缩压、呼吸频率、体温和意识5项生理指标进行综合评分。

利于后续行探查术并控制腹腔内容物，防止腹腔间隔室综合征。（LoE 1；GoR C）

需要一项前瞻性的试验以明确开放腹腔（open abdomen，OA）合并负压疗法在改善生物介质清除及调节严重腹膜炎患者系统性脓毒症中的作用。

OA的理念与损伤控制外科紧密相关。对于存在持续性脓毒症的患者，可能需要OA的方法来控制任何持续存在的感染源并避免腹腔间隔室综合征。

OA有利于重症腹膜炎的患者进行重复腹腔探查并方便再次观察以控制感染源和排除炎症和毒性物质，减少腹膜细胞因子及其他炎症物质的负荷，并通过去除感染源本身来避免上述物质产生[245]。

可以使用纱布，大片非渗透性的自粘式膜敷料，可吸收和不可吸收的网状物以及负压治疗装置来暂时关闭腹部。进行剖腹手术优先且简易的方法是应用一个（"Bogota包"）塑料筒仓。这个装置价格便宜。然而，它缺乏对伤口边缘足够的牵引力，使得筋膜边缘横向回缩，导致在明显的张力下闭合筋膜困难，特别是当闭合延迟时更容易发生[243-247]。

目前，负压技术（Negative Pressure Technology，NPT）已成为最广泛使用的暂时闭合腹壁的方法。

Schein等于1986年阐述了一种开放性腹部伤口的处理技术[246]。它由一层网和一层伤口敷料，中间放置吸引器管的"三明治"结构所构成。Brock等在1995年描述的方法在腹腔脏器和壁层腹膜之间放置有孔聚乙烯板，然后使用湿毛巾、纱布卷和密闭的吸引器引流，或者使用覆盖有密闭粘连包膜的海绵进行引流[245,248]。这一方法被成为"真空包裹技术"，其廉价、方便使用和更换，它能保护脏器，去除渗出物，并能防止一些重要结构丧失[247]。已有可用的商业化负压敷料，如果早期闭合不可行，则可将初始敷料更换为商业敷料。

3. 负压治疗帮助下的快速闭合应为处理腹部开放患者的首要目标，以避免并发症的发生，如瘘、重要结构丧失和大面积切口疝等。（LoE 1； GoR B）

在这一过程中可能发生严重并发症包括腹部重要结构丧失，瘘管形成，以及巨大切口疝发生。再次探查之后，治疗目标应当为早期和完全地关闭腹部，以减少与剖腹相关的并发症。早期确定的闭合（在初始剖腹手术后4~7 d内）是预防和减少并发症风险的基础[248-250]。

一项评价早期腹部筋膜闭合是否优于延迟闭合方式的系统回顾和Meta分析于2014年发表[251]。该研究确认了早期筋膜闭合与延迟闭合相比在治疗剖腹手术患者中的临床优势。

如果无法早期关闭腹部，则有必要使用渐进式闭合设备。

近期发表了一项在非创伤患者中比较剖腹和暂时腹部闭合技术的系统回顾和Meta分析[252]，就延迟筋膜闭合和减少肠外瘘风险而言最佳的结果见于持续性筋膜牵拉的NPT之中。作者认为可获得证据的总体质量较差，并且不能给出统一的建议。

（十七）抗微生物治疗

正确地使用抗生素是临床实践中不可或缺的一部分。这种态度影响着治疗的效果，并最大限度地减少与耐药病原体选择相关的风险。

抗生素耐药带来全球性的问题。没有任何一个国家可以保护其自身免受旅游和贸易带来的耐药病原体输入的影响。

全世界抗生素耐药的现状呼唤全世界进行共同应对，无论在地理意义上或是跨越了所涉及的区域范围，无人能置身事外[253]。

虽然大部分的外科医生都意识到抗生素耐药的问题，很多人却低估了自身所在医院的这一问题。正规化、系统化地改良抗生素治疗方法对于全世界外科腹腔感染的患者而言已变得越来越迫切。

1. 获得当地/区域的耐药率知识，始终应当是抗感染经验性治疗临床决策过程中的一个重要组成部分。（LoE 1；GoR C）

区域的流行病学资料和耐药特性对于为IAIs选择合适的抗生素治疗是必要的[254-255]。

然而，虽然高收入国家（HICs）有广泛的调查系统来监测抗生素耐药的情况[255]，但在中低收入国家（LMIC）该调查系统尚未建立。

抗生素耐药性趋势监控研究（SMART）为世界范围内cIAIs的现状提供了最佳依据。SMART研究起自2002年，它监测世界范围内从腹腔感染中收集到的临床革兰阴性杆菌在体外对抗菌药物敏感类型[256-257]。包括SMART研究在内的世界范围内的分离株显示全球抗生素耐药已达到最高水平，并且耐药的趋势仍在逐年增加。值得特别关注的是临床上产广谱β-内酰胺酶（Extended-Spectrum β-Lactamases，ESBL）肠杆菌的发病率。对广谱β-内酰胺酶敏感的IAIs的患病率在亚洲、欧洲、拉丁美洲、中东、北美洲，以及南太平洋地区正在稳步增加[256-257]。

除了预期β-内酰胺类的耐药率逐渐增加之外，对氟喹诺酮耐药的ESBL阳性大肠杆菌导致的IAIs率在印度、中国、北美、欧洲和非洲范围达60%~93%[256-257]。虽然目前碳青霉烯类抗IAIs分离株的活性很高，但它稍低于抗尿道感染分离的肺炎克雷伯菌的活性。

2. 通过确认感染是社区获得还是医疗机构获得，来预测该感染的病原体和潜在耐药性。

对于社区获得性腹腔感染（CA-IAIs）的患者而言，窄谱抗生素应为首选。然而，对于存在产广谱β-内酰胺酶（ESBLs）肠杆菌感染风险的患者，有必要覆盖抗产ESBL的药物。对于医院获得性腹腔感染（HA-IAIs）的患者而言，更加推荐广谱抗生素治疗方案。（LoE 1；GoR B）

IAIs的初始抗生素治疗在本质上是典型的经验主义，因为腹腔脓毒症的患者需要立即治疗，而微生物的数据（培养和药敏结果）可能需要48~72 h才可用于详细分析。恰当的选择经验性抗生素治疗，对于避免cIAIs不必要的发病率和死亡率至关重要。参与社区获得性腹腔感染的主要致病菌是肠道常驻菌群，包括肠杆菌、链球菌和某些厌氧菌（尤其是脆弱类拟杆菌）[75]。窄谱抗生素适合这些患者[258]。

在IAIs中，最主要的耐药问题是来自产ESBL肠杆菌科，主要在医院获得性感染中流行，但是也见于社区获得性腹腔感染（CA-IAIs）[139]。

社区获得性产ESBL细菌感染的特异性风险因素包括在IAIs 90 d内的近期抗生素暴露（尤其是第三代头孢菌素或氟喹诺酮类）及已知的产ESBL肠杆菌科细菌定植[253]。

产ESBL的肠杆菌常常随着时间增加而增殖，但它们并不具有相同的动力学，并且可以观察到大量的区域内和区域间变异存在。难以获得饮用水、水污染、以及高人口密度是产ESBL肠杆菌传播的有效驱动因素，对于任何粪—口途径传播的疾病亦是如此[259]。有报道称，西太平洋、东地中海，以及东南亚区域产ESBL肠杆菌携带率最高并且近期上升趋势最为惊人[259]，这解释了为什么来到这些区域的旅行者存在细菌定植的风险[260]。与之形成对比的是，欧洲报道的携带率从未超过10%[259]。

医院获得性腹腔感染包括医院获得性感染（初始感染源控制后发展超过48 h）以及最近90 d内住院，住在专业护理机构或其他长期看护机构，在家庭积极医学治疗（经静脉治疗、伤口护理），以及30 d内在门诊接受侵入性治疗（血液透析、化疗、放疗）的患者发生的感染。医院获得性腹腔感染通常是由于广谱耐药菌引起的。复杂的多药治疗方案可能为是必要的一线经验性治疗。虽然多重耐药微生物的传播经常出现于急诊医疗机构中，但是所有的卫生保健机构都有可能受到耐药微生物的产生和传播的影响[253]。

耐药菌群可能包括非发酵性革兰阴性铜绿假单胞菌，在腹部普通手术或肝胆手术中都十分危险[261-265]。还有不动杆菌属、产ESBL肺炎大肠埃希菌，以及耐万古霉素肠球菌（VRE）也不例外[266-267]。

在过去的20年内，抗生素耐药已成为全球公共卫生系统的威胁，最常见的原因包括抗生素的错误使用，以及对感染的预防和控制不佳。尤其是耐药革兰阴性细菌[253,268]引起的感染正在变得越来越普遍，因为它们难以治疗，并且与高发病率和死亡率相关，对目前全世界公共卫生构成了严重威胁。产碳青霉烯酶的细菌，如肺炎克雷伯菌，正迅速崛起为全球多重耐药感染的主要源头，并在一些情况下构成严重的疾病威胁，使用有效的经验性抗生素治疗对防止免疫功能低下患者菌血症和感染后的死亡率至关重要[269-272]。非发酵革兰阴性菌（铜绿假单胞菌、嗜麦芽窄食单胞菌和鲍曼不动杆菌）在全世界卫生机构对各种抗生素的耐药性都表现出惊人的增加速率。这两种类型对一些药物都具有固有的抵抗力，并能对其他重要的抗菌药物产生额外的抵抗力[253]。抗铜绿假单胞菌的药物一般仅推荐用于医院获得性腹腔感染的患者。

在革兰阴性的细菌中，肠球菌在IAIs中起到重要作用。一些研究已证明肠球菌感染的患者预后较差，尤其是那些术后IAIs的患者，在这些情况下，应当始终考虑覆盖肠球菌的治疗[273-274]。

对糖肽类抗生素耐药的肠球菌已经严重地影响到对这些微生物的控制和治疗。受影响的患者通常存在多种相关的并发症，住院时间长，并且需要接受长疗程的广谱抗生素治疗[274]。

中低收入国家的多重耐药微生物（multiple resistant organisms，MDRO）负担难以量化，因为在这些国家，尤其是农村医院中，由于缺乏人才、设备和财政资源，常规的微生物培养和药敏试验并没有开展。在这种情况下抗微生物治疗以经验性为主且小型的抗生素联用可能会被滥用。这种方法虽然相对廉价，但可能增加细菌的耐药性，并导致临床结果不甚理想[253]。

因此，虽然控制医疗机构中耐药性的干预措施主要在高收入国家中实施，但在中低收入国家存在对耐药流行进行干预的迫切需要。

在医院获得性腹腔感染的情况下，术后腹膜炎（postoperative peritonitis，PP）是一种威胁生命的医院获得性腹腔感染，死亡率较高，其发生多重耐药感染和侵袭性念珠菌病的风险较高[275-276]。初始干预与再次手术之间的抗生素治疗似乎是术后腹膜炎患者发生多重耐药微生物有意义的风险因素。一项由Augustin等实施的研究纳入了从2001年1月—2004年11月间诊断为术后腹膜炎需要在外科监护病房住院的所有成年患者[276]。100例患者中共培养出269种细菌，其中包括41种多重耐药微生物。根据Logistic回归分析，在初始干预和再次手术之间使用广谱抗生素是发生多重耐药微生物有意义的风险因子。

在2015年，一项关于结直肠癌患者手术后吻合口瘘的回顾性综述通过多因素分析确定，在诊断为吻合口瘘前曾使用抗生素5 d以上，以及糖尿病是导致多重耐药微生物的独立风险因子[277]。

3. 对于危重患者，抗生素治疗应当尽早开始。

在这些患者中，为了确保及时和有效地使用抗生素，临床医生应当始终考虑患者的病理生理状态及所使用抗生素的药代动力学特性。（LoE 1；GoR B）

无效或不充分的抗菌药物方案是与危重病患者不良结局关联度更高的变

量之一[278]。

对于器官功能障碍和脓毒性休克的患者，应当尽早开始经验性抗生素治疗[279]。

然而，除了早期给药的时机外，选择一种容易渗透至特定感染部位的药物也是必要的。此外，患者的病理生理和免疫状态，以及所选药物的药代动力学性质也值得考虑。在腹腔感染时，临床医生必须认识到由于脓毒症的病理生理作用危重病患者的药物代谢动力学可以发生明显改变。例如，在危重患者，由于稀释作用，应当使用高于标准负荷剂量的亲水性抗菌药物如β-内酰胺类抗生素，以确保独立于肾功能之外感染部位能达到最佳剂量[280]。

抗生素的抗菌活性有两种模式：时间依赖型活性（血浆浓度高于该病原最低抑菌浓度的持续时间被认为是疗效的主要决定因素）和浓度依赖型活性（疗效主要决定于与微生物最低抑菌浓度相关的血浆浓度峰值）。时间依赖型抗菌药物对重症患者的疗效主要与超抑菌浓度的维持有关，因此，适合每日多次给药或持续输注[280-281]。

另一方面，一些药物包括氨基苷类具有浓度依赖型活性；因此，对于这一类抗生素，日常剂量应当以一天一次的方式给药（或最低的每日给药次数）来达到血浆水平最高峰值，以降低肾皮质氨基糖苷类的暴露和减少肾毒性的风险[282]。

4. 对于单纯性腹腔感染如单纯性阑尾炎和单纯性胆囊炎的患者而言，当明确感染源后，术后抗生素治疗并非必需。（LoE 1；GoR A）

5. 复杂性腹腔感染患者经过充分的感染源控制后，推荐行短期（3~5 d）的抗生素治疗。（LoE 1；GoR A）

6. 存在持续性腹膜炎体征或全身性疾病（持续感染），且接受了超过5~7 d抗生素治疗的患者应该进行诊断性检查。（LoE 1；GoR C）

发现可治疗的感染或高度怀疑感染时，应当使用抗生素。在单纯性急性IAIs如单纯性阑尾炎或胆囊炎的情况下，单次给药与多次给药的效果相同，并且如果对感染源的控制充分，则不需要使用术后抗生素治疗[170,283-285]。

在cIAIs的情况下，在充分控制感染源后短期（3~5 d）的抗生素治疗是合理的选择[170,283-285]。最近由Sawyer等所进行的前瞻性试验表明：cIAIs患者的感染源充分控制后，经过4 d固定周期的抗生素治疗的患者与那些延长抗生素治疗周期直至生理异常被纠正的患者相比，结果是类似的[286]。然而，在持续性脓毒症的危重患者，应当使用个性化的治疗方案，并且应当常规监测患者的炎症反应[287]，继续、缩窄还是停止抗生素治疗的决策应当以临床医生的判断为基础。

症状持续的腹膜炎或全身疾病的患者，在超过5~7 d的抗生素治疗后通常需要依据一个诊断性调查来确定是否需要额外的手术干预来解决持续失控的感染源和抗菌药物治疗失败。长期和不恰当的抗生素使用是抗生素耐药性在过去10年迅速上升的关键因素[287]。合理和恰当地使用抗生素对于优化临床医疗质量和减少耐药性病原体的选择压力尤为重要。研究者描述了几种旨在实现抗菌药物最佳使用的策略，但重要的是外科医生知道使用抗生素的最低要求。如果没有这些最低要求，全世界外科医生面临抗生素耐药性的可能性都将增加。

7. 腹腔感染（IAIs）患者经验性抗生素治疗方案的选择应根据患者的临床情况、耐药菌感染的个体风险以及当地耐药性的流行病学情况决定。（LoE 1；GoR C）

IAIs可以使用单种或多种联用抗生素方案治疗。

β-内酰胺类/β-内酰胺酶抑制药联合应用在体外对于革兰阳性菌、革兰阴性菌及厌氧菌具有活性。阿莫西林/克拉维酸对于轻微社区获得性IAIs是一个选择。哌拉西林/他唑巴坦的广谱抗菌活性，包括抗铜绿假单胞菌的作用和抗厌氧菌作用，使其成为治疗严重IAIs的一个有趣的选择。但是，在ESBLs感染的患者中使用哌拉西林/他唑巴坦仍然存在争议，即使对于稳定的患者，它仍可能是一个治疗机会[288-289]。

第三代头孢菌素包括头孢噻肟、头孢曲松，其与甲硝唑联合可用于轻型IAIs的治疗选择。头孢他啶和头孢哌酮为第三代头孢菌素，对于铜绿假单胞菌具有抗菌活性。头孢吡肟是第四代头孢菌素，较第三代头孢菌素具有更广的抗菌谱活性，并且对于产AmpC的微生物有效[290]。在经验性治疗中，头孢吡肟也应当与甲硝唑联合使用，因为它不具有抗厌氧菌活性[291]。

由于对氟喹诺酮类耐药的流行，环丙沙星和左氧氟沙星在许多地区已不再是合适的一线治疗选择。但是，当使用时，这些药物应当与甲硝唑联用。在许多目前的实践中，氟喹诺酮类在对β-内酰胺类抗生素过敏的轻度腹部感染的患者中仍可使用[75]。

碳青霉烯类抗生素对于革兰阳性、革兰阴性需氧菌和厌氧菌具有广谱抗菌活性（除了耐多药革兰阳性球菌）。第一组碳青霉烯类抗生素包括厄他培南，这一组具有ESBL产生病原体活性，但没有抗铜绿假单胞菌及肠球菌类活性。第二组包括亚胺培南/西司他丁、美罗培南和多尼培南，对于非发酵性革兰阴性杆菌均具有活性[75]。

20多年来，碳青霉烯类一直被认为是治疗肠杆菌科细菌引起的多重耐药感染的首选。近来快速蔓延的肺炎克雷伯菌对碳青霉烯类耐药已成为世界各地医院的严重问题。出于对碳青霉烯类耐药性出现的担忧，应当限制使用碳青霉烯类以保存这一类型抗生素的抗菌活性[253]。

其他的选择包括氨基糖苷类抗生素，尤其对于可疑革兰阴性细菌的感染。它们对于铜绿假单胞菌有效，但是对于厌氧菌无效，故需要与甲硝唑联用。由于它们的毒性不良反应，一些指南并不推荐氨基糖苷类作为社区获得性腹腔感染的常规经验性治疗，将它们用于对β-内酰胺类药物过敏的患者或与β-内酰胺类联用于怀疑多重耐药革兰阴性细菌感染的患者的治疗[292]。

替加环素是一个可行的治疗选择，尤其在对于cIAIs的经验性治疗当中，由于它对于厌氧菌、肠球菌、某些ESBL及产碳青霉烯酶的肠杆菌、不动杆菌属、嗜麦芽窄食单胞菌具有良好的体外活性[293-295]。它在体外对于铜绿假单胞菌和奇异变形杆菌不具有活性，怀疑菌血症和医疗相关性肺炎时，建议慎用该类药物[296]。

最近来自多重耐药革兰阴性杆菌感染治疗的挑战，尤其是在重症患者中，对 "老" 的抗生素，如多黏菌素、磷霉素使用的兴趣被重新点燃了[297-298]。现在它们经常被用于危重病患者多重耐药菌的治疗。

头孢洛扎/他唑巴坦和头孢他啶/阿维巴坦为已被批准用于cIAIs治疗的新型抗生素（与甲硝唑联用），包括产ESBLs肠杆菌科和铜绿假单胞菌感染。这些药物对于治疗MDR革兰阴性细菌感染有价值，可以保存碳青霉烯类的活性[299]。头孢洛扎/他唑巴坦具有出色的抗MDR铜绿假单胞菌体外活性[299]。头孢他啶/阿维巴坦似乎具有对抗产碳青霉烯酶肺炎克雷伯菌体外活性[300]。尽管已有许多这方面的综述，但是cIAIs经验性治疗的确切作用仍需进一步定义[301]。

表4中展示了由AGORA（公共卫生）工作组提出的cIAIs患者抗生素治疗方案[253]。附录1、2、3、4列出了在世界各地不同情况下cIAIs患者治疗的抗生素方案。

8. 对于医院获得性腹腔感染或社区获得性腹腔感染等存在耐药性病原体感染风险的危重患者，应当进行常规术中培养。

这样做可以在初始选择抗菌谱过窄时扩大抗生素治疗方案，或者在经验性方案抗菌谱太宽时进行降级。通过临床培养鉴别出病原微生物后，应当实施抗微生物敏感性试验（AST）并报告结果以指导抗生素治疗。（LoE 1；GoR C）

虽然已证明对于社区获得性腹腔感染，尤其是阑尾炎，细菌培养的结果对于患者的疗效影响不大[302-303]，但是微生物试验的结果可能对于患者选择治疗策略意义重大，尤其是在不可预知感染微生物时进行针对性抗生素治疗调整。

从术中培养中获得感染部位的微生物结果具有两大优势：①当初始选择抗菌谱过窄时扩大抗生素治疗方案；②当经验性方案抗菌谱太宽时行抗微生物治疗降级[253]。

表4　基于药物敏感性的腹腔感染（IAIs）患者抗生素治疗[253]

抗生素	肠球菌	耐氨苄西林肠球菌	耐万古霉素肠球菌	肠杆菌科细菌	产ESBL肠杆菌科细菌	铜绿假单孢菌	厌氧性革兰阴性菌
青霉素类/β-内酰胺酶抑制药							
阿莫西林/克拉维酸	+	–	–	+	–	–	+
氨苄西林/舒巴坦	+	–	–	+	–	–	+/–
哌拉西林/他唑巴坦	+	–	–	+	+/–	+	+
碳青霉烯类							
厄他培南	–	–	–	+	+	–	+
亚胺培南/西司他丁	+/–[a]	–	–	+	+	+	+
美罗培南	–	–	–	+	+	+	+
多尼培南	–	–	–	+	+	+	+
氟喹诺酮类							
环丙沙星	–	–	–	+	–	+[b]	–
左氧氟沙星	+/–	–	–	+	–	+/–	–
莫西沙星	+/–	–	–	+	–	–	+/–
头孢菌素类							
头孢曲松	–	–	–	+	–	–	–
头孢他啶	–	–	–	+	–	+	–
头孢吡肟	–	–	–	+	+/–	+	–
头孢洛扎/他唑巴坦	–	–	–	+	+	+	–
头孢他啶/阿维巴坦	–	–	–	+	+	+	–
氨基苷类							
阿米卡星				+	+	+	
庆大霉素				+	+	+	
甘氨酰类							
替加环素	+	+	+	+[c]	+	–	+
5-硝基咪唑类							
甲硝唑							+
多粘菌素							
甲磺酸黏菌素（黏菌素）	–	–	–	+[d]	+	+	

续表4

抗生素	肠球菌	耐氨苄西林肠球菌	耐万古霉素肠球菌	肠杆菌科细菌	产ESBL肠杆菌科细菌	铜绿假单胞菌	厌氧性革兰阴性菌
糖肽类							
替考拉宁	+	+	–	–	–	–	–
万古霉素	+	+	–	–	–	–	–
恶唑烷类							
利奈唑胺	+	+	+	–	–	–	–

a，亚胺培南/西司他丁对氨苄西林敏感肠球菌比厄他培南、美罗培南和多尼培南活性更高；b，环丙沙星较左氧氟沙星对铜绿假单胞菌更有效；c，对变形杆菌、摩根氏菌、普罗威登斯菌无效；d，对摩根氏菌、变形杆菌、普罗威登斯菌、沙门氏菌、沙雷氏菌、志贺氏菌和耶尔森氏菌（小肠结肠炎耶尔森菌）无效。

在临床培养中鉴别出微生物之后，应当实施抗微生物敏感性试验（AST）以指导抗微生物治疗。数据以最低抑菌浓度的形式报道，它是指抗生素抑制微生物可见生长的最低浓度。

最低抑菌浓度的数值，表示为mg/mL，通常由微生物实验室根据美国临床实验室标准协会（CLSI）的标准或欧洲抗微生物敏感性试验协会（EUCAST）的标准以明确的指导形式报告给临床医生，如"敏感""耐药"或"中介"。

9. 了解抗生素排泄入胆汁的机制可能有助于设计胆汁相关性腹腔感染患者的最佳治疗方案。（LoE 1；GoR C）

最常从胆道感染中分离出的微生物包括革兰阴性需氧菌，如大肠杆菌、肺炎克雷伯菌，以及厌氧菌，尤其是脆弱类拟杆菌[153]。肠球菌在胆道感染中的作用还不是很明确，对于社区获得性的胆道感染并不建议常规覆盖这些微生物[153]。

虽然没有临床数据支持对这些患者使用具有胆管渗透性的抗生素，但是抗生素治疗胆道感染的效果可能还是依靠有效的胆道抗生素浓度[153]。显然对于胆道梗阻的患者，抗生素的胆管渗透性可能较差，只有少数患者能达到有效的胆汁内浓度[153]。

治疗胆道感染常用的抗生素和它们的胆管穿透性见表5。

10. 医院获得性感染的患者建议行针对念珠菌的经验性抗真菌治疗，尤其是对于那些近期准备进行腹部手术和术后吻合口瘘的患者。（LoE 1；GoR C）

表5　常用于治疗胆道感染的抗生素及其胆管穿透能力

穿透效率较高	穿透效率较低
哌拉西林/他唑巴坦	头孢曲松
替加环素	头孢噻肟
阿莫西林/克拉维酸	美罗培南
环丙沙星	头孢他啶
氨苄西林/舒巴坦	万古霉素
头孢吡肟	阿米卡星
左氧氟沙星	庆大霉素
亚胺培南	

医院获得性腹膜炎中真菌感染的流行病学特征尚未完全明确。其临床表现通常与较差的预后相关。针对念珠菌的经验性抗真菌治疗通常不推荐用于社区获得性腹腔感染，危重患者和免疫抑制患者除外（由于中性粒细胞减少或同时使用免疫抑制药，糖皮质激素、化疗药物，以及免疫调节药）[304]。最近，IDSA侵袭性假丝酵母菌病治疗指南探讨和解决了假丝酵母菌性腹膜炎的问题[275]。IDSA指南对存在假丝酵母菌IAIs临床证据及明显的感染风险因素，包括近期行腹部手术、吻合口瘘、坏死性胰腺炎，行抗细菌治疗但疗效较差的患者，建议行经验性抗真菌治疗。

对于危重或曾使用过吡咯类药物的患者，经验性治疗为棘白菌素（卡泊芬净：负荷剂量70 mg，随后每天50 mg；米卡芬净：每天100 mg；阿尼芬净：负荷剂量200 mg，随后每天100 mg）。然而，对于血流动力学稳定，体内存在对吡咯类药物敏感假丝酵母菌群定植以及既往未使用吡咯类药物的患者，氟康唑600 mg（12 mg/kg）负荷剂量，随后每天400 mg（6 mg/kg），仍应作为抗真菌的一线治疗。

四、结论

IAIs仍是当今世界外科实践中导致发病和死亡的重要原因。IAIs有效治疗的基石包括早期和准确的诊断，及时的复苏，早期和有效的感染源控制，以及启动合适的抗微生物治疗。在世界上的不同地区，cIAIs具有不同的疾病和临床谱系，并且它们的流行病学因素表现出广泛的地理多样性。有必要在所有的外科医生中推行IAIs管理指南，以提升全世界cIAIs的治疗水平。

在附录5中，所有的WSES建议都被列于其中。

致谢

无。

提供资金

没有作者获得任何资金。

数据和辅助材料的可用性

没有作者的数据符合公开获取的原则。

作者贡献

MS撰写了手稿的初稿。所有作者都审阅了手稿并批准了最终草案。

利益冲突

作者宣称他们没有竞争的利益冲突。

特别说明

本文发布的实践指南并不代表临床实践的标准，而是基于当前最佳的证据以及专家的共识得出的治疗方案。但是，指南并不排除目前正用于临床的其他标准治疗方案。例如，它们并不强制用于现有的医疗实践，应根据相关医疗机构的情况（如职员水平、经验、设备等）和个别患者的特点，最终确定选择何种治疗方案。然而，需要提醒大家注意的是，对治疗结果负责的是直接参与的人员，而不是制定共识的团体。

参考文献

[1] Sartelli M, Abu-Zidan FM, Catena F, Griffiths EA, Di Saverio S, Coimbra R, et al. Global validation of the WSES Sepsis Severity Score for patients with complicated intraabdominal infections: a prospective multicenter study (WISS Study)[J]. World J Emerg Surg, 2015, 10: 61.

[2] Spiegel DA, Abdullah F, Price RR, Gosselin RA, Bickler SW. World Health Organization global initiative for emergency and essential surgical care: 2011 and beyond[J]. World J Surg, 2013, 37: 1462–1469.

[3] Hyder AA. Reconfiguration of surgical, emergency, and trauma services: recommendations are useful for configuring emergency services in the developing world[J]. BMJ, 2004, 328: 523.

[4] Bickler SW, Spiegel D. Improving surgical care in low- and middle-income countries: a pivotal role for the World Health Organization[J]. World J Surg, 2010, 34: 386–390.

[5] Stewart B, Khanduri P, McCord C, Ohene-Yeboah M, Uranues S, Vega Rivera F, et al. Global disease burden of conditions requiring emergency surgery[J]. BJS, 2014, 10: e9–e22.

[6] Baker T. Critical care in low-income countries[J]. Trop Med Int Health, 2009, 14: 143–148.

[7] Jacob ST, West TE, Banura P. Fitting a square peg into a round hole: are the current Surviving Sepsis Campaign guidelines feasible for Africa?[J]. Crit Care, 2011, 15: 117.

[8] Chichom-Mefire A, Fon TA, Ngowe-Ngowe M. Which cause of diffuse peritonitis is the deadliest in the tropics? A retrospective analysis of 305 cases from the South-West Region of Cameroon[J]. World J Emerg Surg, 2016, 11: 14.

[9] Guyatt G, Gutterman D, Baumann MH, Addrizzo-Harris D, Hylek EM, Phillips B, et al. Grading strength of recommendations and quality of evidence in clinical guidelines: report from an American College of Chest Physicians task force[J]. Chest, 2006, 129: 174–181.

[10] Weledji EP, Ngowe MN. The challenge of intra-abdominal sepsis[J]. Int J Surg, 2013, 11: 290–295.

[11] Angus DC, van der Poll T. Severe sepsis and septic shock[J]. NEJM, 2013, 369: 840–851.

[12] Søreide K, Thorsen K, Søreide JA. Clinical patterns of presentation and attenuated inflammatory response in octo- and nonagenarians with perforated gastroduodenal ulcers[J]. Surgery, 2016, 160: 341–349.

[13] Waitt PI, Mukaka M, Goodson P, SimuKonda FD, Waitt CJ, Feasey N, et al. Sepsis carries a high mortality among hospitalised adults in Malawi in the era of antiretroviral therapy scale-up: a longitudinal cohort study[J]. J Infect, 2015, 70: 11–19.

[14] Huson MA, Grobusch MP, van der Poll T. The effect of HIV infection on the host response to bacterial sepsis[J]. Lancet Infect Dis, 2015, 15: 95–108.

[15] Chichom-Mefire A, Azabji-Kenfack M, Atashili J. CD4 count is still a valid indicator of outcome in HIV-infected patients undergoing major abdominal surgery in the era of highly active antiretroviral therapy[J]. World J Surg, 2015, 39: 1692–1699.

[16] Singer M, Deutschman CS, Seymour CW, Shankar-Hari M, Annane D, Bauer M, et al. The Third International Consensus Definitions for Sepsis and Septic Shock (Sepsis-3)[J]. JAMA, 2016, 315: 801–810.

[17] Bone RC, Balk RA, Cerra FB, Dellinger RP, Fein AM, Knaus WA, et al. Definitions for sepsis and organ failure and guidelines for the use of innovative therapies in sepsis. The ACCP/SCCM Consensus Conference Committee. American College of Chest Physicians/Society of Critical Care Medicine[J]. Chest, 1992, 101: 1644–1655.

[18] Levy MM, Fink MP, Marshall JC, Abraham E, Angus D, Cook D, et al. 2001 SCCM/ESICM/ACCP/ATS/SIS International Sepsis Definitions Conference[J]. Crit Care Med, 2003, 31: 1250–1256.

[19] Vincent JL, Moreno R, Takala J, Willatts S, De Mendonça A, Bruining H, et al. The SOFA (Sepsis-related Organ Failure Assessment) score to describe organ dysfunction/failure[J]. Intensive Care Med, 1996, 22: 707–710.

[20] Ferreira FL, Bota DP, Bross A, Mélot C, Vincent JL. Serial evaluation of the SOFA score to predict outcome in critically ill patients[J]. JAMA, 2001, 286: 1754–1758.

[21] Cortés-Puch I, Hartog CS. Opening the debate on the new sepsis definition change is not necessarily progress: revision of the sepsis definition should be based on new scientific

insights[J]. Am J Respir Crit Care Med, 2016, 194: 16–18.

[22] Rello J, Leblebicioglu H. Sepsis and septic shock in low-income and middle-income countries: need for a different paradigm[J]. Int J Infect Dis, 2016, 48: 120–122.

[23] Kruisselbrink R, Kwizera A, Crowther M, Fox-Robichaud A, O'Shea T, Nakibuuka J, et al. Modified Early Warning Score (MEWS) identifies critical illness among ward patients in a resource restricted setting in Kampala, Uganda: a prospective observational study[J]. PLoS One, 2016, 11: e0151408.

[24] James JH, Luchette FA, McCarter FD, Fischer JE. Lactate is an unreliable indicator of tissue hypoxia in injury or sepsis[J]. Lancet, 1999, 354: 505–508.

[25] Dugas AF, Mackenhauer J, Salciccioli JD, Cocchi MN, Gautam S, Donnino MW. Prevalence and characteristics of nonlactate and lactate expressors in septic shock[J]. J Crit Care, 2012, 27: 344–50.

[26] Esteban A, Frutos-Vivar F, Ferguson ND, Peñuelas O, Lorente JA, Gordo F, et al. Sepsis incidence and outcome: contrasting the intensive care unit with the hospital ward[J]. Crit Care Med, 2007, 35: 1284–1289.

[27] Vincent JL, De Backer D. Circulatory shock. N Engl J Med, 2013, 369: 1726–1734.

[28] Abu-Zidan FM. Optimizing the value of measuring inferior vena cava diameter in shocked patients[J]. World J Crit Care Med, 2016, 5: 7–11.

[29] Dellinger RP, Levy MM, Rhodes A, Annane D, Gerlach H, Opal SM, et al. Surviving Sepsis Campaign Guidelines Committee including the Pediatric Subgroup. Surviving sepsis campaign: international guidelines for management of severe sepsis and septic shock: 2012[J]. Crit Care Med, 2013, 41: 580–637.

[30] Cheng AC, West TE, Peacock SJ. Surviving sepsis in developing countries[J]. Crit Care Med, 2008, 36: 2487.

[31] Becker JU, Theodosis C, Jacob ST, Wira CR, Groce NA. Surviving sepsis in low-income and middle-income countries: new directions for care and research[J]. Lancet Infect Dis, 2009, 9: 577–582.

[32] Baelani I, Jochberger S, Laimer T, Otieno D, Kabutu J, Wilson I, et al. Availability of critical care resources to treat patients with severe sepsis or septic shock in Africa: a self-reported, continent-wide survey of anaesthesia providers[J]. Crit Care, 2011, 15: R10.

[33] Rhodes A, Evans LE, Alhazzani W, Levy MM, Antonelli M, Ferrer R, et al. Surviving Sepsis Campaign: international guidelines for management of sepsis and septic shock: 2016[J]. Intensive Care Med, 2017, 43(3): 304–377.

[34] Rivers E, Nguyen B, Havstad S, Ressler J, Muzzin A, Knoblich B, et al. Early goal-directed therapy in the treatment of severe sepsis and septic shock[J]. NEJM, 2001, 345: 1368–1377.

[35] Investigators PCESS, Yealy DM, Kellum JA, Huang DT, Barnato AE, Weissfeld LA, et al. A randomized trial of protocol-based care for early septic shock[J]. N Engl J Med, 2014, 370: 1683–1693.

[36] Mouncey PR, Osborn TM, Power GS, Harrison DA, Sadique MZ, Grieve RD, et al. Trial of early, goal-directed resuscitation for septic shock[J]. N Engl J Med, 2015, 372: 1301–1311.

[37] Peake SL, Delaney A, Bailey M, Bellomo R, Cameron PA, Cooper DJ, et al. Goal-directed resuscitation for patients with early septic shock[J]. NEJM, 2014, 371: 1496–1506.

[38] Asfar P, Meziani F, Hamel JF, Grelon F, Megarbane B, Anguel N, et al. High versus low blood-pressure target in patients with septic shock[J]. NEJM, 2014, 370: 1583–1593.

[39] Marik P, Bellomo R. A rational approach to fluid therapy in sepsis[J]. Br J Anaesth, 2016, 116: 339–349.

[40] Sartelli M, Catena F, Di Saverio S, Ansaloni L, Malangoni M, Moore EE, et al. Current concept of abdominal sepsis: WSES position paper[J]. World J Emerg Surg, 2014, 9: 22.

[41] Waechter J, Kumar A, Lapinsky SE, Marshall J, Dodek P, Arabi Y, et al. Interaction between fluids and vasoactive agents on mortality in septic shock: a multicenter, observational study[J]. Crit Care Med, 2014, 42: 2158–2168.

[42] Annane D, Vignon P, Renault A, Bollaert PE, Charpentier C, Martin C, et al. Norepinephrine plus dobutamine versus epinephrine alone for management of septic shock: a randomised trial[J]. Lancet, 2007, 370: 676–684. Erratum in: Lancet, 2007, 370: 1034.

[43] Ademola TO, Oludayo SA, Samuel OA, Amarachukwu EC, Akinwunmi KO, Olusanya A. Clinicopathological review of 156 appendicectomies for acute appendicitis in children in Ile-Ife, Nigeria: a retrospective analysis[J]. BMC Emerg Med, 2015, 15: 7.

[44] Sippel S, Muruganandan K, Levine A, Shah S. Review article: use of ultrasound in the developing world[J]. Int J Emerg Med, 2011, 4: 72.

[45] Shah S, Bellows BA, Adedipe AA, Totten JE, Backlund BH, Sajed D. Perceived barriers in the use of ultrasound in developing countries[J]. Crit Ultrasound J, 2015, 7: 11.

[46] LaGrone LN, Sadasivam V, Kushner AL, Groen RS. A review of training opportunities for ultrasonography in low and middle income countries[J]. Trop Med Int Health, 2012, 17: 808–819.

[47] Doria AS, Moineddin R, Kellenberger CJ, Epelman M, Beyene J, Schuh S, et al. US or CT for diagnosis of appendicitis in children and adults? A meta-analysis[J]. Radiology, 2006, 241: 83–94.

[48] Toorenvliet BR, Wiersma F, Bakker RF, Merkus JW, Breslau PJ, Hamming JF. Routine ultrasound and limited computed tomography for the diagnosis of acute appendicitis[J]. World J Surg, 2010, 34: 2278–2285.

[49] Andeweg CS, Wegdam JA, Groenewoud J, van der Wilt GJ, van Goor H, Bleichrodt RP. Toward an evidence-based step-up approach in diagnosing diverticulitis[J]. Scand J Gastroenterol, 2014, 49: 775–784.

[50] Shah BR, Stewart J, Jeffrey RB, Olcott EW. Value of short-interval computed tomography when sonography fails to visualize the appendix and shows otherwise normal findings[J]. J Ultrasound Med, 2014, 33: 1589–1595.

[51] Koo HS, Kim HC, Yang DM, Kim SW, Park SJ, Ryu JK. Does computed tomography have any additional value after sonography in patients with suspected acute appendicitis?[J]. J Ultrasound Med, 2013, 32: 1397–403.

[52] Sartelli M. A focus on intra-abdominal infections[J]. World J Emerg Surg, 2010, 5: 9.

[53] Montravers P, Dufour G, Guglielminotti J, Desmard M, Muller C, Houissa H, et al. Dynamic changes of microbial flora and therapeutic consequences in persistent peritonitis[J]. Crit Care, 2015, 19: 7.

[54] Lamme B, Mahler CW, van Ruler O, Gouma DJ, Reitsma JB, Boermeester MA. Clinical

predictors of ongoing infection in secondary peritonitis: systematic review[J]. World J Surg, 2006,30: 2170–2181.

[55] Marshall JC. Principles of source control in the early management of sepsis[J]. Curr Infect Dis Rev, 2010,12: 345–353.

[56] Marshall JC, al Naqbi A. Principles of source control in the management of sepsis[J]. Crit Care Clin, 2009,25: 753–768.

[57] Azzarello G, Lanteri R, Rapisarda C, Santangelo M, Racalbuto A, Minutolo V, et al. Ultrasound-guided percutaneous treatment of abdominal collections[J]. Chir Ital, 2009,61: 337–340.

[58] Gazelle GS, Mueller PR. Abdominal abscess: imaging and intervention[J]. Radiol Clin North Am, 1994,32: 913–932.

[59] Bouali K, Magotteaux P, Jadot A, Saive C, Lombard R, Weerts J, et al. Percutaneous catheter drainage of abdominal abscess after abdominal surgery: results in 121 cases[J]. J Belg Radiol, 1993,76: 11–14.

[60] VanSonnenberg E, Mueller PR, Ferrucci Jr JT. Percutaneous drainage of 250 abdominal abscesses and fluid collections. I. Results, failures and complications[J]. Radiology, 1984, 151: 337–341.

[61] Jaffe TA, Nelson RC, DeLong D, Paulson EK. Practice patterns in percutaneous image-guided intra-abdominal abscess drainage: survey of academic and private practice centres[J]. Radiology, 2004,233: 750–756.

[62] Agresta F, Ciardo LF, Mazzarolo G, Michelet I, Orsi G, Trentin G, et al. Peritonitis: laparoscopic approach[J]. World J Emerg Surg, 2006,24: 1–9.

[63] Bedada AG, Hsiao M, Bakanisi B, Motsumi M, Azzie G. Establishing a contextually appropriate laparoscopic program in resource-restricted environments: experience in Botswana[J]. Ann Surg, 2015,261: 807–811.

[64] Gyedu A, Fugar S, Price R, Bingener J. Patient perceptions about laparoscopy at Komfo Anokye Teaching Hospital, Ghana[J]. Pan Afr Med J, 2015,20: 422.

[65] Edino ST, Mohammed AZ, Ochicha O, Anumah M. Appendicitis in Kano, Nigeria: a 5 year review of pattern, morbidity and mortality[J]. Ann Afr Med, 2004,3: 38–41.

[66] Kong VY, Sartorius B, Clarke DL. Acute appendicitis in the developing world is a morbid disease[J]. Ann R Coll Surg Engl, 2015,97: 390–395.

[67] Bhangu A, Søreide K, Di Saverio S, Assarsson JH, Drake FT. Acute appendicitis: modern understanding of pathogenesis, diagnosis, and management[J]. Lancet, 2015,386: 1278–87.

[68] Alvarado A. A practical score for the early diagnosis of acute appendicitis[J]. Ann Emerg Med, 1986,15: 557–554.

[69] Alvarado A. How to improve the clinical diagnosis of acute appendicitis in resource limited settings[J]. World J Emerg Surg, 2016,11: 16.

[70] Andersson M, Andersson RE. The appendicitis inflammatory response score: a tool for the diagnosis of acute appendicitis that outperforms the Alvarado score[J]. World J Surg, 2008, 32: 1843–1849.

[71] Di Saverio S, Birindelli A, Kelly MD, Catena F, Weber DG, Sartelli M, et al. WSES Jerusalem guidelines for diagnosis and treatment of acute appendicitis[J]. World J Emerg

Surg, 2016, 11: 34.

[72] Sallinen V, Akl EA, You JJ, Agarwal A, Shoucair S, Vandvik PO, et al. Meta-analysis of antibiotics versus appendicectomy for non-perforated acute appendicitis[J]. Br J Surg, 2016, 103: 656–667.

[73] Salminen P, Paajanen H, Rautio T, Nordström P, Aarnio M, Rantanen T, et al. Antibiotic therapy vs. appendectomy for treatment of uncomplicated acute appendicitis: the APPAC randomized clinical trial[J]. JAMA, 2015, 313: 2340–2348.

[74] Atema JJ, van Rossem CC, Leeuwenburgh MM, Stoker J, Boermeester MA. Scoring system to distinguish uncomplicated from complicated acute appendicitis[J]. Br J Surg, 2015, 102: 979–990.

[75] Sartelli M, Viale P, Catena F, Ansaloni L, Moore E, Malangoni M, et al. 2013 WSES guidelines for management of intra-abdominal infections[J]. World J Emerg Surg, 2013, 8: 3.

[76] Li X, Zhang J, Sang L, Zhang W, Chu Z, Li X, et al. Laparoscopic versus conventional appendectomy—a meta-analysis of randomized controlled trials[J]. BMC Gastroenterol, 2010, 10: 129.

[77] Sauerland S, Jaschinski T, Neugebauer EA. Laparoscopic versus open surgery for suspected appendicitis[J]. Cochrane Database Syst Rev, 2010, 10: CD001546.

[78] Tzovaras G, Baloyiannis I, Kouritas V, Symeonidis D, Spyridakis M, Poultsidi A, et al. Laparoscopic versus open appendectomy in men: a prospective randomized trial[J]. Surg Endosc, 2010, 24: 2987–2992.

[79] Brown CV, Abrishami M, Muller M, Velmahos GC. Appendiceal abscess: immediate operation or percutaneous drainage?[J]. Am Surg, 2003, 69: 829–832.

[80] Kim JK, Ryoo S, Oh HK, Kim JS, Shin R, Choe EK, et al. Management of appendicitis presenting with abscess or mass[J]. J Korean Soc Coloproctol, 2010, 26: 413–419.

[81] Andersson RE, Petzold MG. Nonsurgical treatment of appendiceal abscess or phlegmon: a systematic review and meta-analysis[J]. Ann Surg, 2007, 246: 741–748.

[82] Skoubo-Kristensen E, Hvid I. The appendiceal mass: results of conservative management[J]. Ann Surg, 1982, 196: 584–587.

[83] Gillick J, Velayudham M, Puri P. Conservative management of appendix mass in children[J]. Br J Surg, 2001, 88: 1539–1542.

[84] Lai HW, Loong CC, Chiu JH, Chau GY, Wu CW, Lui WY. Interval appendectomy after conservative treatment of an appendiceal mass[J]. World J Surg, 2006, 30: 352–357.

[85] Jordan JS, Kovalcik PJ, Schwab CW. Appendicitis with a palpable mass[J]. Ann Surg, 1981, 193: 227–229.

[86] Mentula P, Sammalkorpi H, Leppäniemi A. Laparoscopic surgery or conservative treatment for appendiceal abscess in adults? A randomized controlled trial[J]. Ann Surg, 2015, 262: 237–242.

[87] Moore CB, Smith RS, Herbertson R, Toevs C. Does use of intraoperative irrigation with open or laparoscopic appendectomy reduce post-operative intra-abdominal abscess?[J]. Am Surg, 2011, 77: 78–80.

[88] Collins D, Winter DC. Modern concepts in diverticular disease[J]. J Clin Gastroenterol, 2015, 49: 358–369.

［89］ Jamal Talabani A, Lydersen S, Endreseth BH, Edna TH. Major increase in admission- and incidence rates of acute colonic diverticulitis[J]. Int J Colorectal Dis, 2014, 29: 937-945.

［90］ Shahedi K, Fuller G, Bolus R, Cohen E, Vu M, Shah R, et al. Long-term risk of acute diverticulitis among patients with incidental diverticulosis found during colonoscopy[J]. Clin Gastroenterol Hepatol, 2013, 11: 1609-1613.

［91］ Sartelli M, Catena F, Ansaloni L, Coccolini F, Griffiths EA, Abu-Zidan FM, et al. WSES Guidelines for the management of acute left sided colonic diverticulitis in the emergency setting[J]. World J Emerg Surg, 2016, 11: 37.

［92］ Toorenvliet BR, Bakker RF, Breslau PJ, Merkus JW, Hamming JF. Colonic diverticulitis: a prospective analysis of diagnostic accuracy and clinical decision-making[J]. Colorectal Dis, 2010, 12: 179-186.

［93］ Boermeester MA, Humes DJ, Velmahos GC, Søreide K. Contemporary review of risk-stratified management in acute uncomplicated and complicated diverticulitis[J]. World J Surg, 2016, 40: 2537-2545.

［94］ Chabok A, Påhlman L, Hjern F, Haapaniemi S, Smedh K, AVOD Study Group. Randomized clinical trial of antibiotics in acute uncomplicated diverticulitis[J]. Br J Surg, 2012, 99: 532-539.

［95］ Sartelli M, Moore FA, Ansaloni L, Di Saverio S, Coccolini F, Griffiths A, et al. A proposal for a CT driven classification of left colon acute diverticulitis[J]. World J Emerg Surg, 2015, 10: 3.

［96］ Andersen JC, Bundgaard L, Elbrønd H, Laurberg S, Walker LR, Støvring J. Danish national guidelines for treatment of diverticular disease[J]. Dan Med J, 2012, 59: C4453.

［97］ Ambrosetti P, Chautems R, Soravia C, Peiris-Waser N, Terrier F. Long-term outcome of mesocolic and pelvic diverticular abscesses of the left colon: a prospective study of 73 cases[J]. Dis Colon Rectum, 2005, 48: 787-791.

［98］ Brandt D, Gervaz P, Durmishi Y, Platon A, Morel P, Poletti PA. Percutaneous CT scan-guided drainage versus antibiotherapy alone for Hinchey II diverticulitis: a case-control study[J]. Dis Colon Rectum, 2006, 49: 1533-1538.

［99］ Siewert B, Tye G, Kruskal J, Sosna J, Opelka F, Raptopoulos V, et al. Impact of CT-guided drainage in the treatment of diverticular abscesses: size matters[J]. AJR Am J Roentgenol, 2006, 186: 680-686.

［100］ Singh B, May K, Coltart I, Moore NR, Cunningham C. The long-term results of percutaneous drainage of diverticular abscess[J]. Ann R Coll Surg Engl, 2008, 90: 297-301.

［101］ Kumar RR, Kim JT, Haukoos JS, Macias LH, Dixon MR, Stamos MJ, et al. Factors affecting the successful management of intra-abdominal abscesses with antibiotics and the need for percutaneous drainage[J]. Dis Colon Rectum, 2006, 49: 183-189.

［102］ McCafferty MH, Roth L, Jorden J. Current management of diverticulitis[J]. Am Surg, 2008, 74: 1041-1049.

［103］ Chandra V, Nelson H, Larson DR, Harrington JR. Impact of primary resection on the outcome of patients with perforated diverticulitis[J]. Arch Surg, 2004, 139: 1221-1224.

［104］ Salem L, Flum DR. Primary anastomosis or Hartmann's procedure for patients with diverticular peritonitis? A systematic review[J]. Dis Colon Rectum, 2004, 47: 1953-1964.

［105］ Abbas S. Resection and primary anastomosis in acute complicated diverticulitis, a systematic review of the literature[J]. Int J Colorectal Dis, 2007, 22: 351-357.

[106] Cirocchi R, Trastulli S, Desiderio J, Listorti C, Boselli C, Parisi A, et al. Treatment of Hinchey stage III-IV diverticulitis: a systematic review and meta-analysis[J]. Int J Colorectal Dis, 2013, 28: 447–457.

[107] Constantinides VA, Heriot A, Remzi F, Darzi A, Senapati A, Fazio VW, et al. Operative strategies for diverticular peritonitis: a decision analysis between primary resection and anastomosis versus Hartmann's procedures[J]. Ann Surg, 2007, 245: 94–103.

[108] Angenete E, Thornell A, Burcharth J, Pommergaard HC, Skullman S, Bisgaard T, et al. Laparoscopic lavage is feasible and safe for the treatment of perforated diverticulitis with purulent peritonitis: the first results from the randomized controlled trial DILALA[J]. Ann Surg, 2016, 263: 117–122.

[109] Schultz JK, Yaqub S, Wallon C, Blecic L, Forsmo HM, Folkesson J, et al. Laparoscopic lavage vs primary resection for acute perforated diverticulitis: the SCANDIV randomized clinical trial[J]. JAMA, 2015, 314: 1364–75.

[110] Vennix S, Musters GD, Mulder IM, Swank HA, Consten EC, Belgers EH, et al. Laparoscopic peritoneal lavage or sigmoidectomy for perforated diverticulitis with purulent peritonitis: a multicentre, parallel-group, randomised, open-label trial[J]. Lancet, 2015, 386: 1269–1277.

[111] Ceresoli M, Coccolini F, Montori G, Catena F, Sartelli M, Ansaloni L. Laparoscopic lavage versus resection in perforated diverticulitis with purulent peritonitis: a meta-analysis of randomized controlled trials[J]. World J Emerg Surg, 2016, 11: 42.

[112] Kriwanek S, Armbruster C, Dittrich K, Beckerhinn P. Perforated colorectal cancer[J]. Dis Colon Rectum, 1996, 39: 1409–1414.

[113] Khan S, Pawlak SE, Eggenberger JC, Lee CS, Szilagy EJ, Margolin DA. Acute colonic perforation associated with colorectal cancer[J]. Am Surg, 2001, 67: 261–264.

[114] Lee IK, Sung NY, Lee YS, Lee SC, Kang WK, Cho HM, et al. The survival rate and prognostic factors in 26 perforated colorectal cancer patients[J]. Int J Colorectal Dis, 2007, 22: 467–473.

[115] Meyer F, Marusch F, Koch A, Meyer L, Führer S, Köckerling F, et al. Emergency operation in carcinomas of the left colon: value of Hartmann's procedure[J]. Tech Coloproctol, 2004, 8 Suppl 1: s226–s229.

[116] Won DY, Lee IK, Lee YS, Cheung DY, Choi SB, Jung H, et al. The indications for nonsurgical management in patients with colorectal perforation after colonoscopy[J]. Am Surg, 2012, 78: 550–554.

[117] Byeon JS. Colonic perforation: can we manage it endoscopically?[J]. Clin Endosc, 2013, 46: 495–499.

[118] Na EJ, Kim KJ, Min YD. Safety of conservative treatment of colonoscopic perforation[J]. J Korean Soc Coloproctol, 2005, 21: 384–389.

[119] Magdeburg R, Collet P, Post S, Kaehler G. Endoclipping of iatrogenic colonic perforation to avoid surgery[J]. Surg Endosc, 2008, 22: 1500–1504.

[120] Shin DK, Shin SY, Park CY, Jin SM, Cho YH, Kim WH, et al. Optimal methods for the management of iatrogenic colonoscopic perforation[J]. Clin Endosc, 2016, 49: 282–288.

[121] An SB, Shin DW, Kim JY, Park SG, Lee BH, Kim JW. Decision-making in the management

of colonoscopic perforation: a multicentre retrospective study[J]. Surg Endosc, 2016, 30: 2914–2921.

[122] Araujo SE, Seid VE, Caravatto PP, Dumarco R. Incidence and management of colonoscopic colon perforations: 10 years' experience[J]. Hepatogastroenterology, 2009, 56: 1633–1636.

[123] Cai SL, Chen T, Yao LQ, Zhong YS. Management of iatrogenic colorectal perforation: from surgery to endoscopy[J]. World J Gastrointest Endosc, 2015, 7: 819–823.

[124] Iqbal CW, Chun YS, Farley DR. Colonoscopic perforations: a retrospective review[J]. J Gastrointest Surg, 2005, 9: 1229–1235.

[125] Coimbra C, Bouffioux L, Kohnen L, Deroover A, Dresse D, Denoël A, et al. Laparoscopic repair of colonoscopic perforation: a new standard?[J]. Surg Endosc, 2011, 25: 1514–1517.

[126] Rumstadt B, Schilling D, Sturm J. The role of laparoscopy in the treatment of complications after colonoscopy[J]. Surg Laparosc Endosc Percutan Tech, 2008, 18: 561–564.

[127] Zhang YQ, Lu W, Yao LQ, Qin XY, Xu MD, Zhong YS, et al. Laparoscopic direct suture of perforation after diagnostic colonoscopy[J]. Int J Colorectal Dis, 2013, 28: 1505–1509.

[128] Hansen AJ, Tessier DJ, Anderson ML, Schlinkert RT. Laparoscopic repair of colonoscopic perforations: indications and guidelines[J]. J Gastrointest Surg, 2007, 11: 655–659.

[129] Søreide K, Thorsen K, Harrison EM, Bingener J, Møller MH, Ohene-Yeboah M, et al. Perforated peptic ulcer[J]. Lancet, 2015, 386: 1288–1298.

[130] Lau JY, Sung J, Hill C, Henderson C, Howden CW, Metz DC. Systematic review of the epidemiology of complicated peptic ulcer disease: incidence, recurrence, risk factors and mortality[J]. Digestion, 2011, 84: 102–113.

[131] Søreide K, Thorsen K, Søreide JA. Strategies to improve the outcome of emergency surgery for perforated peptic ulcer[J]. Br J Surg, 2014, 101: e51–e64.

[132] Millat B, Fingerhut A, Borie F. Surgical treatment of complicated duodenal ulcers: controlled trials[J]. World J Surg, 2000, 24: 299–306.

[133] Lo HC, Wu SC, Huang HC, Yeh CC, Huang JC, Hsieh CH. Laparoscopic simple closure alone is adequate for low risk patients with perforated peptic ulcer[J]. World J Surg, 2011, 35: 1873–1878.

[134] Søreide K, Thorsen K, Søreide JA. Predicting outcomes in patients with perforated gastroduodenal ulcers: artificial neural network modelling indicates a highly complex disease[J]. Eur J Trauma Emerg Surg, 2015, 41: 91–98.

[135] Sanabria A, Villegas MI, Morales Uribe CH. Laparoscopic repair for perforated peptic ulcer disease[J]. Cochrane Database Syst Rev, 2013, 2: CD004778.

[136] Berne TV, Donovan AJ. Nonoperative treatment of perforated duodenal ulcer[J]. Arch Surg, 1989, 124: 830–832.

[137] Chau TT, Campbell JI, Galindo CM, Van Minh HN, Diep TS, Nga TT, et al. Antimicrobial drug resistance of Salmonella enterica serovar Typhi in Asia and molecular mechanism of reduced susceptibility to the fluoroquinolones[J]. Antimicrob Agents Chemother, 2007, 51: 4315–4323.

[138] Gupta S, Kaushik R. Peritonitis––the Eastern experience[J]. World J Emerg Surg, 2006, 26: 13.

[139] Sartelli M, Catena F, Ansaloni L, Coccolini F, Corbella D, Moore EE, et al. Complicated intra-abdominal infections worldwide: the definitive data of the CIAOW Study[J]. World J

Emerg Surg, 2014, 9: 37.

[140] Ugochukwu AI, Amu OC, Nzegwu MA. Ileal perforation due to typhoid fever——review of operative management and outcome in an urban centre in Nigeria[J]. Int J Surg, 2013, 11: 218–222.

[141] Edino ST, Yakubu AA, Mohammed AZ, Abubakar IS. Prognostic factors in typhoid ileal perforation: a prospective study of 53 cases[J]. J National Med Assoc, 2007, 99: 1042–1045.

[142] Ayite A, Dosseh DE, Tekou HA, James K. Surgical treatment of single non traumatic perforation of small bowel: excision-suture or resection anastomosis[J]. Ann Chir, 2005, 131: 91–95.

[143] Noorani MA, Sial I, Mal V. Typhoid perforation of small bowel: a study of 72 cases[J]. J R Coll Surg Edinb, 1997, 42: 274–276.

[144] Athié CG, Guízar CB, Alcántara AV, Alcaraz GH, Montalvo EJ. Twenty-five years of experience in the surgical treatment of perforation of the ileum caused by Salmonella typhi at the General Hospital of Mexico City, Mexico[J]. Surgery, 1998, 123: 632–636.

[145] Muckart DJ, Angorn IB. Surgical management of complicated typhoid fever[J]. S Afr J Surg, 1988, 26: 66–69.

[146] Sinha R, Sharma N, Joshi M. Laparoscopic repair of small bowel perforation[J]. JSLS, 2005, 9: 399–402.

[147] Ozer M, Ergul E, Donmez C, Sisman IC, Ulger BV, Kusdemir A. Amebic perforation of small bowel: an unexpected localization of a fatal complication[J]. Bratisl Lek Listy, 2009, 110: 59–60.

[148] Hayetian FD, Read TE, Brozovich M, Garvin RP, Caushaj PF. Ileal perforation secondary to Clostridium difficile enteritis: report of 2 cases[J]. Arch Surg, 2006, 141: 97–99.

[149] Bang S, Park YB, Kang BS, Park MC, Hwang MH, Kim HK, et al. CMV enteritis causing ileal perforation in underlying lupus enteritis[J]. Clin Rheumatol, 2004, 23: 69–72.

[150] Flannery MT, Chapman V, Cruz-Gonzales I, Rivera M, Messina JL. Ileal perforation secondary to histoplasmosis in AIDS[J]. Am J Med Sci, 2000, 320: 406–407.

[151] De Araujo AL. Relevance of imaging in the evaluation of abdominal tuberculosis[J]. Radiol Bras, 2015, 48: VII.

[152] Ara C, Sogutlu G, Yildiz R, Kocak O, Isik B, Yilmaz S, et al. Spontaneous small bowel perforations due to intestinal tuberculosis should not be repaired by simple closure[J]. J Gastrointest Surg, 2005, 9: 514–517.

[153] Ansaloni L, Pisano M, Coccolini F, Peitzmann AB, Fingerhut A, Catena F, et al. 2016 WSES guidelines on acute calculous cholecystitis[J]. World J Emerg Surg, 2016, 11: 25.

[154] Shaffer EA. Epidemiology and risk factors for gallstone disease: has the paradigm changed in the 21st century?[J]. Curr Gastroenterol Rep, 2005, 7: 132–140.

[155] Reshetnyak VI. Concept of the pathogenesis and treatment of cholelithiasis[J]. World J Hepatol, 2012, 4: 18–34.

[156] Sun H, Tang H, Jiang S, Zeng L, Chen EQ, Zhou TY, Wang YJ. Gender and metabolic differences of gallstone diseases[J]. World J Gastroenterol, 2009, 15: 1886–1891.

[157] Indar AA, Beckingham IJ. Acute cholecystitis[J]. BMJ, 2002, 325: 639–643.

[158] Yarmish GM, Smith MP, Rosen MP, Baker ME, Blake MA, Cash BD, et al. ACR

appropriateness criteria right upper quadrant pain[J]. J Am Coll Radiol, 2014, 11: 316–322.

[159] Agrawal R, Sood KC, Agarwal B. Evaluation of early versus delayed laparoscopic cholecystectomy in acute cholecystitis[J]. Surg Res Pract, 2015, 2015: 349801.

[160] Chandler CF, Lane JS, Ferguson P, Thompson JE, Ashley SW. Prospective evaluation of early versus delayed laparoscopic cholecystectomy for treatment of acute cholecystitis[J]. Am Surg, 2000, 66: 896–900.

[161] Johansson M, Thune A, Blomqvist A, Nelvin L, Lundell L. Management of acute cholecystits in the laparoscopic era: results of a prospective, randomized trial[J]. J Gastrointest Surg, 2003, 7: 642–645.

[162] Kolla SB, Aggarwal S, Kumar A, Kumar R, Chumber S, Parshad R, et al. Early versus delayed laparoscopic cholecystectomy for acute cholecystitis: a prospective randomized trial[J]. Surg Endosc, 2004, 18: 1323–1327.

[163] Lai PB, Kwong KH, Leung KL, Kwok SP, Chan AC, Chung SC, et al. Randomized trial of early versus delayed laparoscopic cholecystectomy for acute cholecystitis[J]. Br J Surg, 1998, 85: 764–767.

[164] Lo CM, Liu CL, Fan ST, Lai EC, Wong J. Prospective randomized study of early versus delayed laparoscopic cholecystectomy for acute cholecystitis[J]. Ann Surg, 1998, 227: 461–467.

[165] Macafee DA, Humes DJ, Bouliotis G, Beckingham IJ, Whynes DK, Lobo DN. Prospective randomized trial using cost-utility analysis of early versus delayed laparoscopic cholecystectomy for acute gallbladder disease[J]. Br J Surg, 2009, 96: 1031–1040.

[166] Yadav RP, Adhikary S, Agrawal CS, Bhattarai B, Gupta RK, Ghimire A. A comparative study of early vs. delayed laparoscopic cholecystectomy in acute cholecystitis[J]. Kathmandu Univ Med J (KUMJ), 2009, 7: 16–20.

[167] Papi C, Catarci M, D'Ambrosio L, Gili L, Koch M, Grassi GB, et al. Timing of cholecystectomy for acute calculous cholecystitis: a meta-analysis[J]. Am J Gastroenterol, 2004, 99: 147–155.

[168] Roulin D, Saadi A, Di Mare L, Demartines N, Halkic N. Early versus delayed cholecystectomy for acute cholecystitis, are the 72 hours still the rule?: a randomized trial[J]. Ann Surg, 2016, 264(5): 717–722.

[169] Wu XD, Tian X, Liu MM, Wu L, Zhao S, Zhao L. Meta-analysis comparing early versus delayed laparoscopic cholecystectomy for acute cholecystitis[J]. Br J Surg, 2015, 102: 1302–1313.

[170] Regimbeau JM, Fuks D, Pautrat K, Mauvais F, Haccart V, Msika S, et al. Effect of postoperative antibiotic administration on postoperative infection following cholecystectomy for acute calculous cholecystitis: a randomized clinical trial[J]. JAMA, 2014, 312: 145–154.

[171] Kiviluoto T, Sirén J, Luukkonen P, Kivilaakso E. Randomised trial of laparoscopic versus open cholecystectomy for acute and gangrenous cholecystitis[J]. Lancet, 1998, 351: 321–325.

[172] Johansson M, Thune A, Nelvin L, Stiernstam M, Westman B, Lundell L. Randomized clinical trial of open versus laparoscopic cholecystectomy in the treatment of acute cholecystitis[J]. Br J Surg, 2005, 92: 44–49.

[173] Kum CK, Goh PMY, Isaac JR, Tekant Y, Ngoi SS. Laparoscopic cholecystectomy for acute cholecystitis[J]. Br J Surg, 1994, 81: 1651–1654.

[174] Pessaux P, Regenet N, Tuech JJ, Rouge C, Bergamaschi R, Arnaud JP. Laparoscopic

versus open cholecystectomy: a prospective comparative study in the elderly with acute cholecystitis[J]. Surg Laparosc Endosc Percutan Tech, 2001, 11: 252–255.

[175] Lujan JA, Parrilla P, Robles R, Marin P, Torralba JA, Garcia-Ayllon J. Laparoscopic cholecystectomy vs open cholecystectomy in the treatment of acute cholecystitis: a prospective study[J]. Arch Surg, 1998, 133: 173–175.

[176] Yang TF, Guo L, Wang Q. Evaluation of preoperative risk factor for converting laparoscopic to open cholecystectomy: a meta-analysis[J]. Hepatogastroenterology, 2014, 61: 958–965.

[177] Afuwape OO, Akute OO, Adebanjo AT. Preliminary experience with laparoscopic cholecystectomy in a nigerian teaching hospital[J]. West Afr J Med, 2012, 31: 120–123.

[178] Tsuyuguchi T, Itoi T, Takada T, Strasberg SM, Pitt HA, Kim MH, et al. TG13 indications and techniques for gallbladder drainage in acute cholecystitis[J]. J Hepatobiliary Pancreat Surg, 2013, 20: 81–88.

[179] Na BG, Yoo YS, Mun SP, Kim SH, Lee HY, Choi NK. The safety and efficacy of percutaneous transhepatic gallbladder drainage in elderly patients with acute cholecystitis before laparoscopic cholecystectomy[J]. Ann Surg Treat Res, 2015, 89: 68–73.

[180] Ni Q, Chen D, Xu R, Shang D. The efficacy of percutaneous transhepatic gallbladder drainage on acute cholecystitis in high-risk elderly patients based on the Tokyo guidelines[J]. Medicine (Baltimore), 2015, 94: e1442.

[181] Peters R, Kolderman S, Peters B, Simoens M, Braak S. Percutaneous cholecistostomy: single centre experience in 111 patients with an acute cholecystitis[J]. JBR-BTR, 2014, 97: 197–201.

[182] Windbladh A, Gullstrand P, Svansvik J, Sandström P. Systematic review of cholecystostomy as a treatment option in acute cholecystitis[J]. HBP (Oxford), 2009, 11: 183–193.

[183] Bakkaloglu H, Yanar H, Guloglu R, Taviloglu K, Tunca F, Aksoy M, et al. Ultrasound guided percutaneous cholecystostomy in high-risk patients for surgical intervention[J]. World J Gastroenterol, 2006, 12: 7179–7182.

[184] Boland GW, Lee MJ, Leung J, Mueller PR. Percutaneous cholecystostomy in critically Ill patients: early response and final outcome in 83 patients[J]. AJR Am J Roentgenol, 1994, 163: 339–342.

[185] Treinen C, Lomellin D, Krause C, Goede M, Oleynikov D. Acute acalculous cholecystitis in the critically ill: risk factors and surgical strategies[J]. Langenbeck's Arch Surg, 2015, 400: 421–427.

[186] England RE, McDermott VG, Smith TP, Suhocki PV, Payne CS, Newman GE. Percutaneous cholecystostomy: who responds?[J]. AJR Am J Roentgenol, 1997, 168: 1247–251.

[187] Griniatsos J, Petrou A, Pappas P, Revenas K, Karavokyros I, Michail OP, et al. Percutaneous cholecystostomy as definitive treatment of acute cholecystitis in elderly and critically Ill patients[J]. South Med J, 2008, 101: 586–590.

[188] Davis CA, Landercasper J, Gundersen LH, Lambert PJ. Effective use of percutaneous cholecystostomy in high-risk surgical patients[J]. Arch Surg, 1999, 134: 727–732.

[189] Granlund A, Karlson B-M, Elvin A, Rasmussen I. Ultrasound-guided percutaneous cholecystostomy in high-risk surgical patients[J]. Langenbeck's Arch Surg, 2001, 386: 212–217.

[190] Hu Y-R, Pan J-H, Tong X-C, Li S-R, Chen S-R, Huang Y. Efficacy and safety of B-mode ultrasound-guided percutaneous transhepatic gallbladder drainage combined with

laparoscopic cholecystectomy for acute cholecystitis in elderly and high-risk patients[J]. BMC Gastroenterol, 2015, 15: 81.

[191] Yun SS, Hwang DW, Kim SW, Park SH, Park SJ, Lee DS, et al. Better treatment strategies for patients with acute cholecystitis and American Society of Anesthesiolgist classification 3 or greater[J]. Yonsei Med J, 2010, 51: 540–545.

[192] Chung YH, Choi ER, Kim KM, Kim MJ, Lee JK, Lee KT, et al. Can percutaneous cholecystostomy be a definitive management for acute acalcolous cholecystitis?[J]. J Clin Gastroenterol, 2012, 46: 216–219.

[193] Sugiyama M, Tokuhara M, Atomi Y. Is percutaneous cholecystostomy the optimal treatment for acute cholecystitis in the very elderly?[J]. World J Surg, 1998, 22: 459–463.

[194] Welschbillig-Meunier K, Pessaux P, Lebigot J, Lermite E, Aube C, Brehant O, et al. Percutaneous cholecystostomy for high-risk patients with acute cholecystitis[J]. Surg Endosc, 2005, 19: 1256–1259.

[195] Macri A, Scuderi G, Saladino E, Trimarchi G, Terranova M, Versaci A, et al. Acute gallstone cholecystitis in the elderly[J]. Surg Endosc, 2006, 20: 88–91.

[196] Karakayali FY, Akdur A, Kirnap M, Harman A, Ekici Y, Moray G. Emergency cholecystostomy vs percutaneous cholecystostomy plus delayed cholecystectomy for patients with acute cholecistitis[J]. Hepatobiliary Pancreat Dis Int, 2014, 13: 316–322.

[197] De Mestral C, Gomez D, Haas B, Zagorski B, Rotstein OD, Nathens AB. Cholecystostomy: a bridge to hospital discharge but not delayed cholecystectomy[J]. J Trauma Acute Care Surg, 2013, 74: 175–180.

[198] Kirkegård J, Horn T, Christensen SD, Larsen LP, Knudsen AR, Mortensen FV. Percutaneous cholecystostomy is an effective definitive treatment option for acute acalcolous cholecystitis[J]. Scand J Surg, 2015, 104: 238–243.

[199] Bedirli A, Sakrak O, Sözüer EM, Kerek M, Güler I. Factors effecting the complications in the natural history of acute cholecystitis[J]. Hepatogastroenterology, 2001, 48: 1275–1278.

[200] Derici H, Kara C, Bozdag AD, Nazli O, Tansug T, Akca E. Diagnosis and treatment of gallbladder perforation[J]. World J Gastroenterol, 2006, 12: 7832–7836.

[201] Abu-Dalu J, Urca I. Acute cholecystitis with perforation into the peritoneal cavity[J]. Arch Surg, 1971, 102: 108–110.

[202] Roslyn JJ, Thompson JE, Darvin H, DenBesten L. Risk factors for gallbladder perforation[J]. Am J Gastroenterol, 1987, 82: 636–640.

[203] Lennon F, Green WE. Perforation of the gallbladder. A review of 32 cases[J]. J R Coll Surg Edinb, 1983, 28: 169–173.

[204] Niemeier OW. Acute free perforation of the gall-bladder[J]. Ann Surg, 1934, 99: 922–924.

[205] Isch JH, Finneran JC, Nahrwold DL. Perforation of the gallbladder[J]. Am J Gastroenterol, 1971, 55: 451–458.

[206] Forsberg L, Andersson R, Hederström E, Tranberg KG. Ultrasonography and gallbladder perforation in acute cholecystitis[J]. Acta Radiol, 1988, 29: 203–205.

[207] Sood BP, Kalra N, Gupta S, Sidhu R, Gulati M, Khandelwal N, et al. Role of sonography in the diagnosis of gallbladder perforation[J]. J Clin Ultrasound, 2002, 30: 270–274.

[208] Date RS, Thrumurthy SG, Whiteside S, Umer MA, Pursnani KG, Ward JB, et al.

Gallbladder perforation: case series and systematic review[J]. Int J Surg, 2012, 10: 63–68.

[209] Menakuru SR, Kaman L, Behera A, Singh R, Katariya RN. Current management of gall bladder perforations[J]. ANZ J Surg, 2004, 74: 843–846.

[210] Ong CL, Wong TH, Rauff A. Acute gallbladder perforation––a dilemma in early diagnosis[J]. Gut, 1991, 32: 956–958.

[211] Hanau LH, Steigbigel NH. Acute (ascending) cholangitis[J]. Infect Dis Clin North Am, 2000, 14: 521–546.

[212] Kochar R, Banerjee S. Infections of the biliary tract[J]. Gastrointest Endosc Clin N Am, 2013, 23: 199–218.

[213] Lee JG. Diagnosis and management of acute cholangitis[J]. Nat Rev Gastroenterol Hepatol, 2009, 6: 533–541.

[214] Schneider J, Hapfelmeier A, Thöres S, Obermeier A, Schulz C, Pförringer D, et al. Mortality Risk for Acute Cholangitis (MAC): a risk prediction model for in-hospital mortality in patients with acute cholangitis[J]. BMC Gastroenterol, 2016, 16: 15.

[215] Lai EC, Mok FP, Tan ES, Lo CM, Fan ST, You KT, et al. Endoscopic biliary drainage for severe acute cholangitis[J]. N Engl J Med, 1992, 24: 1582–1586.

[216] Zimmer V, Lammert F. Acute bacterial cholangitis[J]. Viszeralmedizin, 2015, 31: 166–172.

[217] Lee DW, Chan AC, Lam YH, Ng EK, Lau JY, Law BK, et al. Biliary decompression by nasobiliary catheter or biliary stent in acute suppurative cholangitis: a prospective randomized trial[J]. Gastrointest Endosc, 2002, 56: 361–365.

[218] Yee AC, Ho CS. Complications of percutaneous biliary drainage: benign vs malignant diseases[J]. AJR Am J Roentgenol, 1987, 148: 1207–1209.

[219] Bin OY, Zeng KW, Hua HW, Zhang XQ, Chen FL. Endoscopic nasobiliary drainage and percutaneous transhepatic biliary drainage for the treatment of acute obstructive suppurative cholangitis: a retrospective study of 37 cases[J]. Hepatogastroenterology, 2012, 59: 2454–2456.

[220] Saltzstein EC, Peacock JB, Mercer LC. Early operation for acute biliary tract stone disease[J]. Surgery, 1983, 94: 704–708.

[221] Roehrborn A, Thomas L, Potreck O, Ebener C, Ohmann C, Goretzki PE, et al. The microbiology of postoperative peritonitis[J]. Clin Infect Dis, 2001, 33: 1513–1519.

[222] Mulier S, Penninckx F, Verwaest C, Filez L, Aerts R, Fieuws S, et al. Factors affecting mortality in generalized postoperative peritonitis: multivariate analysis in 96 patients[J]. World J Surg, 2003, 27: 379–384.

[223] Ordoñez CA, Puyana JC. Management of peritonitis in the critically ill patient[J]. Surg Clin North Am, 2006, 86: 1323–1349.

[224] Daams F, Luyer M, Lange JF. Colorectal anastomotic leakage: aspects of prevention, detection and treatment[J]. World J Gastroenterol, 2013, 9: 2293–2297.

[225] Khurrum Baig M, Hua Zhao R, Batista O, Uriburu JP, Singh JJ, Weiss EG, et al. Percutaneous postoperative intra-abdominal abscess drainage after elective colorectal surgery[J]. Tech Coloproctol, 2002, 6: 159–164.

[226] Torer N, Yorganci K, Elker D, Sayek I. Prognostic factors of the mortality of postoperative intraabdominal infections[J]. Infection, 2010, 38: 255–260.

[227] Hutchins RR, Gunning MP, Lucas DN, Allen-Mersh TG, Soni NC. Relaparotomy for

suspected intraperitoneal sepsis after abdominal surgery[J]. World J Surg, 2004, 28: 137–141.

[228] Chichom Mefire A, Tchounzou R, Masso Misse P, Pisoh C, Pagbe JJ, Essomba A, et al. Analysis of operative indications and outcomes in 238re-operations after abdominal surgery in an economically disadvantaged setting[J]. J Chir (Paris), 2009, 146: 387–391.

[229] Brunham RC, Gottlieb SL, Paavonen J. Pelvic inflammatory disease[J]. N Engl J Med, 2015, 372: 2039–2048.

[230] Sweet RL. Treatment of acute pelvic inflammatory disease[J]. Infect Dis Obstet Gynecol, 2011, 2011: 561909.

[231] Granberg S, Gjelland K, Ekerhovd E. The management of pelvic abscess[J]. Best Pract Res Clin Obstet Gynaecol, 2009, 23: 667–678.

[232] Mitchell C, Prabhu M. Pelvic inflammatory disease: current concepts in pathogenesis, diagnosis and treatment[J]. Infect Dis Clin North Am, 2013, 27: 793–809.

[233] Garbin O, Verdon R, Fauconnier A. Treatment of the tubo-ovarian abscesses[J]. J Gynecol Obstet Biol Reprod, 2012, 41: 875–885.

[234] Roberts W, Dockery JL. Operative and conservative treatment of tubo-ovarian abscess due to pelvic inflammatory disease[J]. South Med J, 1984, 77: 860–863.

[235] Chappell CA, Wiesenfeld HC. Pathogenesis, diagnosis, and management of severe pelvic inflammatory disease and tuboovarian abscess[J]. Clin Obstet Gynecol, 2012, 55: 893–903.

[236] Krug EG, Sharma GK, Lozano R. The global burden of injuries[J]. Am J Public Health, 2000, 7: 523–526.

[237] Dodiyi-Manuel A, Jebbin NJ, Igwe PO. Abdominal injuries in university of port harcourt teaching hospital[J]. Niger J Surg, 2015, 21: 18–20.

[238] Jha NK, Yadav SK, Sharma R, Sinha DK, Kumar S, Kerketta MD, et al. Characteristics of hollow viscus injury following blunt abdominal trauma: a single centre experience from Eastern India[J]. Bull Emerg Trauma, 2014, 2: 156–160.

[239] McStay C, Ringwelski A, Levy P, Legome E. Hollow viscus injury[J]. J Emerg Med, 2009, 37: 293–299.

[240] Curran TJ, Borzotta AP. Complications of primary repair of colon injury: literature review of 2,964 cases[J]. Am J Surg, 1999, 177: 42–47.

[241] Weinberg JA, Griffin RL, Vandromme MJ, Melton SM, George RL, Reiff DA, et al. Management of colon wounds in the setting of damage control laparotomy: a cautionary tale[J]. J Trauma, 2009, 67: 929–935.

[242] Miller PR, Chang MC, Hoth JJ, Holmes JH, Meredith JW. Colonic resection in the setting of damage control laparotomy: is delayed anastomosis safe?[J]. Am Surg, 2007, 73: 606–609.

[243] Van Ruler O, Mahler CW, Boer KR, Reuland EA, Gooszen HG, Opmeer BC, et al. Comparison of on-demand vs planned relaparotomy strategy in patients with severe peritonitis: a randomized trial[J]. JAMA, 2007, 298: 865–872.

[244] Scriba MF, Laing GL, Bruce JL, Sartorius B, Clarke DL. The role of planned and on-demand relaparotomy in the developing world[J]. World J Surg, 2016, 40: 1558–1564.

[245] Sartelli M, Abu-Zidan FM, Ansaloni L, Bala M, Beltrán MA, Biffl WL, et al. The role of the open abdomen procedure in managing severe abdominal sepsis: WSES position paper[J]. World J Emerg Surg, 2015, 10: 35.

[246] Schein M, Saadia R, Jamieson JR, Decker GA. The 'sandwich technique' in the management of the open abdomen[J]. Br J Surg, 1986, 73: 369–370.

[247] Leppäniemi AK. Laparostomy: why and when?[J]. Crit Care, 2010, 14: 216.

[248] Brock WB, Barker DE, Burns RP. Temporary closure of open abdominal wounds: the vacuum pack[J]. Am Surg, 1995, 61: 30–35.

[249] Demetriades D, Salim A. Management of the open abdomen[J]. Surg Clin North Am, 2014, 94: 131–153.

[250] Regner JL, Kobayashi L, Coimbra R. Surgical strategies for management of the open abdomen[J]. World J Surg, 2012, 36: 497–510.

[251] Chen Y, Ye J, Song W, Chen J, Yuan Y, Ren J. Comparison of outcomes between early fascial closure and delayed abdominal closure in patients with open abdomen: a systematic review and meta-analysis[J]. Gastroenterol Res Pract, 2014, 2014: 784056.

[252] Atema JJ, Gans SL, Boermeester MA. Systematic review and meta-analysis of the open abdomen and temporary abdominal closure techniques in non-trauma patients[J]. World J Surg, 2015, 39: 912–925.

[253] Sartelli M, Weber DG, Ruppé E, Bassetti M, Wright BJ, Ansaloni L, et al. Antimicrobials: a global alliance for optimizing their rational use in intra-abdominal infections (AGORA)[J]. World J Emerg Surg, 2016, 11: 33.

[254] Kurup A, Liau KH, Ren J, Lu MC, Navarro NS, Farooka MW, et al. Antibiotic management of complicated intra-abdominal infections in adults: the Asian perspective[J]. Ann Med Surg (Lond), 2014, 3: 85–91.

[255] ECDC. Annual epidemiological report. Antimicrobial resistance and healthcare-associated infections. http://ecdc.europa.eu/en/publications/Publications/antimicrobial-resistance-annual-epidemiological-report.pdf. Accessed 10 May 2017.

[256] Hawser SP, Bouchillon SK, Hoban DJ, Badal RE. In vitro susceptibilities of aerobic and facultative anaerobic gram-negative bacilli from patients with intra-abdominal infections worldwide from 2005–2007: results from the SMART study[J]. Int J Antimicrob Agents, 2009, 34: 585–588.

[257] Morrissey I, Hackel M, Badal R, Bouchillon S, Hawser S, Biedenbach D. A review of ten years of the Study for Monitoring Antimicrobial Resistance Trends (SMART) from 2002 to 2011[J]. Pharmaceuticals (Basel), 2013, 6: 1335–1346.

[258] Mazuski JE. Antimicrobial treatment for intra-abdominal infections[J]. Expert Opin Pharmacother, 2007, 8: 2933–2945.

[259] Kaye KS, Pogue JM. Infections caused by resistant gram-negative bacteria: epidemiology and management[J]. Pharmacotherapy, 2015, 35: 949–962.

[260] Ruppé E, Armand-Lefèvre L, Estellat C, Consigny PH, El Mniai A, Boussadia Y, et al. High rate of acquisition but short duration of carriage of multidrug-resistant Enterobacteriaceae after travel to the tropics[J]. Clin Infect Dis, 2015, 61: 593–600.

[261] Babrowski T, Romanowski K, Fink D, Kim M, Gopalakrishnan V, Zaborina O, et al. The intestinal environment of surgical injury transforms Pseudomonas aeuruginosa into a discrete hypervirulent morphotype capable of causing lethal peritonitis[J]. Surgery, 2013, 153: 36–43.

[262] Ansorge C, Regner S, Segersvärd R, Strömmer L. Early intraperitoneal metabolic changes

and protease activation as indicators of pancreatic fistula after pancreatoduodenectomy[J]. Br J Surg, 2012, 99: 104-111

[263] Sugiura T, Muzuno T, Okamura Y, Ito T, Yamamoto Y, Kawamura I, et al. Impact of bacterial contamination in the abdominal cavity during pancratoduodenectomy on surgical-site infection[J]. Br J Surg, 2015, 102: 1561–1566.

[264] Zhang J-F, Zhu H-Y, Sun Y-W, Huo Y-M, Liu D-J, Hua R. Pseudomonas infection after pancreatoduodenectomy: risk factors and clinical impacts[J]. Surg Infect (Larchmt), 2015, 16: 769–774.

[265] Uemura K, Murakami Y, Sudo T, Hashimoto Y, Nakashima A, Yamaoka E, et al. Elevation of urine trypsinogen 2 is an indipendent risk factor for pancreatic fistula after pancreaticoduodenectomy[J]. Pancreas, 2012, 41: 876–881.

[266] Sitges-Serra A, Lopez MJ, Girvent M, Almirall S, Sancho JJ. Postoperative enterococcal infection after treatment of complicated intra-abdominal sepsis[J]. Br J Surg, 2002, 89: 361–367.

[267] Dupont H, Friggeri A, Touzeau J, Airapetian N, Tinturier F, Lobjoie E, et al. Enterococci increase the morbidity and mortality associated with severe intra-abdominal infections in elderly patients hospitalized in the intensive care unit[J]. J Antimicrob Chemother, 2011, 66: 2379–2385.

[268] Ho J, Tambyah PA, Paterson DL. Multiresistant gram-negative infections: a global perspective[J]. Curr Opin Infect Dis, 2010, 23: 546–553.

[269] Nordmann P, Cuzon G, Naas T. The real threat of Klebsiella pneumoniae carbapenemase-producing bacteria[J]. Lancet Infect Dis, 2009, 9: 228–236.

[270] Lübbert C, Rodloff AC, Laudi S, Simon P, Busch T, Mössner J, et al. Lessons learned from excess mortality associated with Klebsiella pneumoniae carbapenemase 2-producing K. pneumoniae in liver transplant recipients[J]. Liver Transpl, 2014, 20: 736–738.

[271] Tzouvelekis LS, Markogiannakis A, Piperaki E, Souli M, Daikos GL. Treating infections caused by carbapenemase-producing Enterobacteriaceae[J]. Clin Microbiol Infect, 2014, 20: 862–872.

[272] Munoz-Price LS, Poirel L, Bonomo RA, Schwaber MJ, Daikos GL, Cormican M, et al. Clinical epidemiology of the global expansion of Klebsiella pneumoniae carbapenemases[J]. Lancet Infect Dis, 2013, 13: 785–796.

[273] Kaffarnik MF, Urban M, Hopt UT, Utzolino S. Impact of enterococcus on immunocompetent and immunosuppressed patients with perforation of the small or large bowel[J]. Technol Health Care, 2012, 20: 37–48.

[274] Noskin GA. Vancomycin-resistant Enterococci: clinical, microbiologic, and epidemiologic features[J]. J Lab Clin Med, 1997, 130: 14–20.

[275] Pappas PG, Kauffman CA, Andes DR, Clancy CJ, Marr KA, Ostrosky-Zeichner L, et al. Clinicalpracticeguidelineforthemanagement of candidiasis: 2016 update by the Infectious Diseases Society of America[J]. Clin Infect Dis, 2016, 62: e1–e50.

[276] Augustin P, Kermarrec N, Muller-Serieys C, Lasocki S, Chosidow D, Marmuse JP, et al. Risk factors for multidrug resistant bacteria and optimization of empirical antibiotic therapy in postoperative peritonitis[J]. Crit Care, 2010, 14: R20.

[277] Lee DS, Ryu JA, Chung CR, Yang J, Jeon K, Suh GY, et al. Risk factors for acquisition

of multidrug-resistant bacteria in patients with anastomotic leakage after colorectal cancer surgery[J]. Int J Colorectal Dis, 2015, 30: 497–504.

[278] Shani V, Muchtar E, Kariv G, Robenshtok E, Leibovici L. Systematic review and meta-analysis of the efficacy of appropriate empiric antibiotic therapy for sepsis[J]. Antimicrob Agents Chemother, 2010, 54: 4851–4863.

[279] Puskarich MA, Trzeciak S, Shapiro NI, Arnold RC, Horton JM, Studnek JR, et al. Association between timing of antibiotic administration and mortality from septic shock in patients treated with a quantitative resuscitation protocol[J]. Crit Care Med, 2011, 39: 2066–2071.

[280] Pea F, Viale P. Bench-to-bedside review: appropriate antibiotic therapy in severe sepsis and septic shock–does the dose matter?[J]. Crit Care, 2009, 13: 214.

[281] Dulhunty JM, Roberts JA, Davis JS, Webb SA, Bellomo R, Gomersall C, et al. Continuous infusion of beta-lactam antibiotics in severe sepsis: a multicenter double-blind, randomized controlled trial[J]. Clin Infect Dis, 2013, 56: 236–244.

[282] Hatala R, Dinh T, Cook DJ. Once-daily aminoglycoside dosing in immunocompetent adults: a meta-analysis[J]. Ann Intern Med, 1996, 124: 717–725.

[283] Sartelli M, Catena F, Ansaloni L, Coccolini F, Di Saverio S, Griffiths EA. Duration of antimicrobial therapy in treating complicated intra-abdominal infections: a comprehensive review[J]. Surg Infect (Larchmt), 2016, 17: 9–12.

[284] Andersen BR, Kallehave FL, Andersen HK. Antibiotics versus placebo for prevention of postoperative infection after appendicectomy[J]. Cochrane Database Syst Rev, 2005, 3: CD001439.

[285] Mazeh H, Mizrahi I, Dior U, Simanovsky N, Shapiro M, Freund HR, et al. Role of antibiotic therapy in mild acute calculus cholecystitis: a prospective andomized controlled trial[J]. World J Surg, 2012, 36: 1750–1759.

[286] Sawyer RG, Claridge JA, Nathens AB, Rotstein OD, Duane TM, Evans HL, et al. Trial of short-course antimicrobial therapy for intraabdominal infection[J]. N Engl J Med, 2015, 372: 1996–2005.

[287] Sartelli M, Catena F, di Saverio S, Ansaloni L, Coccolini F, Tranà C, et al. The challenge of antimicrobial resistance in managing intra-abdominal infections[J]. Surg Infect (Larchmt), 2015, 16: 213–220.

[288] Tamma PD, Han JH, Rock C, Harris AD, Lautenbach E, Hsu AJ, et al. Carbapenem therapy is associated with improved survival compared with piperacillin-tazobactam for patients with extended-spectrum beta-lactamase bacteremia[J]. Clin Infect Dis, 2015, 60: 1319–1325.

[289] Harris PN, Tambyah PA, Paterson DL. Beta-lactam and beta-lactamase inhibitor combinations in the treatment of extended-spectrum beta-lactamase producing Enterobacteriaceae: time for a reappraisal in the era of few antibiotic options?[J]. Lancet Infect Dis, 2015, 15: 475–485.

[290] Ruppé É, Woerther PL, Barbier F. Mechanisms of antimicrobial resistance in gram-negative bacilli[J]. Ann Intensive Care, 2015, 5: 21.

[291] Garbino J, Villiger P, Caviezel A, Matulionyte R, Uckay I, Morel P, et al. A randomized prospective study of cefepime plus metronidazole with imipenem-cilastatin in the treatment of intra-abdominal infections[J]. Infection, 2007, 35: 161–166.

[292] Montravers P, Dupont H, Leone M, Constantin JM, Mertes PM, Société française

d'anesthésie et de réanimation (Sfar), et al. Guidelines for management of intra-abdominal infections[J]. Anaesth Crit Care Pain Med, 2015, 34: 117–130.

[293] Heizmann WR, Löschmann PA, Eckmann C, von Eiff C, Bodmann KF, Petrik C. Clinical efficacy of tigecycline used as monotherapy or in combination regimens for complicated infections with documented involvement of multiresistant bacteria[J]. Infection, 2015, 43: 37–43.

[294] Montravers P, Dupont H, Bedos JP, Bret P. Tigecycline use in critically ill patients: a multicentre prospective observational study in the intensive care setting[J]. Intensive Care Med, 2014, 40: 988–997.

[295] Eckmann C, Montravers P, Bassetti M, Bodmann KF, Heizmann WR, Sánchez García M, et al. Efficacy of tigecycline for the treatment of complicated intra-abdominal infections in real-life clinical practice from five European observational studies[J]. J Antimicrob Chemother, 2013, 68 Suppl 2: s25–s35.

[296] McGovern PC, Wible M, El-Tahtawy A, Biswas P, Meyer RD. All-cause mortality imbalance in the tigecycline phase 3 and 4 clinical trials[J]. Int J Antimicrob Agents, 2013, 41: 463–467.

[297] Falagas ME, Rafailidis PI. Re-emergence of colistin in today's world of multidrug-resistant organisms: personal perspectives[J]. Expert Opin Investig Drugs, 2008, 17: 973–981.

[298] Michalopoulos AS, Livaditis IG, Gougoutas V. The revival of fosfomycin[J]. Int J Infect Dis, 2011, 15: e732–e739.

[299] Eckmann C, Solomkin J. Ceftolozane/tazobactam for the treatment of complicated intra-abdominal infections[J]. Expert Opin Pharmacother, 2015, 16: 271–280.

[300] Mawal Y, Critchley IA, Riccobene TA, Talley AK. Ceftazidime-avibactam for the treatment of complicated urinary tract infections and complicated intra-abdominal infections[J]. Expert Rev Clin Pharmacol, 2015, 8: 691–707.

[301] Liscio JL, Mahoney MV, Hirsch EB. Ceftolozane/tazobactam and Ceftazidime/avibactam: two novel beta-lactam/beta-lactamase inhibitor combination agents for the treatment of resistant gram-negative bacterial infections[J]. Int J Antimicrob Agents, 2015, 46: 266–271.

[302] Gladman MA, Knowles CH, Gladman LJ, Payne JG. Intra-operative culture in appendicitis: traditional practice challenged[J]. Ann R Coll Surg Engl, 2004, 86: 196–201.

[303] Davies HO, Alkhamesi NA, Dawson PM. Peritoneal fluid culture in appendicitis: review in changing times[J]. Int J Surg, 2010, 8: 426–429.

[304] Montravers P, Mira JP, Gangneux JP, Leroy O, Lortholary O. A multicentre study of antifungal strategies and outcome of Candida spp. peritonitis in intensive-care units[J]. Clin Microbiol Infect, 2011, 17: 1061–1067.

译者：（按姓氏首字母排序）

吉其舰，中国人民解放军东部战区总医院急救医学科

刘序，中国人民解放军南部战区总医院普通外科

审校：聂时南，中国人民解放军东部战区总医院急救医学科

附录1

社区获得性IAIs非危重患者的经验性抗生素治疗方案。肾功能正常。

社区获得性cIAIs

非危重患者

可使用阿莫西林/克拉维酸钾1.2~2.2 g，每6小时一次。

或者使用头孢曲松2 g，每24小时一次+甲硝唑500 mg，每6小时一次。

或者使用头孢噻肟2 g，每8小时一次+甲硝唑500 mg，每6小时一次。

对于β-内酰胺类药物过敏的患者，可使用环丙沙星400 mg，每8小时一次+甲硝唑500 mg，每6小时一次。

或者使用莫西沙星400 mg，每24小时一次。

对于存在社区获得性产ESBL肠杆菌科细菌感染风险的患者，可使用厄他培南1 g，每24小时一次。

或者使用替加环素100 mg，初始剂量，随后改为50 mg，每12小时一次。

附录2

社区获得性IAIs危重患者的经验性抗生素治疗方案。肾功能正常。

社区获得性IAIs

危重患者

可使用哌拉西林/他唑巴坦4.5 g，每6小时一次。

或者使用头孢吡肟2 g，每8小时一次+甲硝唑500 mg，每6小时一次。

对于存在社区获得性产ESBL肠杆菌科细菌感染风险的患者，可使用美罗培南1 g，每8小时一次。

或者使用多尼培南500 mg，每8小时一次。

或者使用亚胺培南/西司他丁1 g，每8小时一次。

对于存在肠球菌感染高风险的患者，包括免疫抑制的患者或最近有抗生素使用史的患者，如果患者没有正在使用哌拉西林—他唑巴坦或亚胺培南—西司他丁治疗（对氨苄西林敏感的肠球菌有效），可以考虑使用氨苄青霉素2 g，每6小时一次。

附录3

医院获得性IAIs非危重性患者的经验性抗微生物治疗方案。肾功能正常。（CrCl>90 mL/min）

医院获得性IAls

非危重患者

可使用哌拉西林/他唑巴坦4.5 g，每6小时一次。

对于感染MDROs风险较高的患者，包括近期使用抗生素，住在疗养院或长期留置导管的患者，或术后IAI的患者，可使用美罗培南1 g，每8小时一次+氨苄西林2 g，每6小时一次。

或者使用多尼培南500 mg，每8小时一次+氨苄西林2 g，每6小时一次。

或者使用亚胺培南/西司他丁1 g，每8小时一次。

不含碳青霉烯类的治疗方案：可使用哌拉西林/他唑巴坦4.5 g，每6小时一次+替加环素100 mg，初始剂量，随后50 mg，每12小时一次。

对于高风险侵袭性假丝酵母菌病的患者，可使用氟康唑800 mg LD，再400 mg，每24小时一次。

对于β-内酰胺类药物过敏的患者，考虑使用联用抗生素阿米卡星15~20 mg/kg，每24小时一次。

附录4

医院获得性IAIs危重患者的经验性抗生素治疗方案。肾功能正常。

医院获得性IAIs

危重患者

可使用美罗培南1 g，每8小时一次。

或者使用多尼培南500 mg，每8小时一次。

或者使用亚胺培南/西司他丁1 g，每8小时一次。

不含碳青霉烯类的治疗方案：可使用头孢洛扎/他唑巴坦1.5 g，每8小时一次+甲硝唑500 mg，每6小时一次。

或者使用头孢他啶/阿维巴坦2.5 g，每8小时一次+甲硝唑500 mg，每6小时一次。

同时使用万古霉素25~30 mg/kg，负荷剂量，再15~20 mg/kg，每8小时一次。

或者使用替考拉宁12 mg/kg，每12小时一次，3次负荷剂量，再12 mg/kg，每24小时一次。

对于可能存在感染耐万古霉素肠球菌（VRE）风险的患者，包括之前有肠球菌感染或定植、免疫功能低下的患者、长期停留在ICU的患者或最近使用万古霉素的患者，可考虑使用利奈唑胺600 mg，每12小时一次。

或者使用达托霉素6 mg/kg，每24小时一次。

对于侵袭性念珠菌风险较高的患者，可使用棘白菌素类：卡泊芬净（70 mg LD，随后50 mg，每天一次），阿尼芬净（200 mg LD，随后100 mg，每天一次），米卡芬净（100 mg每天一次）或两性霉素B脂质体3 mg/kg每24小时一次。

对于怀疑或已证明感染MDR（非产金属β-内酰胺酶）铜绿假单胞菌的患

者，考虑联用抗生素头孢洛扎/他唑巴坦。

对于怀疑或已证实感染产碳青霉烯酶肺炎克雷伯菌的患者，考虑联用抗生素头孢他啶/阿维巴坦。

对于β-内酰胺类药物过敏的患者，可考虑联用抗生素阿米卡星15~20 mg/kg，每24小时一次。

附录5

1. 早期识别存在持续性腹腔感染的患者是有效治疗的一个必要步骤。立即实施经静脉液体复苏对于持续性脓毒症的患者而言是关键的。这一初始复苏应当依据临床反应来设定滴定速度，而不应单独遵循设定的方案。血管活性药物可以用于增强和辅助液体复苏，尤其是当单用该疗法失败时。（LoE 1；GoR A）

2. 应当使用从临床和实验室检查，到影像学检查递增的诊断方法，并依据医院资源进行适当的修改。（EoI 1；GoR B）

3. 阑尾切除术仍然是急性阑尾炎的治疗首选。抗生素治疗对单纯性急性阑尾炎的患者而言是一种首要的安全治疗方法，但是由于它复发率高且长期效果较差，很可能需要CT检查来确认单纯性阑尾炎的诊断。（LoE 1；GoR A）

4. 开放和腹腔镜阑尾切除术都是急性阑尾炎可以选择的外科治疗方法。（LoE 1；GoR A）

5. 阑尾周围脓肿的患者可在具备诊断和放射介入条件的外科区域行影像引导下经皮穿刺引流治疗。当经皮穿刺引流无法实施时，建议手术。（LoE 1；GoR B）

6. 对于行保守治疗的复杂性阑尾炎患者，在初始非手术治疗之后再行阑尾切除术可能没有必要。但是，当患者症状复发时，应当施行阑尾切除术。（LoE 2；GoR B）

7. 阑尾切除手术过程中常规使用术中冲洗并不能避免腹腔内脓肿的形成，而应当避免。（LoE 2；GoR B）

8. CT检查提示为单纯性急性左半结肠憩室炎（ALCD），并且不存在明显的并发疾病或脓毒症表现的患者，可以不使用抗生素治疗。应当对患者进行临床

监控以评估炎症过程的改善情况。（LoE 1；GoR A）

9. 根据临床情况，憩室脓肿较小的患者可以单用抗生素治疗。（LoE 1；GoR C）

10. 存在较大直径脓肿的患者应当使用经皮穿刺引流和经静脉抗生素治疗。（LoE 1；GoR C）

11. 当脓肿经皮穿刺引流不可行或不能获得时，根据临床情况，脓肿较大的患者最开始可以仅用抗生素治疗。但是，仔细的临床监测是必要的。（LoE 1；GoR C）

12. 处理危重患者弥漫性腹膜炎时，Hartmann's手术依然有效。然而，对于临床病情稳定的患者，可行一期肠切除及吻合术，伴或不伴肠造瘘术。（LoE 1；GoR B）

13. 对于存在弥漫性腹膜炎的患者来说，腹腔镜下腹膜灌洗和引流或许不能作为治疗选择。（LoE 1；GoR A）

14. 对于穿孔性结肠癌的治疗应当既要稳定腹膜炎的急性发作，又要实现肿瘤干预的技术目标。（LoE 1；GoR B）

15. 患者因结肠镜检查穿孔导致弥漫性腹膜炎时应当立即接受外科干预，通常包含一期的修补和切除术。（LoE 1；GoR B）

16. 对于有经验的外科医生而言，早期通过腹腔镜处理结肠镜检查导致的结肠穿孔是安全有效的选择。（LoE 2；GoR B）

17. 手术是治疗消化性溃疡穿孔的首选。（LoE 1；GoR A）

18. 单纯修补伴或不伴大网膜修补是处理小型溃疡穿孔（<2 cm）的有效方法。（LoE 1；GoR A）

19. 腹腔镜消化性溃疡修补术对于有经验的外科医生而言，是一种安全有效的手术方法。（LoE 1；GoR A）

20. 手术是小肠穿孔患者的治疗首选。（LoE 1；GoR B）

21. 发生小肠穿孔事件时，推荐行一期修复。（LoE 1；GoR B）

22. 在腹腔结核穿孔的病例中，切除受影响的区域并行吻合术可能是首选的治疗方法，而不是行一期缝合。（LoE 1；GoR C）

23. 早期胆囊切除术是治疗急性胆囊炎的一种安全的治疗方法。并且与延期胆囊切除术相比，早期胆囊切除术患者的恢复时间和住院时间通常都较短。（LoE 1；GoR A）

24. 腹腔镜胆囊切除术是急性胆囊炎安全有效的治疗方法。（LoE 1；GoR A）

25. 胆囊造瘘术是病情危重和/或存在多种合并症、不适合手术的患者治疗急性胆囊炎安全有效的方法。（LoE 1；GoR B）

26. 早期诊断胆囊穿孔和立即进行手术干预可以较大地降低发病率和死亡率。（LoE 1；GoR C）

27. 内镜逆行胰胆管造影是中/重度急性胆管炎患者行胆道减压治疗的首选。（LoE 1；GoR A）

28. 经皮穿刺胆道引流应当作为ERCP治疗失败患者的备选方案。（LoE 1；GoR B）

29. 开放性引流仅适用于禁忌行内镜或经皮肝穿刺引流或实施这些操作失败的患者。（LoE 2；GoR C）

30. 根据临床情况、脓肿大小和放射介入的可获得性，如果没有弥漫性腹膜炎的迹象，抗生素和/或经皮穿刺引流可用于治疗术后局限性腹腔脓肿。（LoE 2；GoR C）

31. 在诊断术后腹膜炎后应及时行外科感染源控制。感染源控制无效与死亡率显著升高有关（LoE 1；GoR C）。

32. 对于输卵管卵巢脓肿行抗生素治疗无效的患者，应行手术引流。（LoE 1；GoR C）

33. 建议对HVI的患者实施早期外科干预。（LoE 1；GoR C）

34. 所有的小肠损伤患者都应考虑行修复或吻合手术，在多重损伤或合并其他损伤的情况下，结直肠全层损伤的患者可以考虑完全粪便转流。（LoE 1；GoR C）

35. 建议严重腹膜炎的患者按需要行再次剖腹探查手术，因为它可以精简医疗卫生资源，减少总体的医疗花费，同时避免进一步计划性剖腹手术的需要。（LoE 2；GoR A）

36. 剖腹手术是治疗持续性脓毒症生理功能紊乱患者的一个可行的选择，有利于后续行探查术并控制腹腔内容物，防止腹腔间隔室综合征。（LoE 1；GoR C）

37. 负压治疗帮助下的快速闭合应为处理腹部开放患者的首要目标，以避免并发症的发生，如瘘、重要结构丧失和大面积切口疝等。（LoE 1；GoR B）

38. 获得当地/区域的耐药率知识，始终应当是抗感染经验性治疗临床决策过程

中的一个重要组成部分。（LoE 1；GoR C）

39. 通过确认感染是社区获得还是医疗机构获得，来预测该感染的病原体和潜在耐药性。对于社区获得性腹腔感染（CA-IAIs）的患者而言，窄谱抗生素应为首选。然而，对于存在产广谱β-内酰胺酶（ESBLs）肠杆菌感染风险的患者，有必要覆盖抗产ESBL的药物。对于医院获得性腹腔感染（HA-IAIs）的患者而言，更加推荐广谱抗生素治疗方案。（LoE 1；GoR B）

40. 对于危重患者，抗生素治疗应当尽早开始。在这些患者中，为了确保及时和有效地使用抗生素，临床医生应当始终考虑患者的病理生理状态及所使用抗生素的药代动力学特性。（LoE 1；GoR B）

41. 对于单纯性腹腔感染如单纯性阑尾炎和单纯性胆囊炎的患者而言，当明确感染源后，术后抗生素治疗并非必需。（LoE 1；GoR A）

42. 复杂性腹腔感染患者经过充分的感染源控制后，推荐行短期（3~5 d）的抗生素治疗。（LoE 1；GoR A）

43. 存在持续性腹膜炎体征或全身性疾病（持续感染），且接受了超过5~7 d抗生素治疗的患者应该进行诊断性检查。（LoE 1；GoR C）

44. 腹腔感染（IAIs）患者经验性抗生素治疗方案的选择应根据患者的临床情况、耐药菌感染的个体风险以及当地耐药性的流行病学情况决定。（LoE 1；GoR C）

45. 对于医院获得性腹腔感染或社区获得性腹腔感染等存在耐药性病原体感染风险的危重患者，应当进行常规术中培养。这样做可以在初始选择抗菌谱过窄时扩大抗生素治疗方案，或者在经验性方案抗菌谱太宽时进行降级。通过临床培养鉴别出病原微生物后，应当实施抗微生物敏感性试验（AST）并报告结果以指导抗生素治疗。（LoE 1；GoR C）

46. 了解抗生素排泄入胆汁的机制可能有助于设计胆汁相关性腹腔感染患者的最佳治疗方案。（LoE 1；GoR C）

47. 医院获得性感染的患者建议行针对念珠菌的经验性抗真菌治疗，尤其是对于那些近期准备进行腹部手术和术后吻合口瘘的患者。（LoE 1；GoR C）

WSES指南5：皮肤和软组织感染（SSTIs）的治疗

Massimo Sartelli[1], Mark A Malangoni[2], Addison K May[3], Pierluigi Viale[4], Lillian S Kao[5], Fausto Catena[6], Luca Ansaloni[7], Ernest E Moore[8], Fred A Moore[9], Andrew B Peitzman[10], Raul Coimbra[11], Ari Leppaniemi[12], Yoram Kluger[13], Walter Biffl[9], Kaoru Koike[14], Massimo Girardis[15], Carlos A Ordonez[16], Mario Tavola[17], Miguel Cainzos[18], Salomone Di Saverio[19], Gustavo P Fraga[20], Igor Gerych[21], Michael D Kelly[22], Korhan Taviloglu[23], Imtiaz Wani[24], Sanjay Marwah[25], Miklosh Bala[26], Wagih Ghnnam[27], Nissar Shaikh[28], Osvaldo Chiara[29], Mario Paulo Faro Jr[30], Gerson Alves Pereira Jr[31], Carlos Augusto Gomes[32], Federico Coccolini[7], Cristian Tranà[1], Davide Corbella[33], Pietro Brambillasca[33], Yunfeng Cui[34], Helmut A Segovia Lohse[35], Vladimir Khokha[36], Kenneth YY Kok[37], Suk-Kyung Hong[38] and Kuo-Ching Yuan[39]

[1]Department of Surgery, Macerata Hospital, Via Santa Lucia 2, Macerata 62019, Italy; [2]American Board of Surgery, Philadelphia, USA; [3]Division of Trauma and Surgical Critical Care, Vanderbilt University Medical Center, Nashville, Tennessee, USA; [4]Clinic of Infectious Diseases, St Orsola-Malpighi University Hospital, Bologna, Italy; [5]Department of Surgery, The University of Texas Medical School, Houston, USA; [6]Emergency Surgery Department, Maggiore Parma Hospital, Parma, Italy; [7]General Surgery I, Papa Giovanni XXIII Hospital, Bergamo, Italy; [8]Department of Surgery, Denver Health Medical Center, Denver, USA; [9]Department of Surgery, University of Florida, Gainesville, Florida, USA; [10]Department of Surgery, University of Pittsburgh, Medical Center, Pittsburgh, USA; [11]Department of Surgery, UC San Diego Health System, San Diego, USA; [12]Department of Abdominal Surgery, University Hospital Meilahti, Helsinki, Finland; [13]Department of General Surgery, Rambam Health Care Campus, Haifa, Israel; [14]Department of Primary Care & Emergency Medicine, Kyoto University Graduate School of Medicine, Kyoto, Japan; [15]Intensive Care Unit, University of Modena, Modena, Italy; [16]Department of Surgery, Fundación Valle del Lilí, Universidad del Valle, Cali, Colombia; [17]Department of Anesthesia and ICU, Villa Scazzi Hospital, Genoa, Italy; [18]Department of Surgery, University of Santiago de Compostela, Santiago de Compostela, Spain; [19]Trauma Surgery Unit, Maggiore Hospital, Bologna, Italy; [20]Division of Trauma Surgery, Hospital de Clinicas, School of Medical Sciences, University of Campinas, Campinas, Brazil; [21]Department of Surgery 1, Lviv Regional Hospital, DanyloHalytskyLviv National Medical University, Lviv, Ukraine; [22]Griffith Base Hospital, Griffith, NSW, Australia; [23]Department of

General Surgery, Istanbul Doctor's Center, Istanbul, Turkey; [24]Department of Surgery, Sheri-Kashmir Institute of Medical Sciences, Srinagar, India; [25]Department of Surgery, Pt BDS Post-graduate Institute of Medical Sciences, Rohtak, India; [26]General Surgery and Trauma Unit, Hadassah Hebrew University Medical Center, Jerusalem, Israel; [27]Department of Surgery Mansoura, Faculty of medicine, Mansoura University, Mansoura, Egypt; [28]Department of Anesthesia and ICU, Hamad Medical Corporation, Doha, Qatar; [29]Emergency Department, Niguarda Ca'Granda Hospital, Milan, Italy; [30]Department of General and Gastrointestinal Surgery, Trauma and Emergency Surgery Division, ABC Medical School, Santo André, SP, Brazil; [31]Emergency Surgery and trauma Unit, Department of Surgery, Ribeirão, Preto, Brazil; [32]Hospital Universitário Therezinha de Jesus, Faculdade de Ciências Médicas e da Saúde de Juiz de Fora (SUPREMA), Universidade Federal de Juiz de Fora (UFJF), Minas Gerais, Brasil; [33]Department of Anestesiology, Papa Giovanni XXIII Hospital, Bergamo, Italy; [34]Department of Surgery, Tianjin Nankai Hospital, Nankai Clinical School of Medicine, Tianjin Medical University, Tianjin, China; [35]II Cátedra de Clínica Quirúrgica, Hospital de Clínicas, Universidad Nacional de Asunción, San Lorenzo, Paraguay; [36]Department of Surgery, Mozyr City Hospital, Mozyr, Belarus; [37]Department of Surgery, Ripas Hospital, Bandar Seri Begawan, Brunei; [38]Division of Trauma and Surgical Critical Care, Department of Surgery, University of Ulsan, Seoul, Republic of Korea; [39]Department of Trauma and Emergency Surgery, Chang Gung Memorial Hospital, Taipei, Taiwan.

原文：世界急诊外科学会（World Society of Emergency Surgery，WSES）皮肤和软组织感染诊疗指南[World Society of Emergency Surgery（WSES）guidelines for management of skin and soft tissue infections]

摘要：皮肤和软组织感染（skin and soft tissue infections，SSTIs）包括从单纯表皮感染到严重坏死性软组织感染等一系列病理状态。坏死性软组织感染（necrotizing soft tissue infections，NSTIs）是一种致死性的、与广泛坏死和全身毒性反应相关的任何一层软组织感染。NSTIs的成功治疗包括早期识别、早期外科手术清创或引流、复苏和恰当的抗生素治疗。世界范围内的专家组成的委员会制定了软组织感染治疗的循证医学指南。这类涉及多学科的感染促使外科、重症监护和感染性疾病专家们协同合作，就这些指南达成共识，并提供临床诊疗指导意见。

一、概要

皮肤和软组织感染（skin and soft tissue infections，SSTIs）包括皮肤和位于其下方的皮下组织、筋膜或肌肉与发生于前述组织中的，从单纯的表皮感染到可涉及真皮、皮下、筋膜和肌肉层的严重坏疽性感染的一系列病理状态[1]。

虽然下肢、会阴和腹壁是SSTIs最常发生的部位，但其亦可以在机体任何部位发生。SSTIs相对较少成为临床难题，然而外科医生经常被要求参与其治疗。

这些指南主要关注于坏死性软组织感染（necrotizing soft tissue infections，

NSTIs）。过去10年间，NSTIs的致死率呈现出下降的趋势，这可能与早期识别和更有效的早期治疗相关[2]。对NSTIs的成功治疗包括早期识别、早期外科手术清除或引流、积极的复苏和恰当的抗生素治疗。

世界范围内的专家组成的委员会制定了软组织感染治疗的循证医学指南。指南基于GRADE（Grading of Recommendations Assessment, Development, and Evaluation）系统对临床推荐进行分类，评估标准见表1[3-4]。

表1　Guyat及其同事们的推荐分级[3-4]

推荐等级	风险/利益辨析	支持证据的等级	含义
LoE 1；GoR A 强推荐，高质量证据	获益明显大于风险和负担，或反之亦然	无重大缺陷的RCTs或来自观察性研究的非常明确的证据	强推荐，无保留地适用于大多数环境下的大多数患者
LoE 1；GoR B 强推荐，中等质量证据	获益明显大于风险和负担，或反之亦然	有缺陷的RCTs（结果前后矛盾、方法学缺陷、间接分析或结论不确切）或来自观察性研究的异常有力证据	强推荐，无保留地适用于大多数环境下的大多数患者
LoE 1；GoR C 强推荐，低或极低质量证据	获益明显大于风险和负担，或反之亦然	观察性研究或案例系列	强推荐，但服从更高质量证据出现后的改变
LoE 2；GoR A 弱推荐，高质量证据	获益明显大于风险和负担，或反之亦然	无重大缺陷的RCTs或来自观察性研究的非常明确的证据	弱推荐，最好的行动也许基于患者、治疗患者或社会价值的不同而有差异
LoE 2；GoR B 弱推荐，中等质量证据	获益明显大于风险和负担，或反之亦然	有缺陷的RCTs（结果前后矛盾、方法学缺陷、间接分析或结论不确切）或来自观察性研究的异常有力证据	弱推荐，最好的行动也许基于患者、治疗患者或社会价值的不同而有差异
LoE 2；GoR C 弱推荐，低或极低质量证据	对获益、风险和负担的评估不确切；利益、风险和负担可能很接近	观察性研究或案例系列	很弱的推荐，替代治疗也许同样有道理并值得考虑

（一）手术部位感染

1. 手术部位感染需要及时和充分的手术切口开放。推荐对出现脓毒症等全身症状、深切口手术部位感染、感染源控制不彻底或免疫抑制的患者进行抗生素治疗。（LoE 1；GoR C）

2. 对接受清洁手术患者的抗生素治疗应覆盖革兰阳性菌。相反，对于接受胃肠道或泌尿生殖道手术的患者，抗生素治疗应同时覆盖革兰阳性菌和革兰阴性菌。（LoE 1；GoR C）

（二）非坏死性表皮软组织感染

1. 可通过抗革兰阳性菌抗生素对丹毒和蜂窝织炎进行治疗。（LoE 1；GoR C）

2. 蜂窝织炎对治疗缺乏反应可能与葡萄球菌、链球菌的耐药菌株或更深部的感染，例如坏死性筋膜炎或肌肉坏死有关。（LoE 1；GoR C）

3. 对存在社区获得性耐甲氧西林金黄色葡萄球菌（CA-MRSA）风险的患者或应用β-内酰胺类药物48~72 h后无反应的患者，推荐进行针对CA-MRSA的治疗。（LoE 1；GoR C）

4. 若怀疑链球菌内毒素休克综合征，诸如克林霉素或利奈唑胺等抗核糖体药物可用于降低外毒素和超抗原的产生。（LoE 1；GoR C）

（三）简单脓肿

切开和引流是简单脓肿和疖的首选治疗方案，无需进行抗感染治疗。（LoE 1；GoR C）

（四）复杂脓肿

1. 复杂的皮肤和皮下脓肿通常非常局限且切开和引流的疗效明显。免疫功能低下的患者出现败血症的全身症状，感染源控制不彻底或脓肿伴严重的蜂窝织炎时，需要进行抗生素治疗。（LoE 1；GoR C）

2. 经验性抗生素治疗应该直接针对可能涉及的病原体。推荐对存在社区获得性耐甲氧西林金黄色葡萄球菌（CA-MRSA）风险的患者针对CA-MRSA的治疗。（LoE 1；GoR C）

3. 病情缓解不充分应立即考虑进一步引流，并考虑耐药菌株或宿主免疫衰竭的可能性。（LoE 1；GoR C）

（五）关于诊断

1. 快速进展的软组织感染通常都应被视为坏死性软组织感染（NSTIs），进行积极的治疗。（LoE 1；GoR C）

2. CT和MRI在坏死性软组织（NSTIs）感染的诊断中均有应用价值。但在紧急情况下，MRI检查可能难以操作。（LoE 2；GoR C）

3. 病情不稳定的患者，超声可作为鉴别单纯蜂窝织炎和坏死性筋膜炎的手段。（LoE 1；GoR C）

（六）关于治疗

坏死性软组织感染（NSTIs）导致的脓毒症、脓毒性休克患者，需要早期的感染源控制、抗生素治疗和支持性治疗。（LoE 1；GoR C）

（七）感染源的控制

外科感染源必须尽早、积极地进行控制，以终止由坏死性软组织感染（NSTIs）引起炎症的进展。（LoE 1；GoR C）

（八）高压氧治疗

尽管辅助性高压氧（hyperbaric oxygen，HBO）治疗的益处仍存在争议，但是在具备条件的医疗机构，其仍值得考虑尝试。（LoE 1；GoR C）

（九）抗微生物治疗

1. 对坏死性软组织感染（NSTIs）患者进行的早期适当的经验性覆盖可疑病原菌的抗生素治疗应该在基于临床的情况下立即启动。（LoE 1；GoR C）

2. 快速进展的感染，其临床症状或革兰染色提示可能是由革兰阳性菌（链球菌、社区获得性耐甲氧西林金黄色葡萄球菌、梭菌属）外毒素所致，对其进行的抗生素治疗可选择联合抗核糖体抗生素（克林霉素、利奈唑胺）方案进行。感染迅速进展且革兰染色提示革兰阴性菌感染（产气假单胞菌、艾肯菌属、弧菌类）的患者，选择针对革兰阴性菌的抗核糖体抗生素（四环素）进行抗感染治疗。（LoE 1；GoR C）

3. 对坏死性软组织感染（NSTIs）患者应立即选择合适的覆盖耐甲氧西林金黄色葡萄球菌的经验性治疗。（LoE 1；GoR C）

4. 因不能完全排除多种微生物坏死性感染，积极的广谱经验性抗生素治疗最

初应选择覆盖革兰阳性、革兰阴性和厌氧菌，直到得到具体的培养和药敏结果。（LoE 1；GoR C）

5. 推荐一旦培养结果返回，立即开始合适的降阶梯抗生素治疗。（LoE 1；GoR C）

（十）关于支持性治疗

坏死性软组织感染（NSTIs）的支持性治疗须早期、积极进行以阻止炎症过程的进展。（LoE 1；GoR A）

（十一）关于静脉注射免疫球蛋白的应用

伴有明确证据的器官功能障碍的坏死性软组织感染（NSTIs），均可考虑静脉注射免疫球蛋白。（LoE 2；GoR C）

（十二）关于早期营养支持

推荐进行早期营养支持。（LoE 2；GoR C）

二、分级

曾有多个分级系统用于SSTIs的分级。1998年，美国食品和药品管理局（FDA）出于临床试验中对新抗生素的疗效进行评估的目的，将SSTIs分为了单纯性SSTIs和复杂性SSTIs两大类。单纯性SSTIs包括例如蜂窝织炎、单纯脓肿、脓疱病和疖等需要抗生素单独或联合外科清创引流脓肿的表浅感染。与之相对应的，复杂性SSTIs涉及深部软组织并需要大手术干预[5]。

"复杂"和"单纯"在皮肤结构感染中仍有意义并可被用于描述SSTIs[6]。

除非治疗不恰当，单纯性SSTIs发生截肢和死亡的风险都比较低。SSTIs患者的治疗既可采用覆盖可能的病原菌并结合当地的耐药菌分布进行经验性抗感染治疗手段，也可采用单纯的手术引流的方式进行。

美国感染性疾病学会皮肤和软组织感染实践指南（IDSA）[7]中将SSTIs分为了五类：①单纯性表皮感染（包括脓疱病、丹毒和蜂窝织炎）；②坏死性感染；③与咬伤和动物接触相关的感染；④手术部位感染；⑤免疫抑制宿主中发生的感染。

Eron等[8]将SSTIs按照局部和全身症状的严重程度和门诊患者是否出现并发症进行了分类，以期对临床管理、治疗及是否收住入院进行指导。

这个系统由感染的严重程度分级组成：

1级：罹患SSTI，但无全身中毒或并发症的症状或体征。

2级：患者有全身症状和稳定的共患病，或患者全身状况正常但罹患有可能导致感染复杂化或延迟的共患病（例如：糖尿病、肥胖）。

3级：表现出中毒和不适（发热、心动过速、呼吸急促和/或低血压）。

4级：出现脓毒症症状和罹患威胁生命的感染，例如坏死性筋膜炎。

也可依据感染累及的解剖层次对SSTIs进行分级[9]。

表皮感染被定位于表皮和真皮层，但蜂窝织炎可扩展到皮下组织。深部感染可累及到真皮层下面，涉及皮下组织、筋膜腔或肌肉间隙并表现为复杂的脓肿、筋膜炎和肌坏死。

SSTIs也可分为非坏死性或坏死性软组织感染（NSTIs）[10]。非坏死性复杂软组织感染通常单纯涉及皮肤表皮层（表皮和真皮）或累及皮下组织，例如复杂脓肿，但是很少累及更深部组织结构。

NSTIs是一个概括性术语，意在描述涉及从表皮和皮下组织到更深的肌肉和筋膜任意或全部软组织层次，所有有坏死成分在内的感染[11]。

NSTIs最常涉及肌肉筋膜层，需要进行及时积极的外科清创[6]。

NSFIs也可按照最初感染的病原体类型和数量进行进一步分类[12]。

1型：慢性、低侵袭性致病菌、沿筋膜播散的多种病原菌感染。此类型大约占NSTIs感染的85%~90%。2型：单一革兰阳性菌、需氧菌、链球菌或社区获得性耐甲氧西林金黄色葡萄球菌（CA-MRSA）感染。上述病原菌的致病力与毒素的产生和病原菌的快速繁殖相关。此类感染构成NSTIs的10%~15%；3型：各种革兰阳性或革兰阴性杆菌感染，例如梭状芽孢杆菌、弧菌、产期单胞菌、埃肯菌属或芽孢菌属类感染。此类感染最为少见。

（一）世界急诊外科学会分级

SSTIs治疗决策的制定基于包括感染的严重程度和深度以及临床症状在内的许多因素。

WSES专家委员会应用下文中的分级系统对组织感染进行了分级。

❖ 手术部位感染
   ◆ 切口
      表皮。
      深部。
❖ 非坏死性SSTIs
   ◆ 表皮感染（脓疱病、丹毒、蜂窝织炎）。
   ◆ 简单脓肿，疖和痈。
   ◆ 复杂脓肿。
❖ 坏死性SSTIs（NSTIs）

- 坏死性蜂窝织炎。
- 坏死性筋膜炎。
- 福尼尔坏疽。
- 坏死性肌炎。

第一类包括SSIs。软组织非手术部位的感染被分为非坏死性和坏死性软组织感染。

（二）手术部位感染

SSIs是软组织感染中独立的一部分[13]。SSIs是发生于手术后的感染，因多方面的因素，被单独分为一类。

疾病预防和控制中心（CDC）对手术部位感染的分类标准做出了定义。SSIs是指皮肤切口感染、深部切开组织感染和器官间隙感染。皮肤切口感染是最常见的手术部位感染类型[14]。器官间隙感染不属于软组织感染。

SSI的发生源于手术结束阶段的切口部位污染，并且与定植微生物的致病力和传染性相关，以此与宿主免疫系统相平衡。

已有大量SSI发病过程中患者相关的（内源性的）和过程/程序相关的（外源性的）危险因素被报道[15]。

包括年龄和性别在内的一些因素明显的与SSI的发生和改变无关。然而，其他因素，例如营养状况、抽烟、抗生素的合理应用和精准的术中操作可降低SSI的可能性。

预防性抗生素应用是一个明确可以降低多种择期手术后发生SSIs风险的方法[16-17]。

（三）非坏死性软组织感染

非坏死性软组织感染包括表皮感染、复杂脓肿和受损皮肤（动物和人咬伤）发生的感染。如果不予治疗，上述情况可发展为坏死性感染。

1. 表皮感染

表皮感染包括可仅需抗生素治疗的表皮、真皮播散性感染和仅需引流治疗的局限性脓肿。

体查通常会显示皮肤发红、压痛和硬结。

大多数表皮和软组织感染由革兰阳性菌，特别是链球菌和金黄色葡萄球菌引起。由三种常见的疾病，脓疱病、丹毒和蜂窝织炎组成。其治疗可通过抗革兰阳性菌感染进行。

脓疱病是一种世界范围内常见的皮肤感染性疾病。其具体表现为播散性的化脓性损伤，几乎全部由β-溶血性链球菌和/或金黄色葡萄球菌感染引起。

丹毒表现为红肿、热、触痛、界限清楚的斑块，通常由链球菌主要是化脓性链球菌感染所致。金黄色葡萄球菌很少引起丹毒[18]。

蜂窝织炎是一种皮肤及皮下组织的急性细菌感染疾病，虽然可影响身体其他部位，但下肢最为常见。其导致局部的炎症症状，例如皮温升高、红斑、疼痛、淋巴管炎、发热和白细胞升高[19]。

切开和引流是单纯的表皮脓肿或烧伤所致水疱的治疗方法，无需应用抗生素进行治疗[20-21]。单纯脓肿指硬结和红斑限制在局部脓肿区域并且不向边界外扩散。另外，单纯脓肿不向深部组织扩展或形成多个脓腔。

2. 复杂脓肿

复杂脓肿常见于会阴或肛周感染、直肠脓肿、糖尿病足或下肢溃疡、创伤、慢性皮肤囊肿、静脉注射部位、胃肠道疾病伴穿孔、泌尿生殖道疾病、动物咬伤和压创。

复杂皮肤和皮下组织囊肿通常界限较清晰并且对切开和引流辅以抗微生物治疗有效。

复杂囊肿治疗的基础是早期切开引流。患者出现脓毒症的全身症状，或免疫抑制患者出现脓肿伴明显蜂窝织炎、感染不能完全控制的情况，应在围术期进行抗感染治疗。感染微生物源因原发部位的不同而不尽一致。大部分复杂脓肿可分离出需氧革兰阳性菌。基于原发部位的不同，也可出现厌氧菌、肠杆菌和某些梭菌的感染[1]。

尽管大部分病例可经切开和引流治愈，但与非静脉注射药物滥用导致的软组织感染相比，注射吸毒者（IDUs）需特殊考虑[22-25]。IDUs自身（口咽部、皮肤和粪便）和外界环境均可成为主要的病原菌来源。在准备药物或药物注射时，公用针头或重复使用注射器可导致污染发生。注射药物的生产和处理可能达不到卫生标准[26]。脓毒症症状持续出现时，需评估是否存在心内膜炎。应在X线引导下将异物如破损的针头等取出，同时应用多普勒超声确定是否存在血管并发症[27]。此类患者应使用广谱、有效的抗需氧和厌氧菌抗生素进行治疗。

3. 破溃皮肤感染

这种类型感染因素差异较大，如咬伤（动物和人咬伤）、烧伤、压创或血管溃疡等。如果治疗不正确，此类感染可发展为更复杂的软组织感染。软组织感染是动物和人类咬伤最常见的并发症[28-30]。感染的风险同咬伤的种类、受伤部位、就医的时间、宿主因素和伤口处理相关。推荐对高风险伤口进行预防性抗生素应用。

对具有败血症症状、免疫抑制状态、严重合并症、严重的蜂窝织炎、严重和较深伤口的患者，推荐应用广谱、有效的抗厌氧和需氧菌的抗生素进行抗感染治疗。

严重烧伤患者需要立即进行治疗。重度烧伤易并发感染。烧伤创面感染是伤后急性期最重要，最可能发生的严重并发症之一。伤口的正确处理和焦痂的早期切除能够最大可能的降低烧伤创面的感染。

尽管烧伤创面在烧伤后立即成为了无菌状态，这些创面仍会为病原菌所占据。若患者的宿主防御和治疗手段（例如坏死组织的切除和创面药物处理）不充分，病原菌可侵袭深部组织，导致烧伤创面感染的发生。

烧伤创面感染通常是多种病原菌感染所致。患者内源性皮肤菌群或外界环境中的革兰阳性菌可立即将创面侵占。另外，往往在烧伤一周内，革兰阴性菌也会迅速将创面侵占。

压创是指骨性隆起和体表接触物持续压迫中间的软组织，使之形成的局部组织坏死。这种损伤可能相对较小，其亦可导致大量深部组织的损毁。大多数压创发生于临近坐骨、骶骨和大转子的部位。

压创需要外科和抗生素治疗联合对其进行干预。有必要进行外科清创，以清除坏死组织。抗生素治疗则可用于有严重压创感染的患者，包括伴有播散性蜂窝织炎或伴随脓毒症症状的患者。因上述感染通常是由多种病原菌感染所致，故治疗方案应直接针对革兰阳性、革兰阴性菌和厌氧菌。

对许多患者而言，正确的伤口护理能够在很大程度上避免这些感染的出现。

（四）坏死性软组织感染（NSTIs）

NSTIs包括坏死性蜂窝织炎、坏死性筋膜炎、福尼尔坏疽和坏死性肌炎。它们是由侵袭性微生物，通常由产气细菌所致的致死性、侵袭性软组织感染。对这些感染的诊断和治疗延迟将增加患者的死亡风险。

NSTIs可涉及真皮和皮下部分（坏死性蜂窝织炎），筋膜部分（坏死性筋膜炎）和肌肉成分（坏死性肌炎）独立或共同发生。NSTIs依据感染细菌病原体及其典型临床特征将其分为三类。1型：多种病原菌感染；2型：β-溶血性链球菌或CA-MRSA单一病原菌感染；3型：继发于多种杆菌感染的二次、单一菌种感染。NSTIs在早期阶段仅导致所涉及组织的局部炎症反应。坏死的发生源于细菌内/外毒素[31]、封闭组织结构内的严重炎性水肿[32]、局部血管的血栓和局部组织缺血等对细胞造成的直接损伤。循环中的毒素可进展为感染性休克、多脏器功能障碍和致死性的全身性炎症反应[33-34]。

金黄色葡萄球菌和A群链球菌（化脓性链球菌）感染所致的NSTIs均可发展成为中毒性休克综合征（toxic shock syndrome，TSS）。TSS是一个细菌毒素导致的急性致命性疾病，这种全身性毒素担当了超级抗原的角色，全面激活宿主的炎症反应。

1. 坏死性蜂窝织炎

坏死性蜂窝组织炎在细菌病原学和发病机理上类似非坏死性蜂窝织炎，但坏死性蜂窝织炎更严重且进展迅速，并伴随严重的全身炎症改变（中毒性休克）。

此类感染的发病机制和严重性同β-溶血性链球菌或CA-MRSA菌株的特定致病性相关。

出现组织坏死时，其他细菌特别是厌氧菌，可导致二重感染。

2. 坏死性筋膜炎

坏死性筋膜炎（necrotizing cellulitis，NF）是涉及包覆于肌肉上的筋膜的NSTI。因表面血液、淋巴供应较差和相互之间存在潜在间隙，一旦发生，感染即可迅速且畅通无阻的扩散。因此NF包含了一系列疾病，具体表现为广泛迅速进展，涉及到筋膜表面和筋膜间隙的进行性坏死，并且后续可能涉及到周围皮下组织、皮肤和肌肉[35]。

大部分NF为多种病原菌协同感染，包括原发病的病原菌或感染部位来源的特殊细菌。其可涉及到身体的任何部位，但主要为四肢、腹部和会阴。Anaya等对一个包含了150例坏死性筋膜炎患者的研究中发现，四肢是最常见的感染部位（58%），紧随其后的是腹部和会阴[36]。

通常，坏死性筋膜炎多见于损伤或局部病理状态：钝器伤或刺伤、手术部位感染、烧伤、溃疡、脓肿甚至分娩都被报道为NF的参与因素。对表皮感染不合适的治疗可导致其发展成为NF。在身体上打孔和纹身的过程，很微小的创伤如摩擦和昆虫咬伤也可以诱发NF。某些情况下，NF的发生可无明确创伤史或病理状态[37]。

报道表明，同此疾病相关的死亡率从6%到高达76%[38]。

3. 福尼尔坏疽

福尼尔坏疽是一种快速进展的、包括外生殖器和会阴等多种表现形式的坏死性筋膜炎。

基于筋膜腔的复杂性，此种感染上可扩展至腹壁，下可至大腿，深至直肠和臀部肌肉周围，偶尔可涉及腹膜后腔。目前的报道中，其死亡率可达20%~50%[39-40]。

福尼尔坏疽几乎全部源于多种微生物感染，其大部分由需氧和厌氧革兰阳性和革兰阴性菌感染引起。大部分病例的原发感染部位均可确定，主要源自肛门直肠、泌尿生殖道或局部皮肤[41]。

有报道表明，导致福尼尔坏疽的医源性感染包括注射硬化治疗后和痔核结扎、痔切除术和吻合器痔切除术[42]。

福尼尔坏疽的诊断基于临床症状和体格检查。影像学检查在确认临床疑似感染和协助确认软组织受累范围，特别是直肠间隙和腹膜后腔上具有一定价值。

福尼尔坏疽严重指数（Fournier's gangrene severity index，FGSI）是一个用于评估患者预后的标准评分系统。其评分结果由入院时包括体温、心率、呼吸频率、钠、钾离子浓度、白细胞计数、红细胞压积和碳酸氢根在内的生理参数构成。FGSI评分高于9分被证实是一个敏感而特异的福尼尔坏疽患者的预后指标[43]。

4. 坏死性肌炎

坏死性肌炎是一种少见的、严重的、致死性的，伴随局部和全身并发症的肌肉NSTIs[6]。基于病原菌的毒力，此类感染可迅速进展。

同其他NSTIs类似，早期和正确的抗生素应用及外科清创是其治疗的基石。

健康的肌肉组织一般都具有一定的抗感染能力。然而，肌肉可因特殊病原菌产生大量外毒素，或因其灌注不足和活性受损被感染。坏死性肌炎和肌坏死可继发于各种梭菌感染，少见继发于强毒性化脓性链球菌感染。这些情况下，其致病性与外毒素促进凝血和对健康肌肉的损伤相关。两种感染均可自发或继发于损伤或邻近部位的感染。

肌炎亦可发生于外伤、缺血、恶性肿瘤或手术所致的肌肉损伤部位。主要的病原菌是金黄色葡萄球菌，也包括社区获得性MRSA、A族链球菌、革兰阴性需氧杆菌和兼性菌[44]。

临床症状包括单一肌群的局部疼痛、肌肉痉挛和发热。

三、治疗原则

（一）抗微生物治疗

皮肤是抵御微生物入侵的主要屏障。皮肤持续地与外界环境产生相互作用并被不同数量的细菌附着。完整和血供丰富的皮肤是细菌入侵的重要障碍。

涉及健康皮肤的SSTIs大部分由需氧革兰阳性球菌，特别是金黄色葡萄球菌和链球菌感染引起。金黄色葡萄球菌和A族β-溶血性链球菌（GAS）可产生一系列毒素，既可增强自身毒力又可影响软组织并可侵入真皮[45]。当需氧革兰阴性菌和厌氧菌侵入软组织后可发生多种微生物感染。

SSTIs的处理近来因多重耐药菌的流行增多而变得更加复杂。

对发生于医院内或其他健康照护机构的抗生素暴露之后的SSTIs而言，革兰阳性和革兰阴性菌耐药性的增加使得经验性治疗方案具有挑战性。

各大洲金黄色葡萄球菌对甲氧西林（或苯唑西林）耐药性差异巨大，耐药率最高的是北美（35.9%），其次是拉丁美洲（29.4%）和欧洲（22.8%）[46]。

MRSA感染最常发生在医院和其他健康护理机构（HA-MRSA），然而近期出现在社区的MRSA感染（CA-MRSA）正在逐步增加[47]。

CA-MRSA菌株在基因和表型方面同HA-MRSA不尽相同。它们可能对更多的抗葡萄球菌抗生素敏感（部分仅对β内酰胺类抗生素耐药）。下文中列出了CA-MRSA感染的易感人群[47]。

❖ 年龄小于2岁的儿童；

❖ 运动员（主要是身体接触项目的参与者）；

❖ 注射吸毒者；

❖ 同男性发生性行为的男性；

❖ 军事人员；

❖ 居住于监狱、住宅或避难所的人员；

❖ 兽医、宠物主人和养猪户；

❖ 类流感疾病和或/严重肺炎患者；

❖ 并发SSTI的患者；

❖ 有CA-MRSA侵入或近期感染史的患者；

❖ 前一年有抗生素应用史者，尤其是喹诺酮或大环内酯类抗生素。

CA-MRS的感染正在变得越来越普遍。CA-MRSA感染病程进展快、破坏性高，且可以产生致病性的Panton–Valentine亲白细胞毒素（PVL），后者可以摧毁白细胞并且是一个重要的毒力因子[48-49]。

下文列出了推荐用于CA-MRSA感染的抗生素。

❖ 门诊治疗：

可考虑使用米诺环素100 mg，每12小时1次。

或者使用甲氧苄啶和磺胺甲噁唑160/800 mg，每12小时1次。

或者使用多西环素100 mg，每12小时1次。

或者使用克林霉素300~600 mg，每8小时1次。

或者使用利奈唑胺600 mg，每8小时1次。

❖ 住院治疗：

可考虑使用万古霉素15 mg/kg静脉应用，每12小时1次。

或者使用替考拉宁12 mg/kg静脉应用，每12小时1次，3天后6 mg/kg，每12小时1次。

或者使用替加环素100 mg静脉应用首剂，而后50 mg静脉应用，每12小时1次。

或者使用利奈唑胺600 mg，每12小时1次。

或者使用达托霉素4~6 mg/kg，每24小时1次。

SSTIs门诊经验性治疗覆盖CA-MRSA可选择的口服抗生素包括克林霉素、复方新诺明（TMP-SMX）、四环素（多西环素或米诺环素）、以及利奈唑胺。若需同时覆盖β-溶血性链球菌和CA-MRSA，可选的药物包括单用克林霉素，或TMPSMX，或一种四环素联合一种β-内酰胺类（例如阿莫西林），或单用利奈唑胺[50]。

严重SSTIs的住院患者，在外科清创和广谱抗生素的应用之外，等待培养结果期间应考虑经验性MRSA治疗。可选择的药物包括静脉应用（intravenous，IV）万古霉素、口服或静脉应用利奈唑胺600 mg，每日2次；达托霉素4 mg/（kg·次），每日1次；克林霉素600 mg静脉应用或口服每日3次；替加环素100 mg静脉LD，而后50 mg每日2次。

多年来，糖肽类抗生素一直都可作为治疗难治性革兰阳性菌感染的备选药物。幸运的是，葡萄球菌对糖肽类药物很少发生耐药，尽管糖肽类抗生素的最小抑制浓度（minimal inhibitory concentratons，MIC）的增高可能会影响这些抗生素的疗效[51-52]。

糖肽类药物耐药率的增加，促进了新的抗革兰阳性菌药物例如利奈唑胺[53-55]、替加环素[56-57]和达托霉素[58-59]的发展。特别是对一直推荐采取积极的抗感染治疗措施的严重软组织感染，利奈唑胺是治疗复杂性SSTIs的抗生素选择之一，因其口服剂型具备很高的生物利用度和优异的组织穿透力[53-54]，其具有可早期进行静脉—口服转换的优点。

2010年，一个开放性研究对口服或静脉利奈唑胺与静脉万古霉素治疗MRSA所致复杂性SSTIs的效果进行了比较。

接受利奈唑胺治疗的患者比接受万古霉素治疗的患者的住院时间和静脉治疗时间明显缩短。两种药物均具有良好的耐受性。不良事件均相似于各自已经明确的安全性状况[54]。

最近，一项包括所有随机对照实验（randomized controlled trials，RCT）的Meta分析对利奈唑胺和万古霉素在SSTIs治疗中的效果和安全性进行了对比[55]。利奈唑胺在成人患者中的临床（RR 1.09，95% CI：1.03~1.16）和微生物学（RR 1.08，95% CI：1.01~1.16）治愈率显著优于万古霉素。对MRSA感染所致的SSTIs，利奈唑胺在临床（RR 1.09，95% CI：1.03~1.17）和病原学（RR 1.17，95% CI：1.04~1.32）治愈率亦显著优于万古霉素。口服利奈唑胺的日门诊治疗费用低于静脉应用万古霉素。虽然利奈唑胺组患者的日住院费用高于万古霉素组，但其中位住院时间比万古霉素组少3天[55]。

替加环素是一种广谱抗生素，其不仅覆盖耐药革兰阳性菌亦可覆盖包括超广谱β-内酰胺酶的细菌在内的耐药革兰阴性菌。目前仅有静脉制剂[56]。

2011年发表的一项研究评估了替加环素对需要外科干预的复杂性SSTIs患者的软组织渗透能力。分别于启动替加环素治疗第1天至第6天（平均2.5天）

时取得的软组织和血液样本。作者发现，在相同的时间点，替加环素在软组织中的浓度高于血清中的浓度[57]。

达托霉素对包括耐甲氧西林金黄色葡萄球菌在内的革兰阳性菌感染所致复杂性SSTIs中的疗效已经得到证实[58]。

有研究表明达托霉素在皮肤和软组织中可获得非常好的浓度。2010年的一项Meta分析对达托霉素与其他抗生素在SSTIs治疗中的有效性和毒性进行了分析。该Meta纳入了4个研究（其中3个为RCT）。万古霉素和半合成青霉素用于对照组。3个研究对复杂性SSTIs患者进行了报道。达托霉素在组织中的浓度支持其用于复杂性SSTIs的治疗，并且结果表明达托霉素不劣于万古霉素和半合成青霉素[59]。

一旦可能，即应该立即启动广谱抗微生物治疗。一项包含了492例社区发生MRSA致SSTIs患者的研究表明，发病后48 h内接受积极抗生素治疗的患者95%均成功治愈，而发病后48 h内未接受积极抗生素治疗的患者87%获得了成功治愈。Logistic回归分析结果显示，早期未行积极抗生素治疗是整体治疗失败唯一的独立预测因子[校正值比（OR），2.80；95% CI：1.26~6.22][60]。

Berger等利用了美国100多家医院的数据，最近发表了一项对过去9年间所有因复杂性SSTIs住院治疗的患者进行的回顾性分析[61]。作者将"初始治疗"定义为所有入院后24 h内进行的胃肠外抗生素应用，并将此种治疗失败定义为：①后续接受新抗生素治疗（排除类似/窄谱或出院后开始应用的抗生素）；②入院72 h后接受引流/清创/截肢手术。复杂性SSTIs的住院患者，同初始治疗成功相比，初始治疗的失败与临床结局显著恶化、住院时间的延长和住院费用的增加相关。

（二）感染源控制

感染源控制是脓毒症治疗成功的关键组成部分[62]。

SSTIs的感染源控制包括脓液的引流、软组织感染部位的清创、感染器械或异物的清除。其也应包括采用特定方式纠正持续细菌感染导致的解剖混乱，并恢复组织器官功能[5]。NSTIs患者感染源控制的延迟与患者的高死亡率相关。

（三）重症患者的支持治疗

NSTIs患者的病程通常具有爆发性和发病率高、死亡率高的特点，特别是当其并发中毒性休克综合征时。

对潜在的器官功能障碍进行积极的治疗是改善患者结局的重要手段。生理支持包括重症监护病房内对患者进行密切的监测以及对发生坏死性感染进行积极的液体复苏。

（四）免疫抑制患者的软组织感染

因免疫抑制患者发生的SSTIs可因特殊病原菌感染所致，故其对医务工作者造成了巨大的挑战。因患者整体免疫功能的缺失[63]，免疫抑制患者合并SSTIs可进展迅速，进而危及生命，并且单独应用抗生素治疗效果差。另外，真菌感染所致的SSTI在免疫抑制患者中更加常见。目前，关于免疫抑制患者软组织感染相关的研究较少。

最近，一项单中心回顾性队列研究对免疫抑制患者合并坏死性软组织感染进行了评估[63]。

在这个研究中，免疫抑制被定义为应用糖皮质激素、恶性肿瘤的活动期、接受化疗或放疗、被诊断为人免疫缺陷病毒感染或AIDS、长期应用免疫抑制药的实体器官或骨髓移植者。

免疫抑制患者合并NSTIs与诊断和外科处理的延迟有关，并且住院死亡率高。

免疫抑制患者合并NSTIs，其临床症状和实验室检查结果均不典型。作者认为，对此类患者的护理和治疗过程中，应该对NSTIs保持着高度警惕，并考虑早期进行外科评估和处理。

四、推荐意见

（一）手术部位感染

1. 手术部位感染需要及时和充分的手术切口开放。推荐对出现脓毒症等全身症状、深切口手术部位感染、感染源控制不彻底或免疫抑制的患者进行抗生素治疗。（LoE 1；GoR C）

2. 对接受清洁手术患者的抗生素治疗应覆盖革兰阳性菌。相反，对接受胃肠道或泌尿生殖道手术的患者，抗生素治疗应同时覆盖革兰阳性菌和革兰阴性菌。（LoE 1；GoR C）

手术切口部位的感染可由各种病原菌导致。

从感染部位中分离出的病原菌各异，主要取决于外科手术的类型。未涉及胃肠道、产科和呼吸道的清洁手术，来自外界环境或患者皮肤的金黄色葡萄球菌通常是导致感染的原因。在包括清洁—污染、污染以及严重污染的另外一类手术中，与来自手术切除器官的正常内源性微生物群体非常相似的需氧和厌氧菌群，是最常见的分离病原体[4]。

治疗涉及对手术切口的广泛开放。如果出现全身毒性症状，感染源控制不彻底或免疫功能低下的患者的深部感染需要抗菌治疗，应首先选择广谱经验性抗菌治疗来覆盖潜在的耐药病原体。应始终获得培养物，并根据培养和敏感性结果修改抗生素疗法。应常规进行细菌培养，并根据细菌培养和药敏的结果来调整抗生素治疗方案。

（二）非坏死性表皮软组织感染

1. 可通过抗革兰阳性菌抗生素对丹毒和蜂窝织炎进行治疗。（LoE 1；GoR C）

2. 蜂窝织炎对治疗缺乏反应可能与葡萄球菌、链球菌的耐药菌株或更深部的感染，例如坏死性筋膜炎或肌肉坏死有关。（LoE 1；GoR C）

3. 对存在社区获得性耐甲氧西林金黄色葡萄球菌（CA-MRSA）风险的患者或应用β-内酰胺类药物48~72 h后无反应的患者，推荐进行针对CA-MRSA的治疗。（LoE 1； GoR C）

4. 若怀疑链球菌内毒素休克综合征，诸如克林霉素或利奈唑胺等抗核糖体药物可用于降低外毒素和超抗原的产生。（LoE 1；GoR C）

　　术语"非坏死性蜂窝织炎"曾包括两种疾病：丹毒和蜂窝织炎，二者均为广泛播散的皮肤感染，且无化脓性病灶存在。

　　但丹毒和蜂窝织炎间存在细微的差别。丹毒病变部位皮肤与正常皮肤间界限清晰，且皮损部位高于周围正常皮肤[64]。蜂窝织炎涉及皮肤的深层和皮下组织的深层，并且特征少于丹毒[64]。二者一般由链球菌，通常是B族溶血性链球菌（通常是A群）感染所致。金黄色葡萄球菌感染很少引起丹毒和蜂窝织炎[64]，但其感染的化脓性更强且很少扩散。

　　某些A组链球菌（GAS）导致的非化脓性表浅性感染与可迅速进展为脓毒症休克和器官衰竭为特点的中毒性休克综合征相关[65]。

　　同前文讨论的相同，近年来CA-MRSA的迅速增长为葡萄球菌感染的经验性治疗带来了困难。

　　有关表浅软组织感染的诊断性研究较少，并且通常对诊断没有帮助。然而，确认蜂窝织炎是否表现出更深和/或更严重感染的迹象可能是困难的，但是由于大部分NSTIs的最初诊断均为蜂窝织炎，这又是非常重要的。

　　临床反应不佳可以归因于器官功能的失常，葡萄球菌或链球菌的耐药菌株，或更深的进展，如坏死性筋膜炎。若患者的病情在恶化，则首先要怀疑是否有深部感染的存在。

　　对此类患者，耐青霉素酶青霉素可作为药物的选择之一。

　　对β-内酰胺类药物过敏的患者，可以考虑选择莫西沙星或左氧氟沙星。克林霉素可降低GAS病原菌株外毒素和超级抗原的产生，并且可以作为链球菌所致TSS联合治疗的药物[66]。

对存在CA-MRSA感染风险和对β-内酰胺类药物48~72 h无反应或伴随有寒战、发热、新发脓肿、皮肤红斑增加或难以忍受的疼痛症状的患者，应增加抗社区获得性MRSA治疗[67]。

尽管在蜂窝织炎中，在感染部位边缘，通过拭子和抽吸对脓液进行培养，其阳性率仅为10%左右[68]。如果合理，抗生素治疗方案应根据所获得病原菌的药敏结果进行调整。

（三）简单脓肿

切开和引流是简单脓肿和疖的首选治疗方案，无需进行抗感染治疗。（LoE 1；GoR C）

切开和引流是简单脓肿和疖的首选治疗方案。无需进行抗感染治疗[21-22]。简单脓肿不应扩展到深部组织，亦不应扩展成为多囊性脓肿。

（四）复杂脓肿

1. 复杂的皮肤和皮下脓肿通常非常局限且切开和引流的疗效明显。免疫功能低下的患者出现败血症的全身症状，感染源控制不彻底或脓肿伴严重的蜂窝织炎时，需要进行抗生素治疗。（LoE 1；GoR C）

2. 经验性抗微生物治疗应该直接针对可能涉及的病原体。推荐对存在社区获得性耐甲氧西林金黄色葡萄球菌（CA-MRSA）风险的患者进行针对CA-MRSA的治疗。（LoE 1；GoR C）

3. 病情缓解不充分应立即考虑进一步引流，并考虑耐药菌株或宿主免疫衰竭的可能性。（LoE 1；GoR C）

治疗的基石是早期外科手术引流。若患者出现脓毒症的全身症状，免疫抑制患者、感染源控制不彻底或脓肿伴严重的蜂窝织炎则需要进行抗微生物治疗。

复杂脓肿可涉及多种病原菌。在大多数复杂脓肿中均可分离出需氧革兰阳性菌。复杂脓肿可仅涉及一种病原菌但更多见的是源于多种病原菌感染并且可涉及多个病原菌种类[69]。

经验性抗微生物治疗应该直接针对可能涉及的病原体。根据临床症状，可能需应用覆盖革兰阳性菌、革兰阴性菌和厌氧菌的广谱抗生素。考虑到MRSA的高发，若有疑似其感染，此病原菌也应被经验性覆盖，但尚无同明确CA-MRSA感染所致SSTIs的治疗相关的随机研究。

（五）关于诊断

1. 快速进展的软组织感染通常都应被视为坏死性软组织感染（NSTIs），进行积极的治疗。（LoE 1；GoR C）

发病早期，区分蜂窝织炎和需要手术干预的NSTIs可能是困难的。大多数NSTIs病例最初被诊断为蜂窝织炎。然而，由于手术清创的时间是NSTIs结局的重要决定因素，所以及时诊断至关重要。

NSTIs的患者往往表现出与体格检查结果不相符的严重疼痛。NSTIs较非坏死性软组织感染更常表现出脓毒症的全身症状，尽管源自金黄色葡萄球菌和化脓性链球菌感染的TSS发病过程中可不伴坏死过程。坏死性软组织感染的体格检查结果可包括红肿区域外的软化、捻发音和抗生素治疗难以奏效的蜂窝织炎。

快速进展的软组织感染在初期就应被当作坏死性感染进行治疗。大疱的变化、皮肤瘀斑的变化和皮肤感觉的丧失应被考虑为坏死性感染。捻发音往往是气体出现在组织中的结果。尽管捻发音和气体出现在组织中高度提示NSTIs，缺乏捻发音并不排除NSTIs的存在。所有在需氧环境中生长的细菌均可产生作为副产品的CO_2，在这些病例中，CO_2的自由弥散限制了气体的聚集，由此解释了快速进展的化脓性链球菌感染，其组织中无气体存在。

临床情况进展快速，有时甚至在数个小时内恶化。

诊断和/或治疗的延迟与不良预后相关，可导致严重脓毒症和/或多器官功能衰竭，只有早期手术清创和合适的抗感染治疗方可避免脓毒症的发展和患者的死亡。

为了预测NSTIs的发生率，一些研究者对2004年提出的坏死性感染的实验室风险指标评分（laboratory risk indicator for necrotizing infection，LRINEC）的发展和应用进行了总结。

此评分系统选择6个独立变量的异常进行赋值：血清C反应蛋白水平（>150 mg/L）、白细胞计数（>15 000/μL）、血红蛋白水平（<13.5 g/dL）、血钠离子水平（<135 mmol/L）、血清肌酐水平（>180 mg/dL）。评分等于8或更高时，NSTIs发生的风险为75%。基于此筛查工具的阴性预测值为96%，作者们推荐将LRINEC评分用于确定哪些患者需要进行进一步的诊断试验[70]。对LRINEC评分的后续评估结果显示其缺少作为诊断坏死性感染辅助工具的敏感性。

NSTIs的诊断根本上是一个临床诊断。当诊断不明确时[71]，普通放射检查、超声、计算机断层扫描（computed tomography，CT）、磁共振成像（magnetic resonance imaging，MRI）可以为坏死性感染提供有意义的信息。

最常见的普通放射检查结果同蜂窝织炎相似，软组织密度增高，透亮度降低。通常情况下，普通放射检查结果无异常发现，除非感染和坏死发生进展。软组织中存在气体为其特征性表象，但皮下组织的气体仅在少数坏死性感染中出现[72]，并且单纯厌氧菌例如那些化脓性链球菌感染没有皮下组织出现气体的表现。此外，皮下气体可能不会出现在疾病的早期阶段，只有在病情恶化时才会出现。

2. CT和MRI在坏死性软组织（NSTIs）感染的诊断中均有应用价值。但在紧急情况下，MRI检查可能难以操作。（LoE 2；GoR C）

3. 对不稳定型患者，超声可作为鉴别单纯蜂窝织炎和坏死性筋膜炎的手段。（LoE 2；GoR C）

CT识别早期坏死性筋膜炎方面的敏感性高于普通放射检查。与坏死性筋膜炎相一致的影像学表现为脂肪条索征、沿筋膜解剖平面的液体和气体聚集以及所涉及软组织中出现气体。另外，筋膜密度增高和增强CT上未增强的筋膜提示筋膜坏死[73]。

2010年一项关于CT诊断NSTIs的病例系列研究发表[74]。67例患者符合研究的纳入标准，58例患者接受了外科手术探查，25例（43%）患者确诊为NSTIs。其余42例患者或为经外科手术探查确认为非坏死性感染（*n*=33），或接受非手术治疗后症状消失（*n*=9）。CT诊断NSTIs的敏感性为100%，特异性为81%，阳性预测值为76%，阴性预测值为100%。

MRI曾作为选择坏死性筋膜炎成像模式的选择。在NF患者中发现大量以下MR征象：脂肪压制T2加权像上高信号（≥3 mm），T2加权像深筋膜低信号，深筋膜信号异常区域点状或弥散未增强点，广泛累及深筋膜，且在一个肢体中累及3个或以上筋膜腔[75]。

Schmid等发现MRI诊断坏死性筋膜炎的敏感性为100%，特异性为86%，诊断准确率为94%。然而，作者提醒MRI倾向于过度评估涉及的深筋膜范围。因此，治疗应基于临床症状和MRI结果的结合[76]。

超声具有可在床旁快速实施检测的优势，且对单纯的蜂窝织炎与坏死性筋膜炎的鉴别诊断有益。一项对62例临床疑似坏死性筋膜炎患者进行的回顾性观察研究结果显示，超声对其诊断的敏感性为88.2%，特异性为93.3%，阳性预测值为95.4%，阴性预测值为94.4%，诊断准确度为91.9%。作者认为，皮下组织弥漫性的增厚伴沿深筋膜层，深度>4 mm的液体聚集预示坏死性筋膜炎[77]。

有人建议将筋膜活检和冰冻切片作为早期诊断NSTIs的手段[78-79]。然而，冰冻活组织检查并不实用，需要病理学者的经验，并且将样本送检和分析的时间可用来进行清创[80]。

手指测试被报道为另外一个辅助诊断NSTIs的方法。其在局部麻醉下进行，切开一个2 cm，深至深筋膜的切口。手指切开过程中的组织抵抗降低（手指测试阳性），无出血、坏死组织的出现和/或切开后黑色或灰色液体

（"洗碗水"）流动都可支持NSTIs的诊断[81]。

（六）关于治疗

NSTIs导致的脓毒症、脓毒性休克患者，需要早期的感染源控制、抗微生物治疗和支持性治疗。（LoE 1；GoR C）

（七）感染源的控制

外科感染源必须尽早、积极地进行控制，以终止由坏死性软组织感染（NSTIs）引起炎症的进展。（LoE 1；GoR C）

降低NSTIs死亡率最关键的因素是早期识别和紧急的有效清创[82]。手术清创必须积极以阻止感染的进展。感染体液和组织的培养物应在外科清创的开始阶段留取并且其结果应用于选择特异性抗感染方案的制定。应对整个患处进行根治性手术清创，清创范围延伸至健康组织边缘。

在福尼尔坏疽中，转移性结肠造瘘已表明其可改善结局，可根据病情的严重程度选择是否粪便改道。结肠造瘘通过降低会阴损伤部位的细菌负荷从而控制感染达到帮助减少脓毒症发生的效果[83]。结肠造瘘不能降低多次清创的必要性，也不能减少手术的次数[84]。

近来直肠转移设备已商业化。此设备是用于转移腹泻、局部烧伤或皮肤溃疡患者排泄物的硅酮导管。这种设备保护伤口不被粪便污染，同样也减少了结肠造瘘术皮肤破损和结肠微生物重复感染的风险。Estrada等认为该设备是一个有效的排泄物转移通路和结肠造瘘术的替代物[85]。

围术期伤口护理从细致的止血开始。可采用非贴敷敷料，而后在24 h内反复检查伤口[86]。

任何存在广泛坏疽或被认为在初始手术中清创不足的患者，应该在24~48 h内返回手术室进行再次检查[5]。应该重复进一步的清创，直至感染得到控制。

数个利用真空—辅助伤口闭合（vacuum-assisted wound closure，VAC）治疗急性NSTIs患者的报道证明，伤口闭合的VAC技术可有效治疗急性坏死性筋膜炎患者术后发生的未愈合肢体伤口[87-89]。负压治疗应被保留至获得感染源的有效控制后应用。

（八）高压氧治疗

尽管辅助性高压氧（hyperbaric oxygen，HBO）治疗的益处仍存在争议，但是在具备条件的医疗机构，其仍值得考虑尝试。（LoE 2；GoR C）

HBO作为一个辅助性治疗手段仍存在争议，并且没有前瞻性随机对照试验发表。仅有很少的证据支持高压氧在NSTIs治疗中的益处。

2009年发表的一项回顾性研究，研究HBO治疗NSTIs的效果[90]。联合应用HBO治疗NSTIs不能降低病死率、清创次数、住院时间或抗微生物药物应用的持续时间。

2012年发表的一项纳入1988—2009年全国45 913例住院患者的回顾性研究，明确了高压氧治疗对NSTIs患者死亡率，并发症发生率，出院情况，住院时间和住院费用调整的影响[91]。这项对NSTIs患者HBO治疗的回顾性分析显示，尽管住院费用较高，住院时间较长，但死亡率的统计学显著下降支持在NSTIs中使用HBO治疗。

最近，一篇关于HBO治疗应用于急性外科和创伤性伤口的综述被发表[92]。作者总结认为目前缺乏高质量、有效的研究证据支持HBO治疗应用于创伤修复。

尽管HBO治疗应用于NSTIs的处理有改善临床终点的趋势[93]，但联合HBO治疗在HSTI治疗中的益处仍存有争议并需要更多基于前瞻性随机研究的有力证据。HBO治疗可作为一个辅助治疗手段，且不能替代外科手术清创。专家组支持在高压氧舱有空余的医院应用HBO治疗。

（九）抗微生物治疗

1. 对坏死性软组织感染（NSTIs）患者进行的早期适当的经验性覆盖可疑病原菌的抗生素治疗应该在基于临床的情况下立即启动。（LoE 1；GoR C）

2. 快速进展的感染，其临床症状或革兰染色提示可能是由革兰阳性菌（链球菌、社区获得性耐甲氧西林金黄色葡萄球菌、梭菌属）外毒素所致，对其进行的抗生素治疗可选择联合抗核糖体抗生素（克林霉素、利奈唑胺）方案进行。感染迅速进展且革兰染色提示革兰阴性菌感染（产气假单胞菌、艾肯菌属、弧菌类）的患者，选择针对革兰阴性菌的抗核糖体抗生素（四环素）进行抗感染治疗。（LoE 1；GoR C）

3. 对坏死性软组织感染（NSTIs）患者应立即选择合适的覆盖耐甲氧西林金黄色葡萄球菌的经验性治疗。（LoE 1；GoR C）

4. 对于不能完全排除多种微生物的坏死性感染，积极的广谱经验性抗生素治疗最初应选择覆盖革兰阳性菌、革兰阴性菌和厌氧菌，直到获得具体的培养和药敏结果。（LoE 1；GoR C）

5. 推荐一旦培养结果返回，立即开始合适的降阶梯抗微生物治疗。（LoE 1；GoR C）

从微生物学角度出发，NSTIs被分为1型（多种微生物）、2型（单一微生物）或3型（各种革兰阳性或革兰阴性杆菌，例如梭状芽孢杆菌、弧菌、产期单胞菌、埃肯菌属或芽孢菌属类，引发的单一微生物感染）[80,94-95]。偶然情况下，免疫缺陷患者的NSTIs也可由霉菌感染导致。

多种微生物感染更为常见，可培养出厌氧和需氧菌的混合。此类感染通常发生于会阴和躯干。

NF与涉及肠道手术[96]或腹部刺伤、压创、肛周脓肿、药物滥用者的注射部位和来自会阴和外阴—阴道的播散感染相关[6]。病原菌分离结果包括革兰阳性菌，例如金黄色葡萄球菌、化脓性链球菌和肠球菌；革兰阴性菌，例如大肠埃希菌；厌氧菌，例如拟杆菌或梭状芽孢杆菌。

单一微生物感染比多种微生物感染少见。这种情况多发生在患者四肢并使健康患者痛苦，但不引发共患病。患者常常有不经意的创伤病史。

因化脓性链球菌和金黄色葡萄球菌以及A族链球菌是最常见的病原菌[97]，选择特异性的，可抑制毒素生成的抗生素可能是有益的，特别是对那些有中毒性休克综合征证据的患者而言[98]。

可接受的经验性抗生素策略始终包括可覆盖CA-MRSA，并具有额外的抑制A族链球菌毒力蛋白处的抗生素。选择可抑制毒素产生的抗生素或许是有益的，特别是对那些可能出现于链球菌和葡萄球菌感染患者中，有中毒性休克综合征证据的患者而言。蛋白细胞毒素在各种葡萄球菌感染的发病机制中具有很重要的地位，并且在选择针对革兰阳性菌感染的抗生素时应该考虑到毒素的产生[99]。利奈唑胺和克林霉素在其中起到了重要的作用，因二者均可显著的降低革兰阳性菌对外毒素的早期释放[99-100]。

由于不能确定的排除多种病原菌感染，初期应选择积极的覆盖革兰阳性、革兰阴性和厌氧菌以及微生物的广谱经验性抗生素方案，直到得到培养和药敏结果。一旦可能，即应开始经验性抗感染治疗。

后续对最初方案的调整（降阶梯）可能会进行的晚一些，可以在得到培养结果、临床状况评估良好或者经验性治疗开始24~72 h之后进行。

附录中列出了NSTIs的抗感染治疗方案。

（十）关于支持性治疗

NSTIs的支持性治疗须是早期和积极的，以阻止炎症过程的进展。（LoE 1；GoR A）

早期发现严重脓毒症和立刻积极治疗潜在的器官功能障碍是改善危重症患者结局的根本因素。

深部软组织感染可表现为爆发性的病程并同高发病率和高病死率相关，

尤其是其伴发中毒性休克综合征时。

在最初的清创和早期抗微生物治疗之后，患者需要早期重症监护以获得血流动力学和代谢支持。患者可能会从大型手术伤口中损失液体，蛋白质和电解质[101]。此外，低血压是由全身炎症反应综合征引起的血管舒张引起的[102]。

液体复苏和止痛是支持晚期脓毒症患者的主要手段，通常与机械通气相关的血管活性胺联合使用。

这些患者经常表现出受损区域广泛的细胞外液积聚，同广义的脓毒症所致的细胞外液积聚类似。有效循环容量充足与否可以通过下述指标进行判断：平均动脉压（MAP）>65 mm Hg，中心静脉压达到8~12 mmHg，联合中心静脉氧饱和度（ScvO$_2$）>70%和尿量>0.5 mL/（kg·h）[103]。

已经确认，入院时乳酸达4 mol/L的一般预后价值非常重要；多项研究证实了这种乳酸水平对于院前和院内疾病严重程度和死亡率的危险分层[104-108]。乳酸清除率也与严重脓毒症和感染性休克患者死亡率的下降相关[109]。

同晶体液比较，胶体液的应用没有带来明显的益处[110]，支持了应用晶体液进行严重脓毒症和感染性休克患者的初始液体复苏进行高级别的推荐[103]。

对通过合适的血管内液体复苏后低血压仍未能得到纠正的患者，血管活性药物有益于提升血压、改善心脏功能和增加器官和组织灌注[103]。

（十一）关于静脉注射免疫球蛋白的应用

伴有明确证据的器官功能障碍的坏死性软组织感染（NSTIs）， 均可考虑静脉注射免疫球蛋白。（LoE 2；GoR C）

静脉注射免疫球蛋白应用于NSTIs的治疗仍存在争议，但其应用是基于与革兰阳性生物体外毒素结合有潜在益处[111]。

建议针对链球菌和葡萄球菌引起的NSTIs行静脉内免疫球蛋白治疗。 静脉内免疫球蛋白提供的抗体可以中和由这些生物体产生的循环外毒素，并可以调节全身性炎症细胞因子刺激引起的应答[112]。

专家组支持静脉注射免疫球蛋白应用于所有伴发严重脓毒症和感染性休克的NSTIs患者。

（十二）关于早期营养支持

推荐进行早期营养支持。（LoE 2；GoR C）

充足的营养支持可改善结局[113]。前营养状态的最简洁优化的评估是既往疾病病史、既往营养摄入情况、并结合脂肪和肌肉分布查体。坏死性感染常见的全身炎症反应的巨大的内分泌和细胞因子爆发将增加基础代谢率和营养要求。目前的建议提示25 kcal/（kg·d）是ICU患者最初一周的一个合理的目标摄入量，但是从长远来看，目标可能是30 kcal/（kg·d）或35 kcal/（kg·d）^[114-116]。

早期肠内营养（enteral nutrition，EN）在NSTIs患者中没有数据显示相关结果参数的改善。肠外营养（parenteral nutrition，PN）应应用于EN禁忌或不可能在4~5 d内达到营养需求量的患者。

利益冲突

作者宣称他们没有竞争的利益冲突。

作者贡献

MS和MM设计了指南，MS写了手稿并且MM对其进行了审核。所有作者都审核并批准了最终稿件。

特别说明

本文发布的实践指南并不代表临床实践的标准，而是基于当前最佳的证据以及专家的共识得出的治疗方案。但是，指南并不排除目前正用于临床的其他标准治疗方案。例如，指南并不强制用于现有的医疗实践，应根据相关医疗机构的情况（如职员水平、经验、设备等）和个别患者的特点，最终确定选择何种治疗方案。然而，需要提醒大家注意的是，对治疗结果负责的是直接参与的人员，而不是制定共识的团体。

参考文献

[1] May AK. Skin and soft tissue infections[J]. Surg Clin North Am, 2009, 89(2): 403–420.

[2] Ustin JS, Malangoni MA. Necrotizing soft-tissue infections[J]. Crit Care Med, 2011, 39(9): 2156–2162.

[3] Guyatt G, Gutterman D, Baumann MH, Addrizzo-Harris D, Hylek EM, Phillips B, Raskob G, Lewis SZ, Schunemann H. Grading strength of recommendations and quality of evidence in clinical guidelines: Report from an American College of Chest Physicians task force[J]. Chest, 2006, 129: 174–181.

[4] Brozek JL, Akl EA, Jaeschke R, Lang DM, Bossuyt P, Glasziou P, Helfand M, Ueffing E, Alonso-Coello P, Meerpohl J, Phillips B, Horvath AR, Bousquet J, Guyatt GH, Schunemann HJ. Grading quality of evidence and strength of recommendations in clinical practice guidelines: Part 2 of 3. The GRADE approach to grading quality of evidence about diagnostic tests and strategies[J]. Allergy, 2009, 64: 1109–1116.

[5] Merlino JI, Malangoni MA. Complicated skin and soft-tissue infections: diagnostic approach and empiric treatment options[J]. Cleve Clin J Med, 2007, 74(Suppl 4): S21–S28.

[6] Napolitano LM. Severe soft tissue infections[J]. Infect Dis Clin North Am, 2009, 23: 571–591.

[7]   Stevens DL, Bisno AL, Chambers HF, Everett ED, Dellinger P, Goldstein EJ, Gorbach SL, Hirschmann JV, Kaplan EL, Montoya JG, Infectious Diseases Society of America, Wade JC. Practice guidelines for the diagnosis and management of skin and soft-tissue infections[J]. Clin Infect Dis, 2005, 41: 1373–1406.

[8]   Eron LJ, Lipsky BA, Low DE, Nathwani D, Tice AD, Volturo GA. Expert panel on managing skin and soft tissue infections. Managing skin and soft tissue infections: expert panel recommendations on key decision points[J]. J Antimicrob Chemother, 2003, 52(Suppl 1): i3–i17.

[9]   May AK, Stafford RE, Bulger EM, Heffernan D, Guillamondegui O, Bochicchio G, Eachempati SR. Surgical Infection Society. Surgical Infection Society. Treatment of complicated skin and soft tissue infections[J]. Surg Infect (Larchmt), 2009, 10: 467–499.

[10]   Lewis RT. Soft tissue infections[J]. World J Surg, 1998, 22(2): 146–151.

[11]   Howell GM, Rosengart MR. Necrotizing soft tissue infections[J]. Surg Infect (Larchmt), 2011, 12(3): 185–190.

[12]   Phan HH, Cocanour CS. Necrotizing soft tissue infections in the intensive care unit[J]. Crit Care Med, 2010, 38(9 Suppl): S460–S468.

[13]   Klevens RM, Edwards JR, Richards CL Jr, Horan TC, Gaynes RP, Pollock DA, Cardo DM. Estimating health care–associated infections and deaths in U.S. hospitals[J]. Public Health Rep, 2002, 122: 160–167.

[14]   Kujath P, Kujath C. Complicated skin, skin structure and soft tissue infections - are we threatened by multi-resistant pathogens?[J]. Eur J Med Res, 2010, 15(12): 544–553.

[15]   Wheadle WG. Risk factors for surgical site infection[J]. Surg Infect (Larchmt), 2006, 7(Suppl 1): S7–S11.

[16]   Nelson RL, Glenny AM, Song F. Antimicrobial prophylaxis for colorectal surgery[J]. Cochrane Database Syst Rev, 2009, 21(1): CD001181.

[17]   Bratzler DW, Dellinger EP, Olsen KM, Perl TM, Auwaerter PG, Bolon MK, Fish DN, Napolitano LM, Sawyer RG, Slain D, Steinberg JP, Weinstein RA. Clinical practice guidelines for antimicrobial prophylaxis in surgery[J]. Surg Infect (Larchmt), 2013, 14: 73–156.

[18]   Eriksson B, Jorup-Ronstrom C, Karkkonen K, Sjoblom AC, Holm SE. Erysipelas: clinical and bacteriologic spectrum and serological aspects[J]. Clin Infect Dis, 1996, 23: 1091–1098.

[19]   Morris AD. Cellulitis and erysipelas[J]. Clin Evid (Online), 2008, 2: 2008. doi: pii: 1708.

[20]   Llera JL, Levy RC. Treatment of cutaneous abscess: a double-blind clinical study[J]. Ann Emerg Med, 1985, 14: 15–19.

[21]   Macfie J, Harvey J. The treatment of acute superficial abscesses: a prospective clinical trial[J]. Br J Surg, 1977, 64: 264–266.

[22]   Binswanger IA, Kral AH, Bluthenthal RN, Rybold DJ, Edlin BR. High prevalence of abscesses and cellulitis among community-recruited injection drug users in San Francisco[J]. Clin Infect Dis, 2000, 30: 579–581.

[23]   Lloyd-Smith E, Kerr T, Hogg RS, Li K, Montaner JS, Wood E. Prevalence and correlates of abscesses among a cohort of injection drug users[J]. Harm Reduct J, 2005, 2: 24.

[24]   Pollini RA, Gallardo M, Hasan S, Minuto J, Lozada R, Vera A, Zúñiga ML, Strathdee

SA. High prevalence of abscesses and self-treatment among injection drug users in Tijuana, Mexico[J]. Int J Infect Dis, 2010, 14(Suppl 3): e117–e122.

[25] Khalil PN, Huber-Wagner S, Altheim S, Bürklein D, Siebeck M, Hallfeldt K, Mutschler W, Kanz GG. Diagnostic and treatment options for skin and soft tissue abscesses in injecting drug users with consideration of the natural history and concomitant risk factors[J]. Eur J Med Res, 2008, 13(9): 415–424.

[26] Brett MM, Hood J, Brazier JS, Duerden BI, Hahné SJ. Soft tissue infections caused by spore-forming bacteria in injecting drug users in the United Kingdom[J]. Epidemiol Infect, 2005, 133(4): 575–582.

[27] Spijkerman IJ, van Ameijden EJ, Mientjes GH, Coutinho RA, van den Hoek A. Human immunodeficiency virus infection and other risk factors for skin abscesses and endocarditis among injection drug users[J]. J Clin Epidemiol, 1996, 49: 1149–1154.

[28] Gilchrist J, Sacks JJ, White D, Kresnow MJ. Dog bites: still a problem?[J]. Inj Prev, 2008, 14(5): 296–301.

[29] Goldstein EJC. Bite wounds and infections[J]. Clin Infect Dis, 1992, 14: 633.

[30] Weber DJ, Hansen AR. Infections resulting from animal bites[J]. Infect Dis Clin North Am, 1991, 5: 663.

[31] Hackett SP, Stevens DL. Streptococcal toxic shock syndrome: synthesis of tumor necrosis factor and interleukin-1 by monocytes stimulated with pyrogenic exotoxin A and streptolysin O[J]. J Infect Dis, 1992, 165: 879–885.

[32] Lancerotto L, Tocco I, Salmaso R, Vindigni V, Bassetto F. Necrotizing fasciitis: classification, diagnosis, and management[J]. J Trauma Acute Care Surg, 2012, 72: 560–566.

[33] Cainzos M, Gonzalez-Rodriguez FJ. Necrotizing soft tissue infections[J]. Curr Opin Crit Care, 2007, 13: 433–439.

[34] Naqvi GA, Malik SA, Jan W. Necrotizing fasciitis of the lower extremity: a case report and current concept of diagnosis and management[J]. Scand J Trauma Resusc Emerg Med, 2009, 17: 28.

[35] Salcido RS. Necrotizing fasciitis: reviewing the causes and treatment strategies[J]. Adv Skin Wound Care, 2007, 20: 288–293.

[36] Anaya DA, McMahon K, Nathens AB, Sullivan SR, Foy H, Bulger E. Predictors of mortality and limb loss in necrotizing soft tissue infections[J]. Arch Surg, 2005, 140(2): 151–157.

[37] Taviloglu K, Cabioglu N, Cagatay A, Yanar H, Ertekin C, Baspinar I, Ozsut H, Guloglu R. Idiopathic necrotizing fasciitis: risk factors and strategies for management[J]. Am Surg, 2005, 71(4): 315–320.

[38] el Benjelloun B1, Souiki T, Yakla N, Ousadden A, Mazaz K, Louchi A, Kanjaa N, Taleb KA. Fournier's gangrene: our experience with 50 patients and analysis of factors affecting mortality[J]. World J Emerg Surg, 2013, 8: 13.

[39] Ghnnam WM. Fournier's gangrene in Mansoura Egypt: A review of 74 cases[J]. J Postgrad Med, 2008, 54: 106–109.

[40] Ynar H, Taviloglu K, Ertekin C, Guloglu R, Zorba U, Cabioglu N, Baspinar I. Fournier's gangrene: risk factors and strategies for management[J]. World J Surg, 2006, 30: 1750–1754.

[41] McCloud JM, Doucas H, Scott AD, Jameson JS. Delayed presentation of life-threatening

perineal sepsis following stapled haemorrhoidectomy: a case report[J]. Ann R Coll Surg Engl, 2007, 89(3): 301–302.

[42] Laor E, Palmer LS, Tolia BM, Reid RE, Winter HI. Outcome prediction in patients with Fournier's gangrene[J]. J Urol, 1995, 154(1): 89–92.

[43] Brook I. Microbiology and management of myositis. Int Orthop, 2004, 28(5): 257–260.

[44] Dryden MS. Complicated skin and soft tissue infection[J]. J Antimicrob Chemother, 2010, 65(Suppl 3): iii35–iii44.

[45] Jevons MP. Celbenin-resistant staphylococci[J]. BMJ, 1961, 1: 124–125.

[46] Moet GJ, Jones RN, Biedenbach DJ, Stilwell MG, Fritsche TR. Contemporary causes of skin and soft tissue infections in North America, Latin America, and Europe: report from the SENTRY Antimicrobial Surveillance Program (1998–2004)[J]. Diagn Microbiol Infect Dis, 2007, 57: 7–13.

[47] Nathwani D, Morgan M, Masterton RG, Dryden M, Cookson BD, French G, Lewis D. British Society for Antimicrobial Chemotherapy Working Party on Community-onset MRSA Infections: Guidelines for UK practice for the diagnosis and management of methicillin-resistant Staphylococcus aureus (MRSA) infections presenting in the community[J]. J Antimicrob Chemother, 2008, 61(5): 976–994.

[48] Vandenesch F, Naimi T, Enright MC, Lina G, Nimmo GR, Heffernan H, Liassine N, Bes M, Greenland T, Reverdy ME, Etienne J. Community-acquired methicillin resistant Staphylococcus aureus carrying Panton–Valentine leukocidin genes: worldwide emergence[J]. Emerg Infect Dis, 2003, 9: 978–984.

[49] Genestier AL, Michallet MC, Prévost G, Bellot G, Chalabreysse L, Peyrol S, Thivolet F, Etienne J, Lina G, Vallette FM, Vandenesch F, Genestier L. Staphylococcus aureus Panton–Valentine leukocidin directly targets mitochondria and induces Bax-independent apoptosis of human neutrophils[J]. J Clin Invest, 2005, 115: 3117–3127.

[50] Liu C, Bayer A, Cosgrove SE, Daum RS, Fridkin SK, Gorwitz RJ, Kaplan SL, Karchmer AW, Levine DP, Murray BE, Infectious Diseases Society of America, Rybak JM, Talan DA, Chambers HF. Clinical practice guidelines by the infectious diseases society of America for the treatment of Methicillin-resistant Staphylococcus Aureus infections in adults and children[J]. Clin Infect Dis, 2011, 52(3): e18–e55.

[51] Awad SS, Elhabash SI, Lee L, Farrow B, Berger DH. Increasing incidence of methicillin-resistant Staphylococcus aureus skin and soft-tissue infections: reconsideration of empiric antimicrobial therapy[J]. Am J Surg, 2007, 194: 606–610.

[52] Moise-Broder PA, Sakoulas G, Eliopoulos GM, Schentag JJ, Forrest A, Moellering RC Jr. Accessory gene regulator group II polymorphism in methicillin-resistant Staphylococcus aureus is predictive of failure of vancomycin therapy[J]. Clin Infect Dis, 2004, 38: 1700–1705.

[53] Falagas ME, Siempos II, Vardakas KZ. Linezolid versus glycopeptide or β-lactam for treatment of Gram-positive bacterial infections: meta-analysis of randomised controlled trials[J]. Lancet Infect Dis, 2008, 8: 53–66.

[54] Itani KM, Dryden MS, Bhattacharyya H, Kunkel MJ, Baruch AM, Weigelt JA. Efficacy and safety of linezolid versus vancomycin for the treatment of complicated skin and soft-tissue infections proven to be due to methicillin-resistant Staphylococcus aureus[J]. Am J Surg,

2010, 199: 804–816.

[55] Yue J, Dong BR, Yang M, Chen X, Wu T, Liu GJ. Linezolid versus vancomycin for skin and soft tissue infections[J]. Cochrane Database Syst Rev, 2013, 7: CD008056.

[56] Ellis-Grosse EJ, Babinchak T, Dartois N, Rose G. Tigecycline 300 cSSSI Study Group, Tigecycline 305 cSSSI Study Group, Loh E: The efficacy and safety of tigecycline in the treatment of skin and skin-structure infections: results of 2 double-blind phase 3 comparison studies with vancomycin-aztreonam[J]. Clin Infect Dis, 2005, 41: S341–S353.

[57] Stein GE, Smith CL, Missavage A, Saunders JP, Nicolau DP, Battjes SM, Kepros JP. Tigecycline penetration into skin and soft tissue[J]. Surg Infect (Larchmt), 2011, 12(6): 465–467.

[58] Seaton RA. Daptomycin: rationale and role in the management of skin and soft tissue infections[J]. J Antimicrob Chemother, 2008, 62(Suppl 3): iii15–iii23.

[59] Bliziotis IA, Plessa E, Peppas G, Falagas ME. Daptomycin versus other antimicrobial agents for the treatment of skin and soft tissue infections: a meta-analysis[J]. Ann Pharmacother, 2010, 44(1): 97–106.

[60] Ruhe JJ, Smith N, Bradsher RW, Menon A. Community-onset methicillin-resistant Staphylococcus aureus skin and soft tissue infections: impact of antimicrobial therapy on outcome[J]. Clin Infect Dis, 2007, 44: 777–784.

[61] Berger A, Oster G, Edelsberg J, Huang X, Weber DJ. Initial treatment failure in patients with complicated skin and skin structure infections[J]. Surg Infect (Larchmt), 2013, 14(3): 304–312.

[62] Marshall JC, Maier RV, Jimenez M, Dellinger EP. Source control in the management of severe sepsis and septic shock: an evidence-based re-view[J]. Crit Care Med, 2004, 32(Suppl 11): S513–S526.

[63] Keung EZ, Liu X, Nuzhad A, Adams C, Ashley SW, Askari R. Immunocompromised status in patients with necrotizing soft-tissue in-fection[J]. JAMA Surg, 2013, 148(5): 419–426.

[64] May AK, Stafford RE, Bulger EM, Heffernan D, Guillamondegui O, Bochicchio G, Eachempati SR. Surgical Infection Society: Treatment of complicated skin and soft tissue infections[J]. Surg Infect (Larchmt), 2009, 10(5): 467–469.

[65] Swartz MN. Clinical practice: Cellulitis[J]. N Engl J Med, 2004, 350: 904–912.

[66] Stevens DL, Gibbons AE, Bergstrom R, Winn V. The Eagle effect revisited: Efficacy of clindamycin, erythromycin, and penicillin in the treatment of streptococcal myositis[J]. J Infect Dis, 1988, 158: 23–28.

[67] Rajan S. Skin and soft-tissue infections: classifying and treating a spectrum[J]. Cleve Clin J Med, 2012, 79(1): 57–66.

[68] Newell PM, Norden CW. Value of needle aspiration in bacteriologic diagnosis of cellulitis in adults[J]. J Clin Microbiol, 1988, 26: 401–404.

[69] Brook I, Frazier EH. Aerobic and anaerobic bacteriology of wounds and cutaneous abscesses[J]. Arch Surg, 1990, 125: 1445–1451.

[70] Wong CH, Khin LW, Heng KS, Tan KC, Low CO. The LRINEC (Laboratory Risk Indicator for Necrotizing Fasciitis) score: a tool for distinguishing necrotizing fasciitis from other soft tissue infections[J]. Crit Care Med, 2004, 32: 1535.

[71] Malghem J, Lecouvet FE, Omoumi P, Maldague BE, Vande Berg BC. Necrotizing fasciitis: contribution and limitations of diagnostic imaging[J]. Joint Bone Spine, 2013, 80: 146–154.

[72] Angoules AG, Kontakis G, Drakoulakis E, Vrentzos G, Granick MS, Giannoudis PV. Necrotising fasciitis of upper and lower limb: a systematic review[J]. Injury, 2007, 38(Suppl 5): S19–S26.

[73] Walshaw CF, Deans H. CT findings in necrotising fasciitis—a report of four cases[J]. Clin Radiol, 1996, 51(6): 429–432.

[74] Zacharias N, Velmahos GC, Salama A, Alam HB, de Moya M, King DR, Novelline RA. Diagnosis of necrotizing soft tissue infections by computed tomography[J]. Arch Surg, 2010, 145(5): 452–455.

[75] Kim KT, Kim YJ, Won Lee J, Kim YJ, Park SW, Lim MK, Suh CH. Can necrotizing infectious fasciitis be differentiated from nonnecrotizing infectious fasciitis with MR imaging?[J]. Radiology, 2011, 259(3): 816–824.

[76] Schmid MR, Kossmann T, Duewell S. Differentiation of necrotizing fasciitis and cellulitis using MR imaging[J]. Am J Roentgenol, 1998, 170(3): 615–620.

[77] Yen ZS, Wang HP, Ma HM, Chen SC, Chen WJ. Ultrasonographic screening of clinically-suspected necrotizing fasciitis[J]. Acad Emerg Med, 2002, 9(12): 1448–1451.

[78] Majeski J, Majeski E. Necrotizing fasciitis: improved survival with early recognition by tissue biopsy and aggressive surgical treatment[J]. South Med J, 1997, 90: 1065–1068.

[79] Stamenkovic I, Lew PD. Early recognition of potentially fatal necrotizing fasciitis: the use of frozen-section biopsy[J]. N Engl J Med, 1984, 310: 1689–1693.

[80] Anaya DA, Dellinger EP. Necrotizing soft-tissue infection: diagnosis and management[J]. Clin Infect Dis, 2007, 44(5): 705–710.

[81] Andreasen TJ, Green SD, Childers BJ. Massive infectious soft-tissue injury: diagnosis and management of necrotizing fasciitis and purpura fulminans[J]. Plast Reconstr Surg, 2001, 107(4): 1025–1035.

[82] McHenry CR, Piotrowski JJ, Petrinic D, Malangoni MA. Determinants of mortality for necrotizing soft tissue infections[J]. Ann Surg, 1995, 221: 558.

[83] Bronder CS, Cowey A, Hill J. Delayed stoma formation in Fournier's gangrene[J]. Colorectal Dis, 2004, 6: 518–520.

[84] Mallikarjuna MN, Vijayakumar A, Patil VS, Shivswamy BS. Fournier's Gangrene: Current Practices[J]. ISRN Surg, 2012, 2012: 942437.

[85] Estrada O, Martinez I, Del Bas M, Salvans S, Hidalgo LA. Rectal diversion without colostomy in Fournier's gangrene[J]. Tech Coloproctol, 2009, 13(2): 157–159.

[86] Bilton BD, Zibari GB, McMillan RW, Aultman DF, Dunn G, McDonald JC. Aggressive surgical management of necrotizing fasciitis serves to decrease mortality: a retrospective study[J]. Am Surg, 1998, 64(5): 397–400.

[87] Huang WS, Hsieh SC, Hsieh CS, Schoung JY, Huang T. Use to manage limb wounds in patients suffering from acute necrotizing fasciitis[J]. Asian J Surg, 2006, 29(3): 135–139.

[88] Silberstein J, Grabowski J, Parsons JK. Use of a vacuum-assisted device for Fournier's gangrene: a new paradigm[J]. Rev Urol, 2008, 10(1): 76–80.

[89] Ozturk E, Ozquc H, Yilmazlar T. The use of vacuum-assisted closure therapy in the

management of Fournier's gangrene[J]. Am J Surg, 2009, 197: 660–665.

[90] George ME, Rueth NM, Skarda DE, Chipman JG, Quickel RR, Beilman GJ. Hyperbaricoxygen does not improve outcome in patients with necrotizing soft tissue infection[J]. Surg Infect (Larchmt), 2009, 10(1): 21–28.

[91] Soh CR, Pietrobon R, Freiberger JJ, Chew ST, Rajgor D, Gandhi M, Shah J, Moon RE. Hyperbaric oxygen therapy in necrotising soft tissue infections: a study of patients in the United States nationwide Inpatient Sample[J]. Intensive Care Med, 2012, 38(7): 1143–1151.

[92] Eskes A, Vermeulen H, Lucas C, Ubbink DT. Hyperbaric oxygen therapy for treating acute surgical and traumatic wounds[J]. Cochrane Database Syst Rev, 2013, 12: CD008059.

[93] Hassan Z, Mullins RF, Friedman BC, Shaver JR, Brandigi C, Alam B, Mian MA. Treating necrotizing fasciitis with or without hyperbaric oxygen Therapy[J]. Undersea Hyperb Med, 2010, 37(2): 115–123.

[94] Wong CH, Chang HC, Pasupathy S, Khin LW, Tan JL, Low CO. Necrotizing fasciitis: linical presentation, microbiology, and determinants of mortality[J]. J Bone Joint Surg Am, 2003, 85(8): 1454–1460.

[95] Elliot D, Kufera JA, Myers RA. The microbiology of necrotizing soft tissue infections[J]. Am J Surg, 2000, 179(5): 361–366.

[96] Sadasivan J, Maroju NK, Balasubramaniam A. Necrotizing fasciitis[J]. Indian J Plast Surg, 2013, 46: 472–478.

[97] Miller LG, Perdreau-Remington F, Rieg G, Mehdi S, Perlroth J, Bayer AS, Tang AW, Phung TO, Spellberg B. Necrotizing fasciitis caused by community-associated methicillin-resistant Staphylococcus aureus in Los Angeles[J]. N Engl J Med, 2005, 352(14): 1445–1453.

[98] King MD, Humphrey BJ, Wang YF, Kourbatova EV, Ray SM, Blumberg HM. Emergence of community-acquired methicillin-resistant Staphylococcus aureus USA 300 clone as the predominant cause of skin and soft-tissue infections[J]. Ann Intern Med, 2006, 144(5): 309–317.

[99] Coyle EA, Cha R, Rybak MJ. Influences of linezolid, penicillin, and clindamycin, alone and in combination, on streptococcal pyrogenic exotoxin a release[J]. Antimicrob Agents Chemother, 2003, 47(5): 1752–1755.

[100] Stevens DL, Ma Y, Salmi DB, McIndoo E, Wallace RJ, Bryant AE. Impact of antibiotics on expression of virulence-associated exotoxin genes in methicillin-sensitive and methicillin-resistant Staphylococcus aureus[J]. J Infect Dis, 2007, 195(2): 202–211.

[101] Smeets L, Bous A, Heymans O. Necrotizing fasciitis: case report and review of literature[J]. Acta Chir Belg, 2007, 107(1): 29–36.

[102] Angus DC, van der Poll T. Severe sepsis and septic shock[J]. N Engl J Med, 2013, 369(9): 840–851.

[103] Sponsoring organizations: American Association of Critical-Care Nurses, American College of Chest Physicians, American College of Emergency Physicians, American Thoracic Society, Asia Pacific Association of Critical Care Medicine, Australian and New Zealand Intensive Care Society, Brazilian Society of Critical Care, Canadian Critical Care Society, Chinese Society of Critical Care Medicine, Chinese Society of Critical Care Medicine—China Medical Association, Emirates Intensive Care Society, European Respiratory Society, European

Society of Clinical Microbiology and Infectious Diseases, European Society of Intensive Care Medicine, European Society of Pediatric and Neonatal Intensive Care, Infectious Diseases Society of America, Indian Society of Critical Care Medicine, International Pan Arabian Critical Care Medicine Society, Japanese Association for Acute Medicine, Japanese Society of Intensive Care Medicine, Pediatric Acute Lung Injury and Sepsis Investigators, Society for Academic Emergency Medicine, Society of Critical Care Medicine, Society of Hospital Medicine, Surgical Infection Society, World Federation of Critical Care Nurses, World Federation of Pediatric Intensive and Critical Care Societies, World Federation of Societies of Intensive and Critical Care Medicine, Participation and endorsement: The German Sepsis Society and the Latin American Sepsis Institute, Dellinger RP, Mitchell Levy M, Andrew R, Djillali A, et al: Surviving sepsis campaign: international guidelines for management of severe sepsis and septic shock: 2012[J]. Intensive Care Med, 2013, 39: 165–228.

[104] Aduen J, Bernstein WK, Khastgir T, Miller J, Kerzner R, Bhatiani A, Lustgarten J, Bassin AS, Davison L, Chernow B. The use and clinical importance of a substrate-specific electrode for rapid determination of blood lactate concentrations[J]. JAMA, 1994, 272: 1678–1685.

[105] Mikkelsen ME, Miltiades AN, Gaieski DF, Goyal M, Fuchs BD, Shah CV, Bellamy SL, Christie JD. Serum lactate is associated with mortality in severe sepsis independent of organ failure and shock[J]. Crit Care Med, 2009, 37: 1670–1677.

[106] Trzeciak S, Dellinger RP, Chansky ME, Arnold RC, Schorr C, Milcarek B, Hollenberg SM, Parrillo JE. Serum lactate as a predictor of mortality in patients with infection[J]. Intensive Care Med, 2007, 33: 970–977.

[107] Shapiro NI, Howell MD, Talmor D, Nathanson LA, Lisbon A, Wolfe RE, Weiss JW. Serum lactate as a predictor of mortality in emergency department patients with infection[J]. Ann Emerg Med, 2005, 45: 524–528.

[108] Pearse RM. Extending the role of lactate measurement into the prehospital environment[J]. Crit Care, 2009, 13: 115.

[109] Nguyen HB, Rivers EP, Knoblich BP, Jacobsen G, Muzzin A, Ressler JA, Tomlanovich MC. Early lactate clearance is associated with improved outcome in severe sepsis and septic shock[J]. Crit Care Med, 2004, 32: 1637–1642.

[110] Perel P, Roberts I. Colloids versus crystalloids for fluid resuscitation in critically ill patients[J]. Cochrane Database Syst Rev, 2011, 3: CD000567.

[111] Darenberg J, Ihendyane N, Sjölin J, Aufwerber E, Haidl S, Follin P, Andersson J, Norrby-Teglund A, StreptIg Study Group: Intravenous immunoglobulin G therapy in streptococcal toxic shock syndrome: a European randomized, double-blind, placebo-controlled trial[J]. Clin Infect Dis, 2003, 37(3): 333–340.

[112] Schrage B, Duan G, Yang LP, Fraser JD, Proft T. Different preparations of intravenous immunoglobulin vary in their efficacy to neutralize streptococcal superantigens: implications for treatment of streptococcal toxic shock syndrome[J]. Clin Infect Dis, 2006, 43: 743–746.

[113] Childers BJ, Potyondy LD, Nachreiner R, Rogers FR, Childers ER, Oberg KC, Hendricks DL, Hardesty RA. Necrotizing fasciitis: a fourteen-year retrospective study of 163 consecutive patients[J]. Am Surg, 2002, 68(2): 109–116.

[114] Uehara M, Plank LD, Hill GL. Components of energy expenditure in patients with severe

sepsis and major trauma: a basis for clinical care[J]. Crit Care Med, 1999, 27: 1295–1302.

[115] Krishnan JA, Parce PB, Martinez A, Diette GB, Brower RG. Caloric intake in medical ICU patients: consistency of care with guidelines and relationship to clinical outcomes[J]. Chest, 2003, 124: 297–305.

[116] Villet S, Chiolero RL, Bollmann MD, Revelly JP, Cayeux RNMC, Delarue J, Berger MM. Negative impact of hypocaloric feeding and energy balance on clinical outcome in ICU patients[J]. Clin Nutr, 2005, 24: 502–509.

译者：（按姓氏首字母排序）
葛鑫，中国人民解放军东部战区总医院急救医学科
梁宇鹏，河南科技大学第一附属医院急诊科
审校： 韩小琴，中国人民解放军东部战区总医院急救医学科

附录

坏死性软组织感染（NSTIs）的抗感染治疗方案

坏死性筋膜炎

利奈唑胺600 mg，每日2次，联合哌拉西林/他唑巴坦4.5g LD，30分钟内输注完毕，而后18 g每日，持续输注。

或

达托霉素6 mg/kg，每日1次，联合哌拉西林/他唑巴坦4.5g LD，30分钟内输注完毕，而后18 g每日，持续输注并联合克林霉素600~900 mg，每日4次。

福尼尔坏疽

未出现严重脓毒症症状和体征的患者：

哌拉西林/他唑巴坦4.5g LD，30分钟内输注完毕，而后18 g每日，持续输注联合克林霉素600~900 mg每日4次。

出现严重脓毒症症状和体征的患者：

美罗培南1 g LD，30分钟内输注完毕，而后1 g每日4次延长输注（3~6 h），联合利奈唑胺600 mg每日2次。

坏死性蜂窝组织炎

未出现严重脓毒症症状和体征的患者：

阿莫西林/克拉维酸2 g/0.2 g，每日4次静脉应用，联合克林霉素600 mg，每日4次静脉应用。

出现严重脓毒症症状和体征的患者：

利奈唑胺600 mg，每日2次，联合哌拉西林/他唑巴坦4.5 g LD，30分钟内输注完毕，而后18 g每日持续输注。

或

达托霉素6 mg/kg每日1次，联合哌拉西林/他唑巴坦4.5g LD 30分钟内输注完毕，而后18 g每日持续输注，并联合克林霉素600~900 mg每日4次。

坏死性肌炎

未出现严重脓毒症症状和体征的患者：

阿莫西林/克拉维酸2/0.2g，每日4次静脉应用，联合克林霉素600~900 mg，每日4次。

出现严重脓毒症症状和体征的患者：

利奈唑胺600 mg，每日2次，联合哌拉西林/他唑巴坦4.5g LD，30分钟内输注完毕，而后18 g每日持续输注。

或

达托霉素6 mg/kg，每日1次，联合哌拉西林/他唑巴坦4.5g LD，30分钟内输注完毕，而后18 g每日持续输注，并联合克林霉素600~900 mg每日4次。

WSES指南6：外科手术患者艰难梭菌感染（CDI）的管理

Massimo Sartelli[1], Mark A. Malangoni[2], Fikri M. Abu-Zidan[3], Ewen A. Griffiths[4], Stefano Di Bella[5], Lynne V. McFarland[6], Ian Eltringham[7], Vishal G. Shelat[8], George C. Velmahos[9], Ciarán P. Kelly[10], Sahil Khanna[11], Zaid M. Abdelsattar[12], Layan Alrahmani[13], Luca Ansaloni[14], Goran Augustin[15], Miklosh Bala[16], Frédéric Barbut[17], Offir Ben-Ishay[18], Aneel Bhangu[19], Walter L. Biffl[20], Stephen M. Brecher[21], Adrián Camacho-Ortiz[22], Miguel A. Caínzos[23], Laura A. Canterbury[24], Fausto Catena[25], Shirley Chan[26], Jill R. Cherry-Bukowiec[27], Jesse Clanton[28], Federico Coccolini[14], Maria Elena Cocuz[29], Raul Coimbra[30], Charles H. Cook[31], Yunfeng Cui[32], Jacek Czepiel[33], Koray Das[34], Zaza Demetrashvili[35], Isidoro Di Carlo[36], Salomone Di Saverio[37], Irina Magdalena Dumitru[38], Catherine Eckert[39], Christian Eckmann[40], Edward H. Eiland[41], Mushira Abdulaziz Enani[42], Mario Faro[43], Paula Ferrada[44], Joseph Derek Forrester[45], Gustavo P. Fraga[46], Jean Louis Frossard[47], Rita Galeiras[48], Wagih Ghnnam[49], Carlos Augusto Gomes[50], Venkata Gorrepati[51], Mohamed Hassan Ahmed[52], Torsten Herzog[53], Felicia Humphrey[54], Jae Il Kim[55], Arda Isik[56], Rao Ivatury[44], Yeong Yeh Lee[57], Paul Juang[58], Luis Furuya-Kanamori[59], Aleksandar Karamarkovic[60], Peter K Kim[61], Yoram Kluger[18], Wen Chien Ko[62], Francis D. LaBarbera[51], Jae Gil Lee[63], Ari Leppaniemi[64], Varut Lohsiriwat[65], Sanjay Marwah[66], John E. Mazuski[67], Gokhan Metan[68], Ernest E. Moore[20], Frederick Alan Moore[69], Carl Erik Nord[70], Carlos A. Ordoñez[71], Gerson Alves Pereira Júnior[72], Nicola Petrosillo[5], Francisco Portela[73], Basant K. Puri[74], Arnab Ray[54], Mansoor Raza[75], Miran Rems[76], Boris E. Sakakushev[77], Gabriele Sganga[78], Patrizia Spigaglia[79], David B. Stewart[80], Pierre Tattevin[81], Jean Francois Timsit[82], Kathleen B. To[27], Cristian Tranà[83], Waldemar Uhl[53], Libor Urbánek[84], Harry van Goor[85], Angela Vassallo[86], Jean Ralph Zahar[87], Emanuele Caproli[88] and Pierluigi Viale[89]

[1]Department of Surgery, Macerata Hospital, Via Santa Lucia 2, 62019 Macerata, Italy; [2]American Board of Surgery, Philadelphia, USA; [3]Department of Surgery, College of Medicine and Health Sciences, UAE University, Al-Ain, United Arab Emirates; [4]Department of Surgery, Queen Elizabeth Hospital, Birmingham, UK; [5]2nd Infectious Diseases Division, National Institute for Infectious Diseases L. Spallanzani, Rome, Italy; [6]Department of Medicinal Chemistry, School of Pharmacy, University of Washington, Washington, USA; [7]Department of Medical Microbiology, King's College Hospital, London, UK; [8]Department of Surgery, Tan Tock Seng Hospital, Singapore, Singapore;

[9]Emergency Surgery, and Surgical Critical Care, Massachusetts General Hospital, Harvard Medical School, Boston, MA, USA; [10]Gastroenterology Division, Beth Israel Deaconess Medical Center, Harvard Medical School, Boston, MA, USA; [11]Division of Gastroenterology and Hepatology, Department of Medicine, Mayo Clinic, Rochester, MN, USA; [12]Department of Surgery, University of Michigan, Ann Arbor, MI, USA; [13]Department of Obstetrics and Gynecology, Wayne State University, Detroit, MI, USA; [14]General Surgery I, Papa Giovanni XXIII Hospital, Bergamo, Italy; [15]Department of Surgery, University Hospital Center Zagreb and School of Medicine, University of Zagreb, Zagreb, Croatia; [16]Trauma and Acute Care Surgery Unit, Hadassah Hebrew University Medical Center, Jerusalem, Israel; [17]UHLIN (Unité d'HygièneetdeLuttecontreles Infections Nosocomiales) National Reference Laboratory for Clostridium difficile Groupe Hospitalier de l'Est Parisien (HUEP), Paris, France; [18]Department of General Surgery, Rambam Health Care Campus, Haifa, Israel; [19]Academic Department of Surgery, Queen Elizabeth Hospital, Edgbaston, Birmingham, UK; [20]Department of Surgery, University of Colorado, Denver Health Medical Center, Denver, USA; [21]Pathology and Laboratory Medicine, VA Boston Healthcare System, West Roxbury MA and BU School of Medicine, Boston, MA, USA; [22]Department of Internal Medicine, University Hospital, Dr.José E. González, Monterrey, Mexico; [23]Department of Surgery, University of Santiago de Compostela, Santiago de Compostela, Santiago de Compostela, Spain; [24]Department of Pathology, University of Alberta Edmonton, Edmonton, AB, Canada; [25]Emergency Surgery Department, Maggiore Parma Hospital, Parma, Italy; [26]Department of General Surgery, Medway Maritime Hospital, Gillingham Kent, UK; [27]Department of Surgery, Division of Acute Care Surgery, University of Michigan, Ann Arbor, MI, USA. [28]Department of Surgery, Northeast Ohio Medical University, Summa Akron City Hospital, Akron, OH, USA; [29]Faculty of Medicine, Transilvania University, Infectious Diseases Hospital, Brasov, Romania; [30]Division of Trauma, Surgical Critical Care, Burns, and Acute Care Surgery, University of California San Diego Health Science, San Diego, USA; [31]Division of Acute Care Surgery, Trauma and Surgical Critical Care, Department of Surgery, Beth Israel Deaconess Medical Center, Harvard Medical School, Boston, MA, USA; [32]Department of Surgery,Tianjin Nankai Hospital, Nankai Clinical School of Medicine, Tianjin Medical University, Tianjin, China; [33]Department of Infectious Diseases, Jagiellonian University, Medical College, Kraków, Poland; [34]Department of General Surgery, Adana Numune Training and Research Hospital, Adana, Turkey; [35]Department of Surgery, Tbilisi State Medical University, Kipshidze Central University Hospital, Tbilisi, Georgia; [36]Department of Surgery, Hamad General Hospital, Doha, Qatar; [37]Trauma Surgery Unit, Maggiore Hospital, Bologna, Italy; [38]Clinical Infectious Diseases Hospital, Ovidius University, Constanta, Romania; [39]National Reference Laboratory for Clostridium difficile, AP-HP, Saint-Antoine Hospital, Paris, France; [40]Department of General, Visceral and Thoracic Surgery, Klinikum Peine, Hospital of Medical University Hannover, Peine, Germany; [41]Vital Care, Inc, Meridian, MS, USA; [42]Department of Medicine, Section of Infectious Diseases, King Fahad Medical City, Riyadh, Saudi Arabia; [43]Department of General Surgery, Trauma and Emergency Surgery Division, ABC Medical School, Santo André, SP, Brazil; [44]Division of Trauma, Critical Care and Emergency Surgery, Virginia Commonwealth University, Richmond, VA, USA; [45]Department of Surgery, Stanford University, Stanford, CA, USA; [46]Division of Trauma Surgery, Hospital de Clinicas, School of Medical Sciences, University of Campinas, Campinas, Brazil; [47]Service of Gastroenterology and Hepatology, Geneva University Hospital, Genève, Switzerland; [48]Critical Care Unit, Instituto de Investigación Biomédica de A Coruña (INIBIC), Complexo Hospitalario Universitario de A Coruña (CHUAC), Sergas, Universidade da Coruña (UDC), A Coruña, Spain; [49]Department of Surgery Mansoura, Faculty of Medicine,

Mansoura University, Mansoura, Egypt; [50]Surgery Department, Hospital Universitario (HU) Terezinha de Jesus da Faculdade de Ciencias Medicas e da Saude de Juiz de Fora (SUPREMA), Hospital Universitario (HU) Universidade Federal de Juiz de Fora (UFJF), Juiz de Fora, Brazil; [51]Department of Internal Medicine, Pinnacle Health Hospital, Harrisburg, PA, USA; [52]Department of Medicine, Milton Keynes University Hospital NHS Foundation Trust, Milton Keynes, Buckinghamshire, UK; [53]Department of Surgery, St. Josef Hospital, Ruhr University Bochum, Bochum, Germany; [54]Department of Gastroenterology and Hepatology, Ochsner Clinic Foundation, New Orleans, LA, USA; [55]Department of Surgery, Ilsan Paik Hospital, Inje University College of Medicine, Goyang, Republic of Korea; [56]General Surgery Department, Erzincan University Mengücek Gazi Training and Research Hospital, Erzincan, Turkey; [57]School of Medical Sciences, Universiti Sains Malaysia, Kota Bharu, Kelantan, Malaysia; [58]Department of Pharmacy Practice, St Louis College of Pharmacy, St Louis, MO, USA; [59]Research School of Population Health, The Australian National University, Acton, ACT, Australia; [60]Clinic For Emergency surgery, University Clinical Center of Serbia, Faculty of Medicine University of Belgrade, Belgrade, Serbia; [61]General and Trauma Surgery, Albert Einstein College of Medicine, North Bronx Healthcare Network, Bronx, NY, USA; [62]Division of Infectious Diseases, Department of Internal Medicine, National Cheng Kung University Hospital, Tainan, Taiwan; [63]Division of Critical Care & Trauma Surgery, Department of Surgery, Yonsei University College of Medicine, Seoul, South Korea; [64]Abdominal Center, Helsinki University Hospital Meilahti, Helsinki, Finland; [65]Department of Surgery, Faculty of Medicine Siriraj Hospital, Mahidol University, Bangkok, Thailand; [66]Department of Surgery, Post-Graduate Institute of Medical Sciences, Rohtak, India; [67]Department of Surgery, Washington University School of Medicine, Saint Louis, USA; [68]Department of Infectious Diseases and Clinical Microbiology, Hacettepe University Faculty of Medicine, Ankara, Turkey; [69]Department of Surgery, University of Florida, Gainesville, FL, USA; [70]Department of Laboratory Medicine, Karolinska Institute, Karolinska University Hospital, Stockholm, Sweden; [71]Department of Surgery, Fundación Valle del Lili, Hospital Universitario del Valle, Universidad del Valle, Cali, Colombia; [72]Emergency Surgery and Trauma Unit, Department of Surgery, Ribeirão Preto, Brazil; [73]Gastroenterology Department, Centro Hospitalar e Universitário de Coimbra, Coimbra, Portugal; [74]Department of Medicine, Hammersmith Hospital and Imperial College London, London, UK; [75]Infectious Diseases and Microbiology Unit, Milton Keynes University Hospital NHS Foundation Trust, Milton Keynes, Buckinghamshire, UK; [76]Department of Abdominal and General Surgery, General Hospital Jesenice, Jesenice, Slovenia; [77]Department of Surgery, Medical University of Plovdiv, Plovdiv, Bulgaria; [78]Division f General Surgery and Organ Transplantation, Department of Surgery, Catholic University of the Sacred Heart, Rome, Italy; [79]Department of Infectious, Parasitic and Immune-Mediated Diseases, Istituto Superiore di Sanità, Rome, Italy; [80]Department of Surgery, The Pennsylvania State University, College of Medicine, Hershey, PA, USA; [81]Infectious Diseases and Intensive Care Unit, Pontchaillou University Hospital, Rennes, France; [82]AP-HP Bichat hospital, Medical and infectious diseases ICU, Paris, France; [83]Emergency Medicine and Surgery, Macerata hospital, Macerata, Italy; [84]1st Surgical Clinic, University Hospital of St. Ann Brno, Brno, Czech Republic; [85]Department of Surgery, Radboud University Medical Center, Nijmegen, Netherlands; [86]Infection Prevention/Epidemiology, Providence Saint John'sHealth Center, Santa Monica, CA, USA; [87]Infection Control Unit, Angers University, CHU d'Angers, Angers, France; [88]Department of Surgery, Ancona University Hospital, Ancona, Italy; [89]Clinic of Infectious Diseases, St Orsola-Malpighi University Hospital, Bologna, Italy.

原文：世界急诊外科学会：外科手术患者艰难梭菌感染管理指南
（WSES guidelines for management of Clostridium difficile infection in surgical patients）

摘要：在过去20年中，艰难梭菌感染（clostridium difficile infection，CDI）的流行病学发生了巨大的变化，全球许多国家的发病率和严重程度都有所增加。外科手术患者CDI的发病率也呈上升趋势。对艰难梭菌的优化管理显得尤为迫切，因此由国际多学科专家小组编写了基于循证医学证据的世界急诊外科学会（World Society of Emergency Surgery，WSES）外科手术患者艰难梭菌感染管理指南。

一、概要

在过去20年中，世界许多国家艰难梭菌感染（clostridium difficile infection，CDI）的发病率和严重程度急剧增加[1]，这使得CDI的管理成了全球公共卫生所面临的挑战[2-5]。最近出版了两套CDI综合管理指南[6-7]，并没有具体涉及关于外科方面的问题。手术患者发生CDI很有意义。外科手术，特别是胃肠道手术，可能使患者更易得CDI。外科手术也是严重CDI病例的治疗方案之一[8-11]。因此，对于围术期患者的优化管理有助于降低医疗保健成本，以及CDI的发病率和死亡率。为了提供外科医生所要求的协助管理CDI患者的经验性指南，世界各地的国际多学科专家小组起草了这份基于循证医学证据的艰难梭菌管理指南。WSES在全球范围内邀请了许多在CDI管理方面知名的外科专家组成了指南撰写专家组。该专家组成员包括每天治疗CDI患者的专业人士以及研究方向为CDI管理的专业人员。指南根据GRADE分级给出推荐意见。GRADE的具体标准参见表1[12-13]。

（一）诊断

1. 粪便检测只针对临床上有明显严重腹泻的高危患者进行。（LoE 1；GoR C）

2. 伴有艰难梭菌感染（CDI）症状的肠梗阻患者可能无法采集粪便标本，此时通过聚合酶链式反应（polymerase chain reaction，PCR）检测肛周拭子标本中艰难梭菌毒素也是准确有效的方法。（LoE2；GoR B）

3. 核酸扩增试验（nucleic acid amplification tests，NAAT）如PCR，检测艰难梭菌毒素基因具有较高的敏感性和特异性，可以作为艰难梭菌感染（CDI）的标准诊断测试。由于NAAT检测方便，使得无症状的艰难梭菌定植患者送检

率增加，因此，其仅用于临床上高度怀疑CDI的患者。（LoE 1；GoR B）

4. 谷氨酸脱氢酶（glutamate dehydrogenase，GDH）筛选试验检测艰难梭菌虽然敏感性高，但无法区分产毒菌株和非产毒菌株。其应该与检测艰难梭菌毒素A和B的酶免疫分析法（enzyme immunoassay，EIA）试验联合。检测方法推荐在GDH后联合EIA检测毒素。（LoE 1；GoR B）

5. 艰难梭菌毒素A/B的酶免疫测试（EIA）快速、便宜，且具有高特异性，但由于其灵敏度相对较低，不推荐单独使用。（LoE 1；GoR B）

6. 艰难梭菌培养敏感性高但相对缓慢。目前很少作为常规诊断检测。艰难梭菌培养后续推荐用于流行病学分型和菌株鉴定。（LoE 1；GoR C）

7. 7 d以内不得对之前检测结果为阴性的患者进行重复检测，除非临床表现发生显著变化。（LoE 1；GoR C）

8. 免疫功能低下的患者（包括接受化疗、长期激素治疗或免疫抑制药治疗，以及器官移植的患者）如果出现腹泻症状，应经常检测艰难梭菌感染（CDI）。（LoE 1；GoR C）

9. 建议对于疑似艰难梭菌结肠炎这种严重并发症的患者行CT检查，但敏感性欠佳，故无法作为常规筛选检查。（LoE 2；GoR B）

10. 对于怀疑有假膜性结肠炎且无法转运至CT室进行检查的危重患者，超声可以作为辅助检查手段。（LoE 2；GoR C）

11. 对于临床高度怀疑CDI但实验室反复送检均为阴性的患者，乙状结肠镜检查可能有助于诊断艰难梭菌结肠炎（clostridium difficile colitis，CDC）。（LoE 2；GoR B）

（二）抗微生物治疗

1. 如果怀疑艰难梭菌感染（CDI），则停用一切不必要的抗微生物药物和质子泵抑制药。（LoE 1； GoR C）

2. 除非临床上高度怀疑艰难梭菌感染（CDI），否则不应凭经验治疗。如果患者高度疑诊CDI，可以考虑在等待检测结果时对CDI进行经验性治疗。（LoE 1；GoR B）

3. 甲硝唑被推荐用于治疗轻度或中度CDI。（LoE 1；GoR A）

4. 推荐口服万古霉素治疗严重CDI的患者。若轻度或中度CDI患者使用甲硝唑效果不佳，也可考虑口服万古霉素。（LoE 1；GoR A）

5. 对于口服抗菌药物无法到达结肠的患者，可以使用万古霉素灌肠及甲硝唑静脉注射。（LoE 1；GoR B）

6. 非达霉素可用于治疗CDI，特别是复发风险较高的患者（如伴有严重基础疾病的老年患者或需要接受抗菌药物治疗的患者）。（LoE 1；GoR A）

（三）外科治疗

1. 重症艰难梭菌感染（CDI）且伴有全身中毒症状的患者应尽早请外科医生会诊并评估需要手术干预的可能性。（LoE 1；GoR C）

2. 对于暴发性结肠炎（fulminant colitis，FC）的患者，应考虑切除全部结肠。（LoE 1；GoR B）

3. 末端回肠造瘘并灌洗可能有效替代全结肠切除。（LoE 2；GoR C）

4. 暴发性结肠炎患者应接受高剂量万古霉素口服或灌肠治疗（500 mg，每6 h一次）并联合甲硝唑静脉注射（500 mg，每8 h一次）。（LoE 1；GoR C）

（四）支持治疗

1. 对于所有重症艰难梭菌感染（CDI）患者均应提供支持治疗，主要包括液体复苏及电解质溶液补充。（LoE 1；GoR C）

2. 对于FC患者，早期识别休克及积极处理潜在器官功能衰竭可以改善其预后水平。（LoE 1；GoR C）

（五）复发性艰难梭菌感染（recurrent C. difficile infection，RCDI）

1. 对于首次复发性艰难梭菌感染（RCDI）患者，非重症者可予甲硝唑治疗，重症者需予万古霉素治疗。（LoE 1；GoR B）

2. 非达霉素可以作为二线药物治疗。（LoE 1；GoR B）

3. 再次发生的RCDI（第2次发生或多次发生）推荐口服万古霉素或非达霉素。（LoE 1；GoR B）

（六）益生菌

对于免疫功能尚可的复发性艰难梭菌感染（RCDI）患者，益生菌可用于辅助抗生素治疗。（LoE 2；GoR B）

（七）粪便菌群移植

1. 肠道或粪便菌群移植（intestinal or faecal microbiota transplantation，IMT 或FMT）可能是治疗RCDI的有效选择。（LoE 1；GoR B）

2. 肠道菌群移植（FMT）可能对于免疫功能低下或实体器官移植的患者有效。（LoE 2；GoR B）

（八）静脉注射免疫球蛋白

在大型随机对照试验证实其效果之前，IVIG只能用于CDI多次复发或暴发患者的辅助治疗。（LoE 2；GoR C）

（九）单克隆抗体

输注单克隆抗体以防止复发性艰难梭菌感染（RCDI）有可能是有用的，尤其是由于027型流行菌株感染而导致CDI的患者。（LoE 2；GoR C）

（十）肠内营养

鼻饲肠内营养的患者存在发展为艰难梭菌感染（CDI）的风险，故需进行仔细的临床评估。（LoE 2； GoR C）

（十一）肠蠕动抑制药

不推荐使用肠蠕动抑制药治疗艰难梭菌感染（CDI），如果将其作为控制CDI患者持续性腹泻症状的药物，不推荐单独使用，需要与其他药物联合使用。（LoE 2；GoR C）

（十二）预防

1. 对于感染性疾病的患者，合理的抗生素药物管理，选择适当的抗菌药物并优化其给药剂量和持续时间，可以预防艰难梭菌出现。（LoE 1；GoR B）

2. 疑诊或确诊艰难梭菌感染（CDI）的患者应做好隔离预防。（LoE 1；GoR B）

3. 使用肥皂和水做好手卫生是预防艰难梭菌感染（CDI）的基础。医护人员在接触确诊或疑似CDI患者时，应做好手卫生管理、隔离预防及监护设备清洗消毒。（LoE 1； GoR B）

表1 Guyatt and colleagues分级及推荐[12–13]

推荐等级	风险/获益	证据质量	影响
1A 强推荐，高质量证据	获益显著高于风险或负担，反之亦然	无重大局限性的随机对照研究或观察性研究中得出的明确证据	强烈推荐，可应用于多数情况下的多数患者
1B 强烈推荐，中等质量证据	获益显著高于风险或负担，反之亦然	存在局限性的随机对照研究（研究结果不一致，方法学瑕疵，间接分析或结论不精确）或观察性研究中得出的明确证据	强烈推荐，可应用于多数情况下的多数患者
1C 强烈推荐，低质量证据	获益显著高于风险或负担，反之亦然	观察性研究或队列研究	强烈推荐，但高质量证据出现后，推荐证据可能改变
2A 弱推荐，高质量证据	获益与风险或负担相当	无重大局限性的随机对照研究或观察性研究中得出的明确证据	弱推荐，根据患者情况，治疗环境及社会价值观的不同而导致实施不同
2B 弱推荐，中等质量证据	获益与风险或负担相当	存在局限性的随机对照研究（结果不一致，方法学瑕疵，间接分析或结论不准确）或观察性研究中得出的明确证据	弱推荐，根据患者情况，治疗环境及社会价值的不同而导致实施不同
2C 弱推荐，低或极低质量证据	对于获益，风险及负担无法估计，三者可能等同	观察性研究或队列研究	极低推荐，可以作为辅助治疗方法

三、简介

艰难梭菌是一种产芽孢革兰阳性厌氧杆菌，其可以成为健康新生儿正常肠内微生物群的一部分，但很少存在于健康成年人的肠内[14-16]。艰难梭菌经粪—口途径传播。住院患者可能通过咽下环境中存在的孢子或经医护人员传播给患者的艰难梭菌孢子而获得感染[17-18]。它是住院患者腹泻最常见的病因。

四、发病机制

艰难梭菌孢子可以在胃液的酸性环境中存活并在肠道生长[19]。孢子作为艰难梭菌在环境中的"蓄水池"，使其可以轻易地在患者之间传播，并可以使CDI患者多次复发。这种细菌产生的主要毒素是毒素A和B[20]。艰难梭菌的一些菌株也产生二元毒素。毒素A和B作为葡萄糖基转移酶，促进Rho GTP酶的激活，损伤结肠细胞骨架，最终导致细胞死亡[21]。由于CDI是毒素介导的感染，因此非产毒素的艰难梭菌菌株不是CDI的病原体。毒素A和B各自的作用和重要性是近些年争论的焦点。毒素A多年来被认为是主要毒力因素[22-24]。现在确定毒素A和B都是诱导结肠细胞死亡和结肠炎的重要因素。除毒素A和B外，一些菌株产生第三种毒素，我们称之为二元毒素[25-29]。二元毒素有ADP-核糖基转移酶功能，也导致肌动蛋白解聚[30-31]。这已经在导致CDI院内暴发并引发严重临床后果的艰难梭菌中所证实[32-33]。

分型有助于区分艰难梭菌菌株及获得流行病学资料。对于艰难梭菌的不同分类方法实际上均是可用的：如限制性核酸内切酶分析（restriction endonuclease analysis，REA），脉冲长凝胶电泳（pulsed-field gel electrophoresis，PFGE），多位点序列分型（multilocus sequence typing，MLST），重复序列聚合酶链式反应分型，毒素分型，多位点可变数目串联重复序列分析（multilocus variable-number tandem-repeat analysis，MLVA)和PCR-核型分型[34]。

具有增加毒力性状（强毒性）的艰难梭菌菌株，在过去10年中已被描述。尤其是PCR-核型027型，也称北美脉冲场凝胶电泳1型（North American pulsed-field gel electrophoresis type 1，NAP1）或限制性内切核酸酶分析组BI，已被确认与疾病严重程度增加，复发和高病死率有关[35]。

根据当地的流行病学情况，艰难梭菌的无症状定植可能发生在6%~50%长期住在护理机构的患者中[36-37]。在一项于魁北克省和安大略湖省六家加拿大医院进行的为期15个月的前瞻性研究中[38]，纳入的4 143例患者中有184例患者（4.4%）在收治时存在无症状的艰难梭菌定植，而有123例患者（3.0%）存在医疗保健相关的艰难梭菌定植。

五、危险因素

CDI的危险因素通常可分为三类：宿主因素（免疫状态，并发症），暴露于艰难梭菌孢子（住院治疗，社区来源，长期护理机构）和扰乱正常肠道微生态的因素（抗菌药物使用，其他药物，手术治疗）[39]。

六、宿主因素

迄今确定的危险因素包括：年龄超过65岁，存在并发症或基础疾病，炎症性肠病，免疫缺陷（包括人类免疫缺陷病毒感染，血液系统恶性肿瘤和化疗），营养不良，血清白蛋白水平过低[3,40]。糖尿病逐渐成为院内及社区获得性CDI的危险因素[41]。最近，基因多态性（例如IL-8）被认为可增加CDI发生的风险，但仍需要进一步的研究[42]。

阑尾切除可能导致艰难梭菌结肠炎发生的这一观点在文献中已有争论[43]。

Seretis等在2014年发表的一篇综述中回顾了五项研究[44]。尽管研究表明阑尾切除可能导致CDI的发生及复发，但也有研究证实原位阑尾切除并不会影响CDI的发生，这使得结果更加存在争议。

在Clanton等所做的回顾性分析中指出[45]，在2001—2011年，55例接受CDI结肠切除术的患者中，24例有阑尾切除史（44，99% CI：0.280~0.606），而与之相比，接受阑尾切除手术的人群比例为17.6%。既往行阑尾切除术的人群随后接受CDI结肠切除术的比例相对于普通人群要高很多（44% *vs.* 18%，*P*<0.01）。

另一项回顾性研究表明[46]，在388例未行阑尾切除的患者中，有20例（5.2%）发展为暴发性感染且需要行结肠切除术，而在119例曾经行阑尾切除术的患者中有13例（10.9%）需要行结肠切除术。对于有阑尾切除术史的这组人群，疾病程度严重，且行结肠切除术的比例增加（*P*=0.03）。

2013年发表的一项基于大样本量的亚组研究表明阑尾切除术与CDI的不良预后无关[47]。在CDI发生之前存在阑尾切除术史的患者在危险因素，治疗，预后，包括治疗失败，发展为严重或严重复杂CDI和复发率等方面与无阑尾切除术史的患者相比无差异。

目前仍然需要大样本的前瞻性研究来评估阑尾切除术是否对于CDI的发展和严重程度存在影响。

七、暴露于艰难梭菌孢子

增加暴露于艰难梭菌孢子的危险因素包括住院时间延长，这可能增加CDI的发生风险。

住院时间>2周被认为是CDI发生的危险因素[48]。实施感染预防和控制措施良好的医院可能会降低患者发生CDI的风险[49]。

八、正常菌群失调

肠道内的固有菌群非常复杂，组成了肠腔内的微生物环境。这个微观生态系统在抵抗病原微生物定植及感染等方面发挥着关键作用[50]。肠道菌群对保持宿主内环境稳态有不可估量的作用[51]。在正常条件下，肠道菌群可能阻止病原菌定植，如通过细菌素的直接抑制，营养消耗（消耗增长限制营养）或诱导宿主免疫防御[38]，但肠道菌群防御保护机体感染CDI的确切机制仍是未知的[52]。抗菌药物使用及其他因素可能是导致菌群失调的重要原因[53]。

（一）抗生素暴露

据推测，正常肠道菌群失调为艰难梭菌增殖提供了良好环境并使其产生毒素。在抗菌药物治疗后的下1个月，CDI的风险可以增至6倍[54]。虽然几乎所有的抗菌药物都与CDI发生有关，但克林霉素、第三代头孢菌素、青霉素和氟喹诺酮类一直被认为所导致的风险最大[55-61]。CDI的发生和抗菌药物使用>10 d之间的关联也被证明[62-63]。与CDI发生关联不大的抗菌药物包括大环内酯类、磺胺类和四环素类[64]。有时甚至非常有限暴露，如术前单剂量预防性使用抗菌药物就可能增加患者艰难梭菌定植或感染的风险性[65-66]。

（二）其他药物治疗

暴露于抑酸药物，如组胺-2受体阻滞药和质子泵抑制药（proton pump inhibitors，PPIs）可能是CDI发展的潜在风险因素。最近有研究表明，主要是质子泵抑制药与CDI发生有关[67-68]。2012年发表的一项包含42项观察性研究（30项病例对照研究，12项队列研究）共计313 000名参与者的系统性回顾文献评估了PPIs使用与CDI发生及复发的关系[69]。尽管实质统计和临床异质性等因素存在，但结果表明PPIs使用与CDI的发生和复发存在联系。这种风险随着抗菌药物和PPIs的共同使用而进一步增加。其他研究表明，由于基础疾病及住院时间的不同，也可能混淆了这种相关性[70]。鉴于抑酸药物，尤其是PPIs可能会在外科过度或预防性使用，因此CDI高危患者应尽量避免使用PPIs。

（三）手术

近期的研究报告表明CDI发生与外科手术患者广泛使用广谱抗菌药物、老年人及免疫功能低下患者接受外科手术数量增加、强毒性艰难梭菌菌株出现等因素有关[8,71-72]。Abdelsattar等的前瞻性研究[11]分析了在2012年7月—2013年9月期间美国密西根州52所教学和社区医院中经普外科、血管外科及妇产科手术的患者，实验室确诊为术后CDI感染。下肢截肢后的患者CDI发病率最高（2.6%），其次为肠切除或修复患者（0.9%）、胃及食管手术患者（0.7%）。妇科和内分泌手术术后CDI发病率最低（0.1%和0）。使用多变量分析，高龄，长期免疫抑制，低蛋白血症（≤3.5 g/dL）与术前脓毒症均与CDI的发生有关。预防性使用抗菌药物不是CDI发生的独立危险因素。同样，性别，身体质量指数（body mass index，BMI），手术史，体重下降及合并症也不是CDI发生的独立危险因素。

Zerey等学者于1999—2003年进行了为期五年的回顾性研究[8]，其研究团队从医疗保健研究机构及国家住院病例样本质量分析数据库分层抽取了20%的样本。其研究表明，既往行急诊外科手术的患者，其发生CDI的比例要比行选择性手术的患者高得多。结肠切除术，小肠切除术和胃切除术相对而言发生CDI风险最高，而胆囊切除术和阑尾切除术风险最低。

2010年Rodriguez等[73]发表的回顾性研究纳入了2005年3月—2007年5月英国大型三级医院行普外科手术的住院患者。多变量分析表明：恶性肿瘤、胃肠道疾病、贫血、呼吸系统疾病、循环系统疾病、糖尿病、接受胃肠外科手术的患者及高龄均是CDI发生的独立危险因素。

为进一步评估与外科住院相关的CDI危险因素，2012年Kim等发表的回顾性分析中纳入了2010年—2011年7月收治于外科病房的患者[74]，CDI发生率为0.4%（19/4 720例）。多变量分析显示行结肠切除术和住院时间>10 d是外科病房发生CDI的最高危因素。

Yasunaga等学者将诊断程序与日本住院患者数据库结合，分析了胃肠道术后患者CDI发生及预后的影响因素[75]。在所有143 652名进行消化道手术的患者中，409名患者发生CDI（0.28%）。术后CDI发生可能导致死亡率增高，住院时间延长及医疗成本过高。

结直肠手术一直被认为是外科手术患者发生CDI的危险因素[76-77]。最近Damle等学者撰文，对结直肠切除术后患者发生CDI进行回顾性分析[78]。作者利用美国大学卫生系统联盟数据库筛选出2008—2012年行结直肠手术的成年患者。共有84 648名患者符合研究纳入标准。在研究期间，1 266（1.5%）例患者被检出CDI。急诊手术、炎症性肠病、疾病严重程度评分是CDI强有力的预测因子。与非CDI的患者相比，CDI患者并发症发生率高，存在并发症发生率高、需收治于重症监护病房、术前住院时间更长、30 d内重复住院率以及死亡率增高等情况。

2008年，Lumpkins等学者发表一篇有关CDI发生率的观察性回顾性研究[79]。研究随访了581名严重创伤且疑似发生CDI的患者，并行艰难梭菌毒素检测。经毒素检测诊断CDI。在581例患者中有19例确诊为CDI（3.3%）。这些CDI患者在重症监护病房住院时间、机械通气时间及平均住院时间方面均显著高于非CDI患者。这些患者中诊断CDI的平均时间为入院后第17天。然而，有4名患者（21%）在入院后6天内即确诊为CDI。14例（74%）在出现结肠炎之前已经由于疑似或确诊感染而使用抗菌药物治疗。4例（21%）仅接受术中预防，1例患者没有抗菌药物暴露。

最近Egorova等回顾了美国血管手术中CDI发病率的趋势及院内变异性[80]。

作者分析了2000—2011年全国住院病例样本数据库中大血管手术后的CDI发生率，其中包括主动脉或腹主动脉瘤修复术（aortic abdominal aneurysm，AAA），颈动脉内膜切除术或支架置入，下肢血运重建(lower extremity revascularization，LER)和下肢截肢。在研究期间，血管手术后CDI的发生率增加了74%，从2000年的0.6%上升为2011年的1.05%。2011年，CDI发生率最高的手术为主动脉瘤修复术破裂修补（3.3%），其次是下肢截肢（2.3%）和选修性开放主动脉瘤修复术（1.3%）。

（四）炎症性肠病（IBD）

炎症性肠病（inflammatory bowel disease，IBD）患者发生CDI的风险性高，且预后差，常伴有更高的结肠切除率和复发率[81-84]。IBD患者存在较高的无症状艰难梭菌携带率[85]。他们接受各种类型的免疫抑制药物治疗，其中包括类固醇激素，这已经被证实可以增加CDI的风险[86-87]。

IBD恶化的临床表现和CDI通常是不可区分的，需要高度怀疑并给予充足的治疗[6]。CDI和IBD加重的症状（腹泻、腹痛、发热、白细胞增高）重叠，若无实验室检查，CDI的诊断将延迟[88]。另外，在行回肠造瘘术的IBD患者中，若发展为急性肠炎可以表现为回肠造瘘排泄物增加、恶心、发热、白细胞增高，这些也提示可能发生CDI。这也同样适用于结肠炎患者，表现为每天排便次数增加[89]。在一项研究中，有10.7%的回肠袋肛门吻合术的患者出现了结肠炎，同时被发现存在CDI[90]。

IBD和重症结肠炎患者，在等待艰难梭菌的检测结果同时，应行经验性治疗CDI和活动性IBD[6]。

由于在IBD患者中无症状的艰难梭菌定植比例高，因此只有腹泻加重或出现CDI所致新发临床表现，才需要检测艰难梭菌毒素。接近0~13%的IBD患者，发生CDI后行结肠镜检查，通常无典型镜下表现[91]，这可能是炎性反应较弱所导致。目前并没有前瞻性研究得出这样的结论：对于IBD患者的CDI治疗方案，某种抗菌药物治疗方案比另一种更好。考虑到IBD患者发生CDI预后不良，一些机构使用万古霉素作为一线治疗用药。在一项北美胃肠病学专家的调查中表明，对于活动性IBD合并CDI的患者，并不赞同抗菌药物和免疫调节剂同时使用[92]。美国胃肠病学会推荐，若IBD患者长期使用免疫抑制药，则发生CDI后可以继续以原剂量使用，不建议增加剂量，推荐级别为弱推荐，低级别证据。

医生应时刻保持警惕，以确保对可能同时患有IBD加重和CDI的患者进行快速诊断和治疗。对于重症患者，早期手术咨询也是改善其预后的关键因素。对于严重的IBD合并CDI患者，可以考虑行保留直肠的结肠切除术。

（五）免疫功能低下患者

众所周知，器官移植术后的患者CDI发生率更高[93]。也有报道称，由于化疗导致的免疫抑制，癌症患者发生CDI的风险较非癌症患者高[94]。最近也有两篇有关肿瘤患者发生CDI的回顾性研究发表[95-96]。

第一项研究纳入225位患者，其中39例（17.3%）确诊为CDI。由于这些CDI患者所患肿瘤性疾病的类型不同，因此在校正年龄，抗菌药物暴露，皮质类固醇激素和质子泵抑制药使用等因素后，对于各型分别检测其相对危险度。研究结果表明，胃肠道肿瘤患者不易发生CDI。反之，乳腺癌患者存在较高的CDI发生倾向。对于乳腺癌患者，抗菌药物使用可以增加其CDI的发生风险[95]。

第二项纳入277例确诊肿瘤且存在腹泻症状的患者中，41例患者（14.8%）检出艰难梭菌毒素阳性。多变量分析表明，化疗（优势比：8.308；95% CI：1.997~34.572；P=0.004），以及粪便隐血试验结果阳性（优势比：8.475；95% CI：1.463~49.109；P=0.017）是肿瘤患者发生CDI的独立危险因素[96]。

HIV/AIDS患者也是感染CDI的高危宿主。这种关系在CD4+T细胞绝对值减少或符合AIDS临床诊断标准的患者中更为密切[97]。

这种CDI发生的风险增加部分可以归结为患者多次住院，抗菌药物暴露以及使用抗菌药物预防机会性感染等，但HIV相关性粪便菌群改变，肠黏膜完整性，以及体液免疫及细胞免疫也可能发挥作用[98]。

九、社区获得性艰难梭菌感染（CA-CDI）

有证据表明社区获得性艰难梭菌感染（community-acquired C. difficile infection，CA-CDI）可发生在低危人群中，包括无抗菌药物暴露史的青年患者[99]。危险因素包括门诊抗菌药物处方增加，抑酸药大量使用，以及无症状携带者在社区比例增加和新的危险因素，如食物和水污染[100]。另一项从1991—2005年在明尼苏达州奥姆斯特德县开展的基于人群的CDI流行病学亚组分析于2012年发表[101]。在所有的157例CA-CDI病例，中位年龄为50岁，且女性占75.3%。在CA-CDI病例中，有40%的患者需要接受住院治疗，20%患者病情危重，4.4%患者合并其他严重的复杂感染，20%患者治疗失败，28%患者CDI治疗后复发。

最近发表的一项系统评价分析了常用药物和并发CA-CDI之间的联系[41]。共有12项研究符合纳入标准（n=56 776例）。抗菌药物（优势比：6.18；95% CI：3.80~10.04）和皮质类固醇（优势比：1.81；95% CI：1.15~2.84）的使用与CA-CDI的风险增加有关。在合并症中，炎症性肠病（优势比：3.72；95% CI：1.52~9.12），肾衰竭（优势比：2.64；95% CI：1.23~5.68），血液系统恶性肿瘤（优势比：1.75；95% CI：1.02~5.68）和糖尿病（优势比：1.15；95% CI：1.05~1.27）与CA-CDI相关。按地理位置划分，抗菌药物使用在美国是CA-CDI发生的高危因素，而在欧洲，质子泵抑制药的使用则是CA-CDI发生的高危因素。按年龄划分，对于65岁以上的老年人，使用抗菌药物所并发CA-CDI的风险大大增加。

十、CDI复发的危险因素

在Garey等的Meta分析中[102]发现确诊CDI后长期使用非艰难梭菌抗菌药物（优势比：4.23；95% CI：2.10~8.55；$P<0.001$），同时使用抑酸药（优势比：2.15；95% CI：1.13~4.08；$P=0.019$）和高龄（优势比：1.62；95% CI：1.11~2.36；$P=0.0012$）与CDI的复发风险增加呈显著相关。在个案研究中其他确定的危险因素包括年龄、医院暴露、合并症、严重的基础疾病、生活质量差、初始疾病严重程度和既往有CDI复发史[103-104]。

最近发表的系统评价和Meta分析[105]评估了当前有关复发性CDI危险因素的证据。共有33项研究（$n=18\,530$）符合纳入标准。最常见的与CDI复发相关的独立危险因素：年龄≥65岁（风险比：1.63；95% CI：1.24~2.14；$P=0.0005$），随访期间使用其他抗菌药物（风险比：1.76；95% CI：1.52~2.05；$P<0.001$），使用质子泵抑制药（PPI）（风险比：1.58；95% CI：1.13~2.21；$P=0.008$）和肾功能不全（风险比：1.59；95% CI：1.14~2.23；$P=0.007$）。在既往有氟喹诺酮类暴露史的患者中风险也较大（风险比：1.42；95% CI：1.28~1.57；$P<0.001$）。

（一）临床表现

有症状的CDI可表现为轻度腹泻到严重的暴发性结肠炎不等，多达30%的患者发展为复发性CDI[106-107]。

虽然腹泻是CDI的典型症状，但早期并没有表现出来，可能是由于结肠运动功能障碍、基础疾病和疾病自身进展等因素影响[108]。

这对外科手术患者尤其是伴有肠梗阻的患者特别重要。因此，在手术患者中有很大一部分是CDI发展而来的。

（二）轻、中度艰难梭菌感染

腹泻可伴有轻度腹痛及痉挛，如果持续存在可能导致电解质紊乱和脱水。当发生在有严重并发症的患者特别是术后患者中时，非重症CDI发病率会显著增加[109]。

（三）重症艰难梭菌感染

严重的CDI可有进行性加重的腹痛和痉挛，并伴随其他症状（如发热、白细胞增高、低蛋白血症）。这些患者中如果不伴有腹泻症状可能是暴发性进展性感染的信号[110]。尽管已经提出各类有关重症CDI严重程度的预测因子[111-115]，但在国际共识上仍未确定重症CDI的定义[6-7,116]。

在2012年[114]由Abou Chakra等发表的综述对CDI不良预后的危险因素进行评估。除了白细胞增多症，血清白蛋白和年龄因素，受样本量小的限制使得数据差异很大。

为了研究发热，白细胞增多和肾衰竭的预后价值，在2012年Bauer等分析两个随机对照试验数据库，其中包含1 105例CDI患者。他们发现白细胞增多和肾衰竭都在病程复杂的CDI患者中对预后有评估价值。而后Miller等[115]在2013年发表了两项临床治疗试验的分析结果，验证了将CDI患者分为重症或轻中度的分类标准。临床和实验室变量（available clinical and laboratory variables，ATLAS）中的五个指标在CDI诊断时能够准确预测疗效。ATLAS标准包括：年龄，全身抗菌药物治疗，白细胞计数，白蛋白和血清肌酐[115]。以下任何一种都可能是重症CDI的预测因素：白细胞计数>15×10^9/L；急性血清肌酐升高；体温>38.5 ℃；白蛋白<2.5 mg/dL。

暴发性艰难梭菌性结肠炎是相对罕见的[109]（占所有CDI的1%~3%），但这类患者中有中毒性巨结肠伴发的肠穿孔，腹膜炎，脓毒性休克及器官功能障碍，其死亡率很高。全身症状可能是在结肠局部释放毒素引起的炎症介质造成的[117-119]。研究表明近年来暴发性结肠炎病例中伴有多器官功能衰竭的死亡率升高与艰难梭菌中高毒力027菌株相关[120-121]。因此早期诊断和治疗在降低暴发性结肠炎死亡率方面很重要。出现器官衰竭的患者，包括血清乳酸升高或需要使用血管活性药物维持血压，应立即评估早期手术干预治疗[121]。

（四）复发性艰难梭菌感染（recurrent CDI，RCDI）

初治CDI患者中有10%~30%的患者可能复发，这对临床来说是个挑战。患者可能在一段时间内反复发作[122-127]。因此，很难仅以症状来区分复发和再感染，但可根据艰难梭菌菌株分型来区别。

复发性艰难梭菌感染（recurrent CDI，RCDI）可能是停用抗菌药物后残留在结肠中的孢子再次发芽所致，或是由于环境因素再次感染。

即使有关CDI复发的危险因素并未普遍明确但其在预测CDI复发上敏感性较高[128]。

最终区分复发和再感染只有通过分子流行病学上鉴别艰难梭菌菌株才能实现[129]。

（五）CDI 预后

发生 CDI 的患者住院时间延长，医疗费用更高，再入院次数增加，死亡率较高[130-132]。

CDI 手术患者也是如此。

在 Zerey 等分析[8]的流行病学资料中 CDI 感染容易发生在急诊手术和有肠道切除史的患者中。CDI 是增加住院时间的独立预测因素，感染后的患者住院天数增加约 16.0 d（95% CI：15.6~16.4 d；$P<0.0001$）。总费用增加 77 483 美元（95% CI：75 174~79 793 美元；$P<0.0001$）且相较未感染艰难梭菌患者死亡率增加了 3.4 倍（95% CI：3.02~3.77；$P<0.0001$）。

在 Abdelsattar 等研究[11]三类手术后患者易发生 CDI：下肢截肢术[校正后的 OR 值（aOR），3.5；$P=0.03$]，胃、食管手术（校正后的优势比，2.1；$P=0.04$），肠切除或修补术（校正后的优势比，2；$P=0.04$）。术后 CDI 延长了住院天数（平均 13.7 d vs. 4.5 d），急诊留观率（18.9% vs. 9.1%）和再入院率（38.9% vs 7.2%，$P<0.001$）。

来自全国住院患者样本数据库的数据显示，在 2011 年接受过血管外科手术的患者中，经历过 CDI 的患者的平均停留时间为 15 d（IQR 9，25 d）而未患 CDI 的患者的平均停留时间为 8.3 d，住院死亡率 9.1%（相比 5.0%），另外每次住院费用增加 13 471 美元。2011 年美国血管手术患者中伴发 CDI 的住院费用约为 9 800 万美元。全国住院患者数据样本对腰椎手术患者进行分析发现 CDI 患者住院时间延长 8 d，医院费用增加 2 倍，住院患者死亡率增加 36 倍[133]。

在底特律医院中肝移植患者伴发 CDI 也有较高的死亡率（2000—2010 年）[134]。Lee 等使用 2005—2010 年的 ACS-NSQIP 数据库来研究在美国艰难梭菌性结肠炎患者行急诊结肠切除术的情况[135]。总死亡率为 33%（111/335）。年龄≥80 岁、术前长期透析、慢性阻塞性肺疾病、Ⅲ 级创伤等因素与患者死亡率相关。另外，血小板减少症（血小板计数$<150 \times 10^3/mm^3$），凝血功能障碍（国际标准化比值>2.0），肾功能不全（血尿素氮>40 mg/dL）也与死亡率相关。

最近一项研究通过四个欧洲国家全国范围内医院数据[5]对额外住院时间进行统计。通过回归分析，在英国，CDI 患者额外住院时间最长，为 16.09 d；其次是德国，为 15.47 d，西班牙为 13.56 d，荷兰为 12.58 d。倾向得分匹配表明，英国住院时间相对较长，为 32.24 d，西班牙为 15.31 d，荷兰为 18.64 d。本研究的结果一致证明，在欧洲国家住院患者并发 CDI 感染引起住院时间显著延长，差异具有统计学意义。

十一、CDI管理的推荐意见

（一）诊断

1. 粪便检测只针对临床上有明显严重腹泻的高危患者进行。（LoE 1；GoR C）

2. 伴有艰难梭菌感染（CDI）症状的肠梗阻患者可能无法采集粪便标本，此时通过聚合酶链式反应（polymerase chain reaction，PCR）检测肛周拭子标本中艰难梭菌毒素也是准确有效的方法。（LoE2；GoR B）

对CDI的快速准确诊断有利于CDI管理。

早期诊断和早期治疗可以改善CDI的预后。在控制艰难梭菌的传播中，尽快隔离感染患者是很重要的[136]。

CDI的诊断是基于CDI的临床表现以及微生物学检查：在腹泻患者的粪便标本中检测游离的毒素和/或产毒素的艰难梭菌[136]。临床表现包括：腹泻（定义为24 h内3次或更多未成形的大便）、腹痛和痉挛、腹胀、肠梗阻（严重肠功能紊乱标志）和中毒性巨结肠。

由于艰难梭菌可以定植于健康人群的肠道，故粪便检测只针对有临床表现的腹泻患者。成形粪便的检测可能会导致假阳性，这可能导致不必要的抗菌药物治疗。

有时对粪便标本的检测也有一定的局限性，例如重症CDI患者，由于肠梗阻无法产生粪便，对于这些患者直肠拭子可能是一种准确有效的方法。2012年Kundrapu等[137]描述对139例患者通过艰难梭菌聚合酶链反应进行前瞻性研究。直肠拭子敏感性、特异性、阳性预测值和阴性预测值分别为95.7%、100%、100%和99.1%。作者得出结论，对于选定的患者，直肠拭子提供了可替代粪便标本的分析。可筛选临床上最近有抗菌药物使用和/或有住院史的患者进行检测。其他表现（如发烧、腹痛、白细胞增多等），结合其他实验室检测（例如肌酐和血清乳酸）可用于定义感染严重程度。

3. 核酸扩增试验（nucleic acid amplification tests，NAAT）如PCR，检测艰难梭菌毒素基因具有较高的敏感性和特异性，可以作为艰难梭菌感染（CDI）的标准诊断测试。由于NAAT检测方便，使得无症状的艰难梭菌定植患者送检率增加，因此，其仅用于临床上高度怀疑CDI的患者。（LoE 1；GoR B）

4. 谷氨酸脱氢酶（glutamate dehydrogenase，GDH）筛选试验检测艰难梭菌虽然敏感性高，但无法区分产毒菌株和非产毒菌株。其应该与检测艰难梭菌毒素A和B的酶免疫分析法（enzyme immunoassay，EIA）试验联合。检测方法推荐在GDH后联合EIA检测毒素。（LoE 1；GoR B）

5. 艰难梭菌毒素A/B的酶免疫测试（EIA）快速、便宜，且具有高特异性，但

由于其灵敏度相对较低，不推荐单独使用。（LoE 1；GoR B）

6. 艰难梭菌培养敏感性高但相对缓慢。目前很少作为常规诊断检测。艰难梭菌培养后续推荐用于流行病学分型和菌株鉴定。（LoE 1；GoR C）

7. 7 d以内不得对之前检测结果为阴性的患者进行重复检测，除非临床表现发生显著变化。（LoE 1；GoR C）

诊断CDI的标准实验室方法尚未明确规定[138]。过去毒素培养被许多微生物学家所接受作为CDI诊断的首选方法。步骤包括选择特异的培养平板（环丝氨酸，头孢西丁，果糖琼脂或环丝氨酸-头孢甲氧霉素-果糖-卵黄琼脂）检测粪便中的艰难梭菌和菌落产生毒素的能力。尽管毒素培养被认为是检测金标准，但仍然存在一些值得注意的问题包括回报时间慢，无法检测到粪便中毒素的存在。这也可能导致7%无症状的产毒艰难梭菌定植的住院患者假阳性结果[139]。

然而，毒素培养仍然对一些粪便标本中有毒素阳性/谷氨酸脱氢酶测定阴性的有症状的患者用做确诊试验，且在随后的流行病学表型和菌株特征中也是必要的。

毒素A/B的酶免疫分析已被大多数临床实验室采用，因为它快速、便捷且便宜[140]。然而，研究表明毒素A/B的酶免疫分析敏感性较低，为32%~98%，特异性为84%~100%[141]。

相对毒素A和B来说，艰难梭菌能产生另一种量较大的酶：谷氨酸脱氢酶（glutamate dehydrogenase，GDH）[142-143]。GDH测定阳性仅说明艰难梭菌的存在，但它不能区分产毒菌株和无毒菌株（艰难梭菌群体的无毒菌株约20%）。因此需要二次毒素测定。GDH筛查试验联合艰难梭菌的毒素A+B EIA测试可给出较准确的测定结果[140-141]，即便这种测定的敏感性低于核酸扩增试验（nucleic acid amplification tests，NAAT）。

对于NAATs如CD毒素基因的PCR有高敏感性和特异性，但不是所有实验室都常规做此测定[143]。目前较有争议的是粪便标本中分子学检测阳性的是否需要用鉴定毒素测试进行确认[144]从而运用在无症状患者中检测产毒型艰难梭菌。这强调了仅测试有症状的患者的重要性。没有证据表明手术患者的诊断与一般医疗患者有不同。

8. 免疫功能低下的患者（包括接受化疗、长期激素治疗或免疫抑制药治疗，以及器官移植的患者）（LoE 1；GoR C）

已经证实免疫功能低下患者包括糖皮质激素，化疗或移植后患者CDI风险增加。

9. 建议对于疑似艰难梭菌结肠炎这种严重并发症的患者行CT检查，但敏感性

欠佳，故无法作为常规筛选检查。（LoE 2；GoR B）

CT 已用于诊断艰难梭菌性结肠炎[145-148]。典型 CDI 的 CT 检查结果包括结肠壁增厚，扩张，结肠周围条纹征，"手风琴征"（口服对比剂高衰减的结肠腔与低衰减的发炎黏膜），"双晕征""靶征"（静脉造影显示不同程度由黏膜下炎症引起的衰减充血）和腹水[149]。但是，结肠壁增厚不是特异性的，尽管它可能在艰难梭菌引起的结肠炎中更明显，在其他形式的结肠炎中也可以发现。Kirkpatrick 等研究发现[150]，CT 诊断 CDI 的敏感性为 52%，特异性为 93%，阳性和阴性预测值分别为 88% 和 67%。如果结肠壁增厚 >4 mm，结合存在结肠壁、"手风琴征"、结肠周围条纹征或其他不明原因腹水，CDI 的诊断敏感性会增加至 70% 而特异性不变。

10. 对于怀疑有假膜性结肠炎且无法转运至 CT 室进行检查的危重患者，超声可以作为辅助检查手段。（LoE 2；GoR C）

当危重患者无法转运到放射科时，床旁超声对诊断是很有用的[151]。

伪膜性结肠炎严重的病例超声检查可发现增厚结肠壁的异常回声和结肠腔狭窄[152]，伪膜也可表现为覆盖黏膜的高回声线[152-155]。

在伪膜性结肠炎的早期阶段，结肠壁的结构得以保留。低回声的水肿黏膜和固有肌层可能增厚，黏膜下层的回声介于两者之间，黏膜下间隙的存在可能提示组织损伤扩展到更深的结构。超过 70% 的病例可见腹腔游离液体[153-155]。

11. 对于临床高度怀疑 CDI 但实验室反复送检均为阴性的患者，乙状结肠镜检查可能有助于诊断艰难梭菌结肠炎（clostridium difficile colitis，CDC）。（LoE 2；GoR B）

艰难梭菌性结肠炎通常可以靠实验室测试，临床表现和影像学诊断，内镜已较少使用。此外，结肠镜检查在暴发性结肠炎的患者中可能存在危险，会增加穿孔的风险[156]。

Johal 等的研究[157]表明，当粪便测定为阴性时，灵活地使用乙状结肠镜检查可作为诊断艰难梭菌性结肠炎的工具。136 例艰难梭菌相关性腹泻（C. difficile associated diarrhea，CDAD）的患者，有 56 例乙状结肠镜检查为伪膜性结肠炎。在 29 例（52%）中粪便检测艰难梭菌细胞毒素试验阴性，但其中的 9 个粪便样品中培养分离出了产生毒素的艰难梭菌。在伪膜性结肠炎患者中，30.4% 的患者在随后的 57.7 d 内复发。作者认为所有住院的腹泻患者应行乙状结肠镜检查，即便他们的粪便艰难梭菌细胞毒素和肠道病原体的检测为阴性。

那些病情较重无法等待实验室结果的患者也可以行急诊结肠镜检查或乙状结肠镜检查来诊断伪膜性结肠炎。

（二）抗微生物治疗

1. 如果怀疑艰难梭菌感染（CDI），则停用一切不必要的抗微生物药物和质子泵抑制药。（LoE 1；GoR C）

2. 除非临床上高度怀疑艰难梭菌感染（CDI），否则不应凭经验治疗。如果患者高度疑诊CDI，可以考虑在等待检测结果时对CDI进行经验性治疗。（LoE 1；GoR B）

在疑似重症CDI的情况下，如果可能的话应该停止使用抗菌药物[158]。一项在寻找延长CDI的持久症状和严重程度因素的Meta分析表明，由于继续使用抗菌药物治疗CDI以外的感染而增加了CDI复发风险[159]。

当给予具有艰难梭菌毒素阳性的典型病例抗菌药物时，可选择甲硝唑，口服或肠内使用万古霉素和非达霉素[160-166]。

3. 甲硝唑被推荐用于治疗轻度或中度CDI。（LoE 1；GoR A）

甲硝唑已被证明是便宜并有效治疗非重症CDI的药物[167]，给予500 mg每天口服3次，维持10 d。那些肠梗阻手术后无法口服药物的患者，也可以静脉内给予甲硝唑，伴或不伴有肠内给予万古霉素。

2011年发表的队列分析[167]回顾了关于成人CDI抗菌药物治疗的15项研究。三项随机对照研究分析比较对甲硝唑或万古霉素治疗有效的患者，没有发现差异具有统计学意义[167]。对症治疗的患者中79%接受万古霉素，71%接受了甲硝唑（三项研究；335名患者；风险比：0.91；95% CI：0.81~1.03，P=0.14）。

4. 推荐口服万古霉素治疗严重CDI的患者。若轻度或中度CDI患者使用甲硝唑效果不佳，也可考虑口服万古霉素。（LoE 1；GoR A）

让重症CDI患者口服万古霉素125 mg，每日4次，共10 d，效果优于甲硝唑[168-170]。这可能反映了在肠腔内万古霉素的药代动力学优势。高达500 mg的剂量有被用于一些重症的CDI患者[7]，虽然文献中没有这方面的证据。

5. 对于口服抗菌药物无法到达结肠的患者，可以使用万古霉素灌肠及甲硝唑静脉注射。（LoE 1；GoR B）

静脉注射万古霉素对治疗CDI没有优势，因为抗菌药物不会排入结肠。万古霉素灌肠可能是不能耐受口服制剂或肠梗阻延迟了口服抗菌药物从胃排送到结肠的患者的有效治疗方法。口服经胃吸收的万古霉素可能在Hartman术、回肠造瘘术或结肠改道术的患者中也有效。在2013年由Kim PK等发表的单中心回顾性研究分析47例患者连续给予结肠内万古霉素治疗艰难梭菌结肠炎（ C. difficile colitis treated with intra-colonic vancomycin，ICV）[171]，47例中有33例（70%）重症艰难梭菌结肠炎患者对辅助性ICV治疗有反应而没有手术。多变量分析表明，应考虑对那些年龄较大、体弱多病（白蛋白<2.5 g/dL）的患者进行早期手术治疗。对那些最大药物治疗量失败的患者包括ICV灌肠失败的也应早期手术。

6. 非达霉素可用于治疗CDI，特别是复发风险较高的患者（如伴有严重基础疾病的老年患者或需要接受抗菌药物治疗的患者）。（ LoE 1；GoR A）

在一些CDI患者中可用口服非达霉素200 mg，每日2次，持续10 d，来替代万古霉素[172-173]。

在两项前瞻性试验中，在诊治CDI方面，非达霉素不劣于万古霉素[164-165]。在第一个随机双盲非劣效试验中[164]，629例具有CDI急性症状且粪便毒素试验阳性的成年人入选，随机分配接受非达霉素（ 200 mg，每日2次）或万古霉素（ 125 mg，每日4次）10 d。非达霉素临床治愈率无论是在改良意向性治疗分析（88%，与非达霉素和万古霉素85.8%）还是符合方案分析（分别为92.1%和89.8%）都不逊于万古霉素，且在两种分析中非达霉素组患者较万古霉素组感染复发率低。第二个随机双盲多中心非劣效试验中[165]，535例16岁以上急性感染且毒素阳性的患者随机分配（ 1∶1）接受口服非达霉素（ 200 mg，每12 h）或口服万古霉素（ 125 mg，每6 h）维持10 d。非劣性试验结果显示，改良意向治疗分析为（ 15.4% *vs.* 25.3%，*P*=0.005），符合方案分析为（ 13.3% *vs.* 24.0%，*P*=0.004）。患者使用其他抗菌药物治疗伴随感染时CDI治愈率较高，与非达霉素连用为[46（90.2%）51]，与万古霉素连用为[33（73.3%）为45；*P*=0.031]。非达霉素可用于治疗有高复发风险的患者（老年多伴并发症并同时接受抗菌药物治疗）。但需注意的是，没有数据证明非达霉素在严重感染中的疗效。

其他抗菌药物（如替加环素、夫西地酸、替考拉宁、利福明辛[167]和硝唑尼特[176]），已经在文献中提及，但是目前不推荐它们在一般情况下使用[174-176]。

（三）外科治疗

暴发性结肠炎患者进展到全身中毒症状时需要外科手术。为了研究CDI患者进展为暴发性结肠炎的预测因素，2012年Girotra单中心[177]回顾分析了过去10年内接受结肠切除术的FC患者，通过年龄和性别匹配，非暴发性CDI患者进行随机对照。临床和实验室预测因素包括：老年人年龄（>70岁）、以前有CDI史、有意义的白细胞增多（>18 000/mm³）、血流动力学不稳定、使用抗肠蠕动药物和临床三联征：逐步加重的腹痛，腹胀和腹泻。

1. 重症艰难梭菌感染（CDI）且伴有全身中毒症状的患者应尽早请外科医生会诊并评估需要手术干预的可能性。（LoE 1；GoR C）

重症CDI的患者进展到全身毒性反应很可能发生严重的并发症。虽然手术可能导致不良反应的增加[178]，但是有些报告提示结肠切除术前，短期的药物治疗可以改善预后[179]。

没有可靠的临床和/或实验室结果可以预测哪些人需要药物治疗，哪些人则需要手术治疗[180]。

在最近Stewart等发表的系统性综述中，比较了手术治疗和药物治疗暴发性艰难梭菌性结肠炎的死亡率[181]。其中在6项研究中共510名FC患者，急诊结肠切除术较持续抗菌药物更为有效。对6项研究510例患者编号进行分析，合并调整后比较手术与药物治疗死亡率的比值比，并由每项研究的贡献加权0.70（0.49~0.99），最终作者得出急诊结肠切除术有治疗复杂艰难梭菌性结肠炎的作用。

患有器官衰竭的患者（急性肾衰竭，精神状态改变或心肺功能受累）也需要及时干预。

手术干预的时间是FC患者生存的关键[182-185]。

Seder等[186]回顾了6 841例CDI患者，特别是65岁以下的，研究表明手术前使用血管活性药物可以降低死亡率。Hall等[184]回顾了3 237例CDI患者，发现在气管插管或发展成呼吸衰竭和使用血管活性药物后再进行手术探查，死亡率会升高。

最近由van der Wilden等设计的一个风险评分系统（RSS）用于临床日常工作[187]。评分标准如下：年龄>70岁时2分，白细胞计数≥20 000×10^9/L或≤2 000×10^9/L时1分，心肺功能衰竭为7分，体格检查弥漫的腹部触痛6分。以6分为界，≥6分为高风险人群。只有当患者出现心肺衰竭或弥漫性腹部压痛时风险很高。

Ferrada等[188]回顾了现有治疗CDI的文献并在东方创伤外科协会（EAST）公布了临床管理指南（PMG）。作者强烈建议，在成人CDI患者进展成休克和需要血管活性药物治疗前应积极予以手术治疗。虽然时机仍然存在争议，Ferrada等认为这个时机应在确诊后病情恶化或没有临床改善的3~5 d之内[188]。

在接受紧急干预的患者中发现许多描述预测死亡率的因素。

Sailhamer等[189]回顾了4 796例诊断为艰难梭菌结肠炎的住院患者，其中199例患者（4.1%）进展为暴发性艰难梭菌性结肠炎，其住院死亡率为34.7%。独立死亡率预测因素包括70岁以上、严重的白细胞增多或白细胞减少（白细胞计数≥35 000×10^9/L或<4 000×10^9/L）或杆状核粒细胞增多（杆状核粒细胞增多≥10%）和心肺功能障碍（插管或血管活性药物）。外科手术患者在外科病区较非外科病区的生存率高。

Lee等使用2005—2010年的ACS-NSQIP数据库分析在美国为艰难梭菌性结肠炎患者实施急诊手术的情况[190]，总死亡率为33%（111/335）。年龄≥80岁的老年人、术前长期透析、慢性阻塞肺部疾病和Ⅲ级创伤患者有较高的死亡率、血小板减少症（血小板计数<$150 \times 10^3/mm^3$）、凝血功能障碍（国际标准化率>2.0）和肾功能不全（血尿素氮>40 mg/dL）也与高死亡率相关。

Banghu等发表了艰难梭菌结肠炎患者急诊手术后结果的系统评价和Meta分析[191]。31项研究中列出了1 433例进行艰难梭菌性结肠炎急诊手术的患者资料。它的结论是术后最强的预测死亡的因素是术前相关的生理状态：术前插管、急性肾衰竭、多器官功能衰竭和休克导致的血管活性药物使用。

2. 对于暴发性结肠炎（fulminant colitis，FC）的患者，应考虑切除全部结肠。（LoE 1；GoR B）

3. 末端回肠造瘘并灌洗可能有效替代全结肠切除。（LoE 2；GoR C）

4. 暴发性结肠炎（FC）患者应接受高剂量万古霉素口服或灌肠治疗（500 mg，每6 h一次）并联合甲硝唑静脉注射（500 mg，每8 h一次）。（LoE 1；GoR C）

在Bhangu等的Meta分析[191]中最常见的治疗FC的手术是结肠切除术伴回肠造瘘术（89%，1 247/1 401）。当该术未能完成，则可能需要再次手术行进一步肠道切除（15.9%，20/126）。在近来Ferrada等的Meta分析中[188]，17项研究比较结肠切除术与其他手术类型或非手术治疗CDI进行分析。作者建议对于艰难梭菌性结肠炎的患者应选择全结肠切除术（相对于部分结肠切除术或其他手术）。

为了评价急诊结肠切除术在FC患者中的价值以及亚组中的优势，Lemontagne等[192]回顾性分析了加拿大魁北克省2级医院165例在ICU住院或滞留于ICU的FC患者。87例（53%）ICU患者入院后30 d内死亡，其中几乎一半（87人中有38人，44%）在ICU入院48 h内死亡。30 d死亡率的独立预测因子为白细胞≥50×10^9/L、乳酸≥5 mmol/L、年龄≥75岁、免疫抑制和需要血管活性药物的休克。接受过一次急诊结肠切除术的患者死亡率较药物治疗者低。结肠切除术对年龄在65岁以上，免疫功能不全者和白细胞增多≥20×10^9/L或乳酸在2.2~4.9 mmol/L的患者更有益。

替代全结肠切除术时，环形回肠造瘘术与顺行结肠灌肠结合可能是一种保留结肠的方法[193-194]。在FC的治疗中，为了评估是否有相对微创的且保留结肠的方法可用于替代部分结肠切除术，2009年6月—2011年1月在匹兹堡退伍军人医疗卫生中心开展了一项回顾性对照研究的试验[193]。所有FC患者接受环形回肠造瘘术，术中用加热的聚乙二醇3 350/电解液溶液通过回肠造瘘进行结肠灌肠，术后通过回肠造瘘滴注万古霉素进行冲洗。这段时间内治疗的42例患者中，在队列和病例对照研究：年龄、性别、药理学、免疫抑制和急性生理学慢性健康评估-Ⅱ评分均无统计学差异。35例（83%）操作在腹腔镜下完成，这种治疗方式降低了死亡率。42例患者中有39例保留结肠（93%）。值得注意的是，研究中在结肠造瘘形成后利用万古霉素通过回肠造瘘每6 h予以顺行灌肠并持续10 d，这可能增加了手术的排便效果。

（四）支持治疗

1. 对于所有重症艰难梭菌感染（CDI）患者均应提供支持治疗，主要包括液体复苏及电解质溶液补充。（LoE 1；GoR C）

腹泻导致体内溶液大量丢失及电解质异常，需及时纠正患者体液及电解质不平衡的状态[119-120]。

2. 对于暴发性结肠炎（FC）患者，早期识别休克及积极处理潜在器官功能衰竭可以改善其预后水平。（LoE 1；GoR C）

对于危重患者而言，早期识别可能发生的脏器功能衰竭，并给予其积极的相对处理是改善其临床预后的关键因素之一[120]。严重的CDI可能表现为暴发性，且会引起高发病率和高死亡率。生理支持包括在重症监护病房密切监测及使用有创检测手段和积极复苏。

（五）复发性艰难梭菌感染（recurrent CDI，RCDI）

在前一次的CDI经明确诊断及积极的初始治疗症状缓解后8周，再次出现类似的临床症状，且排除其他因素，则可以诊断为RCDI。约20%的患者发生RCDI伴有典型的临床症状，这部分患者治疗困难，具有挑战性[195]。因此CDI复发的患者应该由对抗感染治疗有丰富经验的临床医生进行治疗。

1. 对于首次复发性艰难梭菌感染（RCDI）患者，非重症者可予甲硝唑治疗，重症者需予万古霉素治疗。（LoE 1；GoR B）

2. 非达霉素可以作为二线药物治疗。（LoE 1；GoR B）

最近有一项关于RCDI治疗的系统综述发表[196]。研究表明甲硝唑和万古霉素有良好的循证医学证据用于RCDI的治疗，但这些研究在治疗疗程和治疗剂量上存在较大的异质性，导致其研究结论的效力受损。非达霉素也可能在治疗第一次CDI复发中起作用。其在治疗CDI复发方面优于万古霉素。经一些亚组分析证实，使用非达霉素28 d复发率显著减少[197]。

3. 再次发生的RCDI（第2次发生或多次发生）推荐口服万古霉素或非达霉素。（LoE 1；GoR B）

　　万古霉素和非达霉素能够有效地缓解CDI症状，但研究表明，第一次CDI复发后若使用非达霉素治疗，其再次复发的可能性有可能降低[164-165,197]。但是，目前仍然缺少有关非达霉素在多次复发患者中疗效的前瞻性随机对照研究。虽然尚无随机对照研究证实，但目前认为万古霉素长期使用且逐步减量可能比标准的10~14 d疗程更有效[198]。

（六）益生菌

对于免疫功能尚可的复发性艰难梭菌感染（RCDI）患者，益生菌可用于辅助抗生素治疗。（LoE 2；GoR B）

　　少数证据支持在CDI初次发生的患者中使用益生菌[116]。两个随机对照研究证实了布拉迪酵母菌CNCM I-745在一些CDI复发患者中的有效性。第一项研究发现与安慰剂对照组相比，其复发率较低[35% *vs.* 65%（安慰剂对照组）][199]，第二项研究发现布拉迪酵母菌（1 g/d）与大剂量万古霉素（2 g/d）联合使用比大剂量万古霉素联合安慰剂使用更有效（复发率17% *vs.* 50%）[200]。其他与乳杆菌属相关的研究（鼠李糖乳杆菌GG或植物乳杆菌299v）由于纳入标准及临床注册等问题已经停止[201]。益生菌不应该被用于存在菌血症及真菌血症的高危因素患者中[116]。

　　对于初发的CDI，为了防止病情进展而使用益生菌进行初始干预的证据支持有限。2012年发表的Meta分析纳入了11项研究[202]。其中两项研究表明，在接受益生菌治疗的患者中，其CDI发病率较低。另一项纳入三项研究的Meta分析指出，使用益生菌组合方案：嗜酸乳杆菌CL1285和干酪乳杆菌LBC80R和已经有四项研究证实有效的布拉迪酵母菌联合比使用安慰剂的对照组CDI发生率低（风险比：0.39；95% CI：0.19~0.79）。但是，考虑这些微生物可能导致菌血症的潜在风险，在常规推荐之前，仍然需要进一步的研究来证实其安全性及有效性。

（七）粪便菌群移植

1. 肠道或粪便菌群移植（intestinal or faecal microbiota transplantation，IMT 或FMT）可能是治疗RCDI的有效选择。（LoE 1；GoR B）

　　肠道或粪便菌群移植（intestinal or faecal microbiota transplantation，IMT或FMT）被认为是治疗RCDI的方法之一[203-208]。即将肠道菌群（停留在健康供体粪便中）输注至患者的肠道内，用以恢复肠道菌群。

FMT的原理为由于正常结肠菌群的平衡破坏，导致艰难梭菌菌株生长并发展为CDI，通过粪便菌群植入重新输注正常的菌群供体，这种不平衡可能被纠正，并且可能重新建立正常肠功能[203]。

由于考虑到安全性和可接受性等方面，FMT目前尚未广泛应用于CDI治疗[204]。

Gough及其团队于2011年发表了一篇有关IMT治疗伪膜性结肠炎的系统文献综述[205]。文中纳入的27个病例序列报道和个案报道共纳入了317例患者，研究表明IMT效果显著，其中92%的CDI病例治疗成功。在那些研究中，35%的患者通过灌肠接受IMT，反应率为95%；23%的患者接受了胃镜检查，并通过鼻空肠管接受IMT，反应率为76%；19%通过结肠镜检查接受IMT，反应率为89%。因输注途径不同、粪便捐赠者与患者的关系不同、IMT的剂量不同及IMT前的治疗方式不同，导致其有效性也不同。

Cammarota等学者最近发表了一个系统综述[206]。最后纳入文中分析的是20个可以检索全文的病例序列报道，15个病例报道，1例随机对照研究。但几乎所有接受捐献者粪便输注的患者都经历了反复发作的艰难梭菌相关性腹泻，尽管他们已经接受了标准的抗菌药物治疗。共有536例患者接受治疗，467例（87%）患者的腹泻症状得到缓解。腹泻是否缓解与粪便输入部位有关。81%的患者经胃输注；86%的患者经十二指肠/空肠输注；93%的患者在盲肠/升结肠输注，84%的患者于远端结肠输注。研究中没有相关的严重不良事件被报道。

Van Nood等学者最近发表了一项随机临床试验[208]。在此项研究中RCDI患者被随机分为三组；①万古霉素组；②万古霉素与十二指肠输注FMT组；③万古霉素和灌肠组。在FMT治疗组中，81%的患者腹泻症状减轻。FMT组患者经治疗后其肠道细菌组成与捐赠者的类似。虽然这项试验显示出令人振奋的结果，但我们仍需要谨慎解释研究结果，毕竟本研究纳入患者样本量较少，且没有使用盲法。而且由于纳入患者的组间差异较大，使得研究早期停止。而且研究由于存在潜在的偏倚也使研究结果再次被质疑。

FMT可以通过灌肠或经鼻胃管进行输注。在2014年秋天，Youngster发表了对20例RCDI患者使用冰冻FMT胶囊治疗的经验[209]。14名患者（70%）在第一次治疗后腹泻症状得到了缓解，另有4名患者在第二次治疗后显现疗效，其临床缓解率达90%。

2. 肠道菌群移植（FMT）可能对于免疫功能低下或实体器官移植的患者有效。（LoE 2；GoR B）

免疫功能低下的患者是CDI的高危宿主。在过去两年中，第一次对于免疫抑制患者使用FMT治疗CDI的研究已经发表[210]。

使用FMT治疗免疫抑制（IC）患者的复发性，难治性或严重性CDI的多中心回顾性病例序列报道于2014年发表[211]。免疫抑制的原因包括艾滋病毒/艾滋病（3例）、实体器官移植（19例）、肿瘤（7例）、免疫抑制药治疗炎症性肠病（IBD；36例）和其他医疗条件/药物（15例）。

一系列的报道表明：使用FMT治疗ICI患者的CDI有效，且无严重不良事件。

（八）静脉注射免疫球蛋白（intravenous immunoglobulin，IVIG）

在大型随机对照试验证实其效果之前，IVIG只能用于CDI多次复发或暴发患者 的辅助治疗。（LoE 2；GoR C）

提出IVIG治疗CDI的证据主要基于宿主对于艰难梭菌定植的免疫应答水平是影响患者临床表现强弱及持续时间的一个重要因素。一些小样本的病案研究已经报道了IVIG引起被动免疫而使CDI治疗成功。Abourgergi等学者的研究综述中纳入了15个小样本且多为回顾性非随机对照研究，结果证实了IVIG对于迁延性、复发性、严重的CDI有效[212]。作者认为在大型随机对照试验结果证实之前，IVIG应用只能用作CDI的辅助治疗。

（九）单克隆抗体

输注单克隆抗体以防止复发性艰难梭菌感染（RCDI）有可能是有用的，尤其是由于027型流行菌株感染而导致CDI的患者。（LoE 2；GoR C）

一项 II 期临床试验中证实，使用单克隆抗体毒素A和B作为抗菌药物辅助治疗可以降低患者CDI的复发率，与安慰剂相比为7%和25%，95% CI：7~29；$P<0.001$[213]。

复发患者中有单克隆抗体组8%存在BI/NAP1/027菌株感染，而安慰剂组高达32%（$P=0.06$）；对于至少发生1次CDI的患者而言，单克隆抗体组与安慰剂组相比，复发率分别为7%和38%（$P=0.006$）。作者得出结论，在抗菌药物治疗基础上，加入单克隆抗体对抗艰难梭菌毒素可以显著减少RCDI。在推荐单克隆抗体使用之前，此研究结果仍需进一步证实。

（十）肠内营养

鼻饲肠内营养的患者存在发展为艰难梭菌感染（CDI）的风险，故需进行仔细的临床评估。（LoE 2；GoR C）

肠内营养（EN）可以保持肠黏膜屏障的完整性从而减少肠道渗出，使得机体减少感染并可以改善免疫状况，这个理论被广泛接受。EN在腹泻期间仍有可能很好地被机体耐受并可以促进肠上皮细胞愈合并维持酶活性[214-215]。但是EN也与CDI的风险增加有关[216]。Bliss等学者评估了76例经胃管行EN及非经胃管行EN的住院患者发生CDI的情况[217]。患者按照年龄，病情严重程度和住院治疗时间进行匹配分析。研究结果表明，管饲EN的患者从统计学分析更有可能发展为CDI相关性腹泻（20% *vs.* 8%，*P*=0.03）。其中一个原因可能是长时间使用微量元素饮食。众所周知，危重患者可以很好耐受微量元素饮食，而且此类营养物质是经小肠上段吸收，而不是胃或者空肠[218]。微量元素饮食是完全在小肠内吸收，因此结肠微生物的营养来源被剥夺，如：膳食纤维、果糖寡糖和抗性淀粉[219]。这可能导致结肠发酵被抑制，从而破坏正常肠道菌群，并为艰难梭菌定植和随后的感染提供一个"准入"。对于鼻饲营养的患者，转基因饮食富含不易吸收的碳水化合物，因此从理论上而言，其对于发病1周后的危重患者可能有用。

Puri学者报道[220]，对于长期静脉注射头孢曲松（2~4 g头孢曲松每天，平均疗程>10周）的患者辅以每日4 g考来烯胺治疗，46例患者中仅有3例（6.5%）发生CDI。而单用头孢曲松组的患者CDI发生率为23.1%[221]。考来烯胺（或消胆胺）是亲水的、不易溶解的、且不易消化的碱性阴离子交换树脂，其可以与肠腔内TcdA和TcdB结合。

研究也探索了外源性磷脂酰胆碱（PC）对于肠道黏液层增强的可能价值[222-223]。黏液或PC形式的"外源性"黏液可能对于分泌型IgA具有协同作用，从而作为难辨梭菌毒素A的侵入屏障。在具体的推荐意见明确之前，我们仍需要进一步的研究来证实其所带来的临床获益[222-223]。

（十一）肠蠕动抑制药

不推荐使用肠蠕动抑制药治疗艰难梭菌感染（CDI），如果将其作为控制CDI患者持续性腹泻症状的药物，不推荐单独使用，需要与其他药物联合使用。（LoE 2；GoR C）

一项有关于使用肠蠕动抑制药治疗CDI的系统综述中纳入了55例患者[224]。其中9例（16%）患者死亡，27例（49%）患者临床预后不得而知。17例（31%）患者的CDI发展为结肠扩张；其中5例患者由于严重CDI而死亡。然而，所有这些伴有并发症或最终死亡的患者，在初始的抗感染治疗方案之前，均单独使用过肠蠕动抑制药，而23例接受甲硝唑或万古霉素治疗并同时使用肠蠕动抑制药的患者并没有并发症发生。肠蠕动抑制药对缓解临床症状及减少粪便引起的环境污染的作用需要进一步研究，在研究证实其可以使CDI患者显著获益之前，应避免其临床使用[116]。

（十二）预防

1. 对于感染性疾病的患者，合理的抗生素药物管理，选择适当的抗菌药物并优化其给药剂量和持续时间，可以预防艰难梭菌出现。（LoE 1；GoR B）

尽管近期已经出台了强有力的感控措施，但CDI在全球范围内导致的健康问题仍处于不断上升状态。正如我们所知，CDI破坏肠道（尤其是结肠）正常菌群是长期抗菌药物使用的结果[225]，因此合理的抗菌药物管理计划可能有助于预防CDI[226]。良好的抗菌药物管理涉及确保合理的抗菌药物选择和优化抗菌药物剂量及持续时间来治愈感染，同时将抗菌药物的毒性作用最小化，并将其可能导致CDI发生的不良反应降到最低。最近，一项有关改进住院患者的抗菌药物处方的系统评价显示[227]：减少不必要的抗菌药物处方可以预防医院获得性感染，通过干预增加有效合理的抗菌药物处方，可以改善患者的临床预后水平。该文指出，头孢菌素和喹诺酮类抗菌药物是高危因素[116,228]。

2. 疑诊或确诊艰难梭菌感染（CDI）的患者应做好隔离预防。（LoE 1；GoR B）

及时识别有症状的CDI患者是非常重要的，以便及时实施适当的隔离措施。

这对于减少环境方面的污染尤为重要，哪怕我们常规使用了环境清洁剂，艰难梭菌孢子仍可以在环境中存活数月之久[229]。

在CDI患者腹泻症状缓解之前，接触性（肠）防范是尤为重要的。腹泻缓解的依据为至少48 h内患者可以解出成形大便。已知或怀疑CDI的患者应该收治于具有洗手池及卫生设施的单人病房[116,230]。如果无法提供单人病房，那CDI患者应在某一特定区域集中护理[231]，尽管从理论上而言，存在不同艰难梭菌菌株之间的相互感染传播。

Chang学者的一项纳入2 859例患者的回顾性队列研究支持了这一观点[232]。CDI患者的同病房患者或相邻患者均存在较高的医院获得性CDI风险（RR，3.94；95% CI：1.27-12.24）。

3. 使用肥皂和水做好手卫生是预防艰难梭菌感染（CDI）的基础。医护人员在接触确诊或疑似CDI患者时，应做好手卫生管理、隔离预防及监护设备清洗消毒。（LoE 1；GoR B）

对于所有健康护理人员而言，不论接触的是已知或怀疑CDI的患者，均应该用肥皂和水，做好手卫生并使用接触预防措施，同时对于环境及患者所用设备进行良好的消毒。手卫生是预防医院感染的基石，包括CDI的预防。以乙醇为主要成分的手部消毒剂对于非孢子形态的微生物高度有效，但它们可能无法杀死艰难梭菌孢子或将艰难梭菌从双手移除[233-234]。

从手中去除它们的最有效的方法是用肥皂和水洗手。

对于环境消毒而言，次氯酸盐消毒剂（如氯酸钠溶液）可以在艰难梭菌正在传播的患者区域定期使用[231]。虽然在护理CDI患者时使用一次性手套可能有效地防止艰难梭菌传播[230]，这也必须在通过肥皂和水彻底做好手卫生后在特定的区域使用。

利益冲突

作者宣称他们没有竞争的利益冲突。

作者贡献

MS书写了本指南，所有作者均阅读了本指南的原稿并同意最终稿发表。

特别说明

本文发布的实践指南并不代表临床实践的标准，而是基于当前最佳的证据以及专家的共识得出的治疗方案。但是，指南并不排除目前正用于临床的其他标准治疗方案。例如它们并不强制用于现有的医疗实践，应根据相关医疗机构的情况（如医务人员水平、经验、设备等）和个别患者的特点，最终确定选择何种治疗方案。然而，需要提醒大家注意的是，对治疗结果负责的是直接参与的人员，而不是制定共识的团体。

参考文献

[1]   Clements AC, Magalhães RJ, Tatem AJ, Paterson DL, Riley TV. Clostridium difficile PCR ribotype 027: assessing the risks of further worldwide spread[J]. Lancet Infect Dis, 2010, 10: 395–404.

[2]   Lessa FC, Gould CV, McDonald LC. Current status of Clostridium difficile infection epidemiology[J]. Clin Infect Dis, 2012, 55: 65–70.

[3]   Goudarzi M, Seyedjavadi SS, Goudarzi H, Mehdizadeh Aghdam E, Nazeri S. Clostridium difficile Infection: Epidemiology, Pathogenesis, Risk Factors, and Therapeutic Options[J]. Scientifica, 2014, 2014: 916826.

[4]   To KB, Napolitano LM. Clostridium difficile infection: update on diagnosis, epidemiology, and treatment strategies[J]. Surg Infect, 2014, 15: 490–502.

[5]   Eckmann C, Wasserman M, Latif F, Roberts G, Beriot-Mathiot A. Increased hospital length of stay attributable to Clostridium difficile infection in patients with four co-morbidities: an analysis of hospital episode statistics in four European countries[J]. Eur J Health Econ, 2013, 14(5): 835–846.

[6]　Surawicz CM, Brandt LJ, Binion DG, Ananthakrishnan AN, Curry SR, Gilligan PH, et al. Guidelines for diagnosis, treatment, and prevention of Clostridium difficile infections[J]. Am J Gastroenterol, 2013, 108(4): 478–498.

[7]　Debast SB, Bauer MP, Kuijper EJ. European Society of Clinical Microbiology and Infectious Diseases. European Society of Clinical Microbiology and Infectious Diseases: update of the treatment guidance document for Clostridium difficile infection[J]. Clin Microbiol Infect, 2014, 20 Suppl 2: 1–26.

[8]　Zerey M, Paton BL, Lincourt AE, Gersin KS, Kercher KW, Heniford BT. The burden of Clostridium difficile in surgical patients in the United States[J]. Surg Infect, 2007, 8: 557–66.

[9]　Halabi WJ, Nguyen VQ, Carmichael JC, Pigazzi A, Stamos MJ, Mills S. Clostridium difficile colitis in the United States: a decade of trends, outcomes, risk factors for colectomy, and mortality after colectomy[J]. J Am Coll Surg, 2013, 217: 802–812.

[10]　Herzog, T, Deleites C, Belyaev O, Chromik AM, Uhl W. Clostridium difficile in visceral surgery[J]. Chirurg, 2014 Nov 30. [Epub ahead of print]

[11]　Abdelsattar ZM, Krapohl G, Alrahmani L, Banerjee M, Krell RW, Wong SL, et al. Postoperative Burden of Hospital-Acquired Clostridium difficile Infection[J]. Infect Control Hosp Epidemiol, 2015, 36(1): 40–46.

[12]　Guyatt G, Gutterman D, Baumann MH, Addrizzo-Harris D, Hylek EM, Phillips B, et al. Grading strength of recommendations and quality of evidence in clinical guidelines: Report from an American College of Chest Physicians task force[J]. Chest, 2006, 129: 174–181.

[13]　Brozek JL, Akl EA, Jaeschke R, Lang DM, Bossuyt P, Glasziou P, et al. Grading quality of evidence and strength of recommendations in clinical practice guidelines: Part 2 of 3. The GRADE approach to grading quality of evidence about diagnostic tests and strategies[J]. Allergy, 2009, 64: 1109–1116.

[14]　Viscidi R, Willey S, Bartlett JG. Isolation rates and toxigenic potential of Clostridium difficile isolates from various patient populations[J]. Gastroenterology, 1981, 81: 5–9.

[15]　Samore MH, DeGirolami PC, Tlucko A, Lichtenberg DA, Melvin ZA, Karchmer AW. Clostridium difficile colonization and diarrhea at a tertiary care hospital[J]. Clin Infect Dis, 1994, 18: 181–187.

[16]　Walker KJ, Gilliland SS, Vance-Bryan K, Moody JA, Larsson AJ, Rotschafer JC, et al. Clostridium difficile colonization in residents of long-term care facilities: prevalence and risk factors[J]. J Am Geriatr Soc, 1993, 41: 940–946.

[17]　Cheng AC, Ferguson JK, Richards MJ, Robson JM, Gilbert GL, McGregor A, et al. Australasian Society for Infections Diseases. Australasian Society for Infectious Diseases guidelines for the diagnosis and treatment of Clostridium difficile infection[J]. Med J Aust, 2011, 194: 353–358.

[18]　McFarland LV, Mulligan ME, Kwok RY, Stamm WE. Nosocomial acquisition of Clostridium Difficile infection[J]. N Engl J Med, 1989, 320: 204–210.

[19]　Shaughnessy MK, Micielli RL, Depestel DD, Arndt J, Strachan CL, Welch KB, et al. Evaluation of hospital room assignment and acquisition of Clostridium difficile infection[J]. Infect Control Hosp Epidemiol, 2011, 32: 201–206.

[20]　Pruitt RN, Lacy DB. Toward a structural understanding of Clostridium difficile toxins A and

B[J]. Front Cell Infect Microbiol, 2012, 2: 28.

[21] Jank T, Giesemann T, Aktories K. Rho-glucosylating Clostridium difficile Toxins A and B: new insights into structure and function[J]. Glycobiology, 2007, 17: 15R–22.

[22] Kuehne SA, Cartman ST, Heap JT, Kelly ML, Cockayne A, Minton NP. The role of toxin A and toxin B in Clostridium difficile infection[J]. Nature, 2010, 467: 711–713.

[23] Carter GP, Rood JI, Lyras D. The role of toxin A and toxin B in the virulence of Clostridium difficile[J]. Trends Microbiol, 2012, 20: 21–29.

[24] Kuehne SA, Collery MM, Kelly ML, Cartman ST, Cockayne A, Minton NP. Importance of toxin A, toxin B, and CDT in virulence of an epidemic Clostridium difficile strain[J]. J Infect Dis, 2014, 209(1): 83–86.

[25] Warny M, Pepin J, Fang A, Killgore G, Thompson A, Brazier J, et al. Toxin production by an emerging strain of Clostridium difficile associated with outbreaks of severe disease in North America and Europe[J]. Lancet, 2005, 366(9491): 1079–1084.

[26] Eckert C, Coignard B, Hebert M, Tarnaud C, Tessier C, Lemire A, et al. ICD-Raisin Working Group. Clinical and microbiological features of Clostridium difficile infections in France: the ICD-RAISIN 2009 national survey[J]. Med Mal Infect, 2013, 43: 67–74.

[27] Barbut F, Mastrantonio P, Delmée M, Brazier J, Kuijper E, Poxton I. European Study Group on Clostridium difficile (ESGCD). Prospective study of Clostridium difficile infections in Europe with phenotypic and genotypic characterisation of the isolates[J]. Clin Microbiol Infect, 2007, 13: 1048–1057.

[28] Bauer MP, Notermans DW, van Benthem BH, Brazier JS, Wilcox MH, Rupnik M, et al. Clostridium difficile infection in Europe: a hospital-based survey[J]. Lancet, 2011, 377: 63–73.

[29] De Rosa FG, Cavallerio P, Corcione S, Parlato C, Fossati L, Serra R, et al. Molecular Characterization of Toxigenic Clostridium difficile in a Northern Italian Hospital[J]. Curr Microbiol, 2015, 70(2): 154–155.

[30] Geric B, Johnson S, Gerding DN, Grabnar M, Rupnik M. Frequency of binary toxin genes among Clostridium difficile strains that do not produce large clostridial toxins[J]. J Clin Microbiol, 2003, 41: 5227–5232.

[31] Barth H. Uptake of binary actin ADP-ribosylating toxins[J]. Rev Physiol Biochem Pharmacol, 2004, 152: 165–82.

[32] Bacci S, Mølbak K, Kjeldsen MK, Olsen KE. Binary toxin and death after clostridium difficile infection[J]. Emerg Infect Dis, 2011, 17: 976–82.

[33] Sundriyal A, Roberts AK, Ling R, McGlashan J, Shone CC, Acharya KR. Expression, purification and cell cytotoxicity of actin-modifying binary toxin from Clostridium difficile[J]. Protein Expr Purif, 2010, 74: 42–48.

[34] Huber CA, Foster NF, Riley TV, Paterson DL. Challenges for standardization of Clostridium difficile typing methods[J]. J Clin Microbiol, 2013, 51: 2810–2814.

[35] Clements AC, Magalhaes RJ, Tatem AJ, Paterson DL, Riley TV. C. difficile PCR ribotype 027: assessing the risks of further worldwide spread[J]. Lancet Infect Dis, 2010, 10: 395–404.

[36] Bartlett JG, Gerding DN. Clinical recognition and diagnosis of Clostridium difficile infection[J]. Clin Infect Dis, 2008, 46: 12–18.

[37] Lawrence J. Contemporary management of Clostridium difficile associated-disease[J].

Gastroenterol Endosc News Speed, 2007, 5: 35–40.

[38] Loo VG, Bourgault AM, Poirier L, Lamothe F, Michaud S, Turgeon N, et al. Host and pathogen factors for Clostridium difficile infection and colonization[J]. N Engl J Med, 2011, 365(18): 1693–1703.

[39] McFarland LV. Renewed interest in a difficult disease: Clostridium difficile infections–epidemiology and current treatment strategies[J]. Curr Opin Gastroenterol, 2009, 25: 24–35.

[40] Vecchio AL, Zacur GM. Clostridium difficile infection: an update on epidemiology, risk factors, and therapeutic options[J]. Curr Opin Gastroenterol, 2012, 28: 1–9.

[41] Furuya-Kanamori L, Stone JC, Clark J, McKenzie SJ, Yakob L, Paterson DL, et al. Comorbidities, Exposure to Medications, and the Risk of Community-Acquired Clostridium difficile Infection: A Systematic Review and Meta-analysis[J]. Infect Control Hosp Epidemiol, 2015, 36(2): 132–141.

[42] Garey KW, Jiang ZD, Ghantoji S, Tam VH, Arora V, Dupont HL. A common polymorphism in the interleukin-8 gene promoter is associated with an increased risk for recurrent Clostridium difficile infection[J]. Clin Infect Dis, 2010, 51(12): 1406–1410.

[43] Sanders NL, Bollinger RR, Lee R, Thomas S, Parker W. Appendectomy and Clostridium difficile colitis: relationships revealed by clinical observations and immunology[J]. World J Gastroenterol, 2013, 19(34): 5607–5614.

[44] Seretis C, Seretis F, Goonetilleke K. Appendicectomy and clostridium difficile infection: is there a link?[J]. J Clin Med Res, 2014, 6(4): 239–241.

[45] Clanton J, Subichin M, Drolshagen K, Daley T, Firstenberg MS. Fulminant Clostridium difficile infection: An association with prior appendectomy?[J]. World J Gastrointest Surg, 2013, 5(8): 233–238.

[46] Yong FA, Alvarado AM, Wang H, Tsai J, Estes NC. Appendectomy: a risk factor for colectomy in patients with Clostridium difficile[J]. Am J Surg, 2014, 17.

[47] Khanna S, Baddour LM, Dibaise JK, Pardi DS. Appendectomy is not associated with adverse outcomes in clostridium difficile infection: a population-based study[J]. Am J Gastroenterol, 2013, 108(4): 626–627.

[48] Huang H, Wu S, Chen R, Xu S, Fang H, Weintraub A, et al. Risk factors of Clostridium difficile infections among patients in a university hospital in Shanghai, China[J]. Anaerobe, 2014, 30: 65–69.

[49] Walker AS, Eyre DW, Wyllie DH, Dingle KE, Harding RM, O'Connor L, et al. Characterisation of Clostridium difficile hospital ward-based transmission using extensive epidemiological data and molecular typing[J]. PLoS Med, 2012, 9(2), e1001172.

[50] Theriot CM, Young VB. Microbial and metabolic interactions between the gastrointestinal tract and Clostridium difficile infection[J]. Gut Microbes, 2014, 5(1): 86–95.

[51] Kamada N, Seo SU, Chen GY, Nunez G. Role of the gut microbiota in immunity and inflammatory disease[J]. Nat Rev Immunol, 2013, 13(5): 321–135.

[52] Pérez-Cobas AE, Artacho A, Ott SJ, Moya A, Gosalbes MJ, Latorre A. Structural and functional changes in the gut microbiota associated to Clostridium difficile infection[J]. Front Microbiol, 2014, 5: 335.

[53] Kamada N, Chen GY, Inohara N, Núñez G. Control of pathogens and pathobionts by the gut

microbiota[J]. Nat Immunol, 2013, 14(7): 685–690.

[54] Hensgens MP, Goorhuis A, Dekkers OM, Kuijper EJ. Time interval of increased risk for Clostridium difficile infection after exposure to antibiotics[J]. J Antimicrob Chemother, 2012, 67: 742–748.

[55] Kazakova SV, Ware K, Baughman B, Bilukha O, Paradis A, Sears S, et al. A hospital outbreak of diarrhea due to an emerging epidemic strain of Clostridium difficile[J]. Arch Intern Med, 2006, 166: 2518–2524.

[56] Muto CA, Pokrywka M, Shutt K, Mendelshon AB, Nouri K, Posey K, et al. A large outbreak of Clostridium difficile–associated disease with an unexpected proportion of deaths and colectomies at a teaching hospital following increased fluoroquinolone use[J]. Infect Control Hosp Epidemiol, 2005, 26: 273–280.

[57] Loo VG, Poirier L, Miller MA, Oughton M, Libman MB, Michaud S, et al. A predominately clonal multi-institutional outbreak of Clostridium difficile-associated diarrhea with high morbidity and mortality[J]. N Engl J Med, 2005, 353: 2442–2449.

[58] Pépin J, Saheb N, Coulombe MA, Alary ME, Corriveau MP, Authier S, et al. Emergence of fluoroquinolones as the predominant risk factor for Clostridium difficile-associated diarrhea: a cohort study during an epidemic in Quebec[J]. Clin Infect Dis, 2005, 41: 1254–1260.

[59] Dubberke ER, Reske KA, Yan Y, Olsen MA, McDonald LC, Fraser VJ. Clostridium difficile-associated disease in a setting of endemicity: identification of novel risk factors[J]. Clin Infect Dis, 2007, 45: 1543–1549.

[60] Owens RC, Donskey CJ, Gaynes RP, Loo VG, Muto CA. Antimicrobial-associated risk factors for Clostridium difficile infection[J]. Clin Infect Dis, 2008, 46: 19–31.

[61] McCusker ME, Harris AD, Perencevich E, Roghmann M. Fluoroquinolone use and Clostridium difficile-associated diarrhea[J]. Emerg Infect Dis, 2003, 9: 730–733.

[62] Gerding DN, Olson MM, Peterson LR, Teasley LR, Gebhard RL, Schwartz ML, et al. Clostridium difficile-associated diarrhea and colitis in adults[J]. Arch Intern Med, 1986, 146: 95–100.

[63] Brown E, Talbot GH, Axelrod P, Provencher M, Hoegg C. Risk factors for Clostridium difficile toxin-associated diarrhea[J]. Infect Control Hosp Epidemiol, 1990, 11: 283–290.

[64] Iv EC, Iii EC, Johnson DA. Clinical update for the diagnosis and treatment of Clostridium difficile infection[J]. World J Gastrointest Pharmacol Ther, 2014, 5: 1–26.

[65] Privitera G, Scarpellini P, Ortisi G, Nicastro G, Nicolin R, De Lalla F. Prospective study of Clostridium difficile intestinal colonization and disease following single-dose antibiotic prophylaxis in surgery[J]. Antimicrob Agents Chemother, 1991, 35: 208–210.

[66] Yee J, Dixon CM, McLean AP, Meakins JL. Clostridium difficile disease in a department of surgery. The significance of prophylactic antibiotics[J]. Arch Surg, 1991, 126: 241–246.

[67] Cunningham R, Dale B, Undy B, Gaunt N. Proton pump inhibitors as a risk factor for Clostridium difficile diarrhoea[J]. J Hosp Infect, 2003, 54: 243–245.

[68] Dial S, Alrasadi K, Manoukian C, Huang A, Menzies D. Risk of Clostridium difficile diarrhea among hospital inpatients prescribed proton pump inhibitors: cohort and case–control studies[J]. CMAJ, 2004, 171: 33–38.

[69] Kwok CS, Arthur AK, Anibueze CI, Singh S, Cavallazzi R, Loke YK. Risk of Clostridium

difficile infection with acid suppressing drugs and antibiotics: meta-analysis[J]. Am J Gastroenterol, 2012, 107(7): 1011–1019.

[70] Shah S, Lewis A, Leopold D, Dunstan F, Woodhouse K. Gastric acid suppression does not promote clostridial diarrhoea in the elderly[J]. QJM, 2000, 93: 175–181.

[71] Kent KC, Rubin MS, Wroblewski L, Hanff PA, Silen W. The impact of Clostridium difficile on a surgical service: a prospective study of 374 patients[J]. Ann Surg, 1998, 227: 296–301.

[72] McDonald LC, Killgore GE, Thompson A, Owens Jr RC, Kazakova SV, Sambol SP, et al. An epidemic, toxin gene-variant strain of Clostridium difficile[J]. N Eng Jour Med, 2005, 353: 2433–2441.

[73] Rodrigues MA, Brady RR, Rodrigues J, Graham C, Gibb AP. Clostridium difficile infection in general surgery patients; identification of high-risk populations[J]. Int J Surg, 2010, 8: 368–372.

[74] Kim MJ, Kim BS, Kwon JW, Ahn SE, Lee SS, Park HC, et al. Risk factors for the development of Clostridium difficile colitis in a surgical ward[J]. J Korean Surg Soc, 2012, 83: 14–20.

[75] Yasunaga H, Horiguchi H, Hashimoto H, Matsuda S, Fushimi K. The burden of Clostridium difficile-associated disease following digestive tract surgery in Japan[J]. J Hosp Infect, 2012, 82: 175–180.

[76] Wren SM, Ahmed N, Jamal A, Safadi BY. Preoperative oral antibiotics in colorectal surgery increase the rate of Clostridium difficile colitis[J]. Arch Surg, 2005, 140: 752–756.

[77] Yeom CH, Cho MM, Baek SK, Bae OS. Risk Factors for the Development of Clostridium difficile-associated Colitis after Colorectal Cancer Surgery[J]. J Korean Soc Coloproctol, 2010, 26: 329–333.

[78] Damle RN, Cherng NB, Flahive JM, Davids JS, Maykel JA, Sturrock PR, et al. Clostridium difficile infection after colorectal surgery: a rare but costly complication[J]. J Gastrointest Surg, 2014, 18: 1804–1811.

[79] Lumpkins K, Bochicchio GV, Joshi M, Gens R, Bochicchio K, Conway A, et al. Clostridium difficile infection in critically injured trauma patients[J]. Surg Infect, 2008, 9: 497–501.

[80] Egorova NN, Siracuse JJ, McKinsey JF, Nowygrod R. Trend, risk factors and costs of Clostridium Difficile infections in vascular surgery[J]. Ann Vasc Surg. 2015; S0890-5096(15): 00015–1.

[81] Navaneethan U, Mukewar S, Venkatesh PG, Lopez R, Shen B, Nitzan O, et al. Clostridium difficile infection is associated with worse long term outcome in patients with ulcerative colitis[J]. J Crohns Colitis, 2012, 6: 330–336.

[82] Jodorkovsky D, Young Y, Abreu MT. Clinical outcomes of patients with ulcerative colitis and co-existing Clostridium difficile infection[J]. Dig Dis Sci, 2010, 55: 415–420.

[83] Issa M, Vijayapal A, Graham MB, Beaulieu DB, Otterson MF, Lundeen S, et al. Impact of Clostridium difficile on inflammatory bowel disease[J]. Clin Gastroenterol Hepatol, 2007, 5: 345–351.

[84] Ananthakrishnan AN, McGinley EL, Binion DG. Excess hospitalisation burden associated with Clostridium difficile in patients with inflammatory bowel disease[J]. Gut, 2008, 57: 205–210.

[85] Clayton EM, Rea MC, Shanahan F, Quigley EM, Kiely B, Hill C, et al. The vexed relationship between Clostridium difficile and inflammatory bowel disease: an assessment of

carriage in an outpatient setting among patients in remission[J]. Am J Gastroenterol, 2009, 104: 1162–1169.

[86] Schneeweiss S, Korzenik J, Solomon DH, Canning C, Lee J, Bressler B. Infliximab and other immunomodulating drugs in patients with inflammatory bowel disease and the risk of serious bacterial infections[J]. Aliment Pharmacol Ther, 2009, 30: 253–264.

[87] Kariv R, Navaneethan U, Venkatesh PG, Lopez R, Shen B. Impact of Clostridium difficile infection in patients with ulcerative colitis[J]. J Crohns Colitis, 2011, 5: 34–40.

[88] Absah I, Faubion WA. Concomitant therapy with methotrexate and anti-TNF-α in pediatric patients with refractory crohn's colitis: a case series[J]. Inflamm Bowel Dis, 2012, 18: 1488–1492.

[89] Rodemann JF, Dubberke ER, Reske KA, da Seo H, Stone CD. Incidence of Clostridium difficile infection in inflammatory bowel disease[J]. Clin Gastroenterol Hepatol, 2007, 5: 339–344.

[90] Tsironi E, Irving PM, Feakins RM, Rampton DS. "Diversion" colitis caused by Clostridium difficile infection: report of a case[J]. Dis Colon Rectum, 2006, 49: 1074–1077.

[91] Li Y, Qian J, Queener E, Shen B. Risk factors and outcome of PCR-detected Clostridium difficile infection in ileal pouch patients[J]. Inflamm Bowel Dis, 2013, 19: 397–403.

[92] Ben-Horin S, Margalit M, Bossuyt P, Maul J, Shapira Y, Bojic D, et al. Prevalence and clinical impact of endoscopic pseudomembranes in patients with inflammatory bowel disease and Clostridium difficile infection[J]. J Crohns Colitis, 2010, 4: 194–198.

[93] Yanai H, Nguyen GC, Yun L, Lebwohl O, Navaneethan U, Stone CD, et al. Practice of gastroenterologists in treating flaring inflammatory bowel disease patients with clostridium difficile: antibiotics alone or combined antibiotics/immunomodulators?[J]. Inflamm Bowel Dis, 2011, 17: 1540–1546.

[94] Albright JB, Bonatti H, Mendez J, Kramer D, Stauffer J, Hinder R, et al. Early and late onset Clostridium difficile-associated colitis following liver transplantation[J]. Transpl Int, 2007, 20(10): 856–866.

[95] Chopra T, Alangaden GJ, Chandrasekar P. Clostridium difficile infection in cancer patients and hematopoietic stem cell transplant recipients[J]. Expert Rev Anti Infect Ther, 2010, 8(10): 1113–1119.

[96] Rodríguez Garzotto A, Mérida García A, Muñoz Unceta N, Galera Lopez MM, Orellana-Miguel MA, Díaz-García CV, et al. Risk factors associated with Clostridium difficile infection in adult oncology patients[J]. Support Care Cancer, 2014 Nov 20. [Epub ahead of print]

[97] Haines CF, Moore RD, Bartlett JG, Sears CL, Cosgrove SE, Carroll K, et al. Clostridium difficile in a HIV-infected cohort: incidence, risk factors, and clinical outcomes[J]. AIDS, 2013, 27(17): 2799–2807.

[98] Collini PJ, Kuijper E, Dockrell DH. Clostridium difficile infection in patients with HIV/AIDS[J]. Curr HIV/AIDS Rep, 2013, 10(3): 273–282.

[99] Zhu Y, Wang L, Feng S, Wang S, Zheng C, Wang J, et al. Risk factors for Clostridium difficile-associated diarrhea among cancer patients[J]. Zhonghua Zhong Liu Za Zhi, 2014, 36(10): 773–777.

[100] Gupta A, Khanna S. Community-acquired Clostridium difficile infection: an increasing public

health threat[J]. Infect Drug Resist,2014,7：63–72.

[101] Khanna S,Pardi DS,Aronson SL,Kammer PP,Baddour LM. Outcomes in community-acquired Clostridium difficile infection[J]. Aliment Pharmacol Ther,2012,35(5)：613–618.

[102] Garey KW,Sethi S,Yadav Y,DuPont HL. Meta-analysis to assess risk factors for recurrent Clostridium difficile infection[J]. J Hosp Infect,2008,70：298–304.

[103] Eyre DW,Walker AS,Wyllie D,Dingle KE,Griffiths D,Finney J,et al. Infections in Oxfordshire Research Database. Predictors of first recurrence of Clostridium difficile infection：implications for initial management[J]. Clin Infect Dis,2012,55：77–87.

[104] Zilberberg MD,Reske K,Olsen M,Yan Y,Dubberke ER. Risk factors for recurrent Clostridium difficile infection (CDI) hospitalization among hospitalized patients with an initial CDI episode：a retrospective cohort study[J]. BMC Infect Dis,2014,14：306.

[105] Deshpande A,Pasupuleti V,Thota P,Pant C,Rolston DD,Hernandez AV,et al. Risk Factors for Recurrent Clostridium difficile Infection：A Systematic Review and Meta-Analysis[J]. Infect Control Hosp Epidemiol,2015 Jan 28：1–9. [Epub ahead of print]

[106] Cornely OA,Miller MA,Louie TJ,Crook DW,Gorbach SL. Treatment of first recurrence of Clostridium difficile infection：fidaxomicin versus vancomycin[J]. Clin Infect Dis,2012,55：154–161.

[107] McFarland LV,Clarridge JE,Beneda HW,Raugi GJ. Fluoroquinolone use and risk factors for Clostridium difficile-associated disease within a Veterans Administration health care system[J]. Clin Infect Dis,2007,45：1141–1151.

[108] Jaber MR,Olafsson S,Fung WL,Reeves ME. Clinical review of the management of fulminant clostridium difficile infection[J]. Am J Gastroenterol,2008,103(12)：3195–3203.

[109] Kazanowski M,Smolarek S,Kinnarney F,Grzebieniak Z. Clostridium difficile：epidemiology,diagnostic and therapeutic possibilities - a systematic review[J]. Tech Coloproctol,2014,18：223–232.

[110] Welfare MR,Lalayiannis LC,Martin KE,Corbett S,Marshall B,Sarma JB. Co-morbidities as predictors of mortality in Clostridium difficile infection and derivation of the ARC predictive score[J]. J Hosp Infect,2011,79：359–363.

[111] Hu MY,Katchar K,Kyne L,Maroo S,Tummala S,Dreisbach V,et al. Prospective derivation and validation of a clinical prediction rule for recurrent Clostridium difficile infection[J]. Gastroenterology,2009,136：1206–1214.

[112] Voelker R. Increased Clostridium difficile virulence demands new treatment approach[J]. JAMA,2010,26：2017–2019.

[113] Bauer MP,Hensgens MPM,Miller MA,Gerding DN,Wilcox MH,Dale AP,et al. Renal failure and leukocytosis are predictors of a complicated course of Clostridium difficile infection if measured on day of diagnosis[J]. Clin Infect Dis,2012,55：149–153.

[114] Abou Chakra CN,Pepin J,Valiquette L. Prediction tools for unfavourable outcomes in Clostridium difficile infection：a systematic review[J]. PLoS ONE,2012,7：e30258.

[115] Miller MA,Louie T,Mullane K,Weiss K,Lentnek A,Golan Y,et al. Derivation and validation of a simple clinical bedside score (ATLAS) for Clostridium difficile infection which predicts response to therapy[J]. BMC Infect Dis,2013,13：148.

[116] Cohen SH,Gerding DN,Johnson S,Kelly CP,Loo VG,McDonald LC,et al. Clinical

practice guidelines for Clostridium difficile infection in adults: 2010 update by the society for healthcare epidemiology of America (SHEA) and the infectious diseases society of America (IDSA)[J]. Infect Control Hosp Epidemiol, 2010, 31: 431–455.

[117] Flegel W, Muller F, Daubener W, Fisher HG, Hadding U, Northoff H. Cytokine response by human monocytes to Clostridium difficile toxin a and toxin B[J]. Infect Immun, 1991, 59: 3659–3666.

[118] Castagliuolo I, Keates AC, Wang CC, Pasha A, Valenick L, Kelly CP, et al. Clostridium difficile toxin a stimulates macrophage- inflammatory protein-2 production in rat intestinal epithelial cells[J]. J Immunol, 1998, 160: 6039–6045.

[119] Dallal RM, Harbrecht BG, Boujoukas AJ, Sirio CA, Farkas LM, Lee KK, et al. Fulminant Clostridium difficile: an underappreciated and increasing cause of death and complications[J]. Ann Surg, 2002, 235: 363–372.

[120] Adams SD, Mercer DW. Fulminant Clostridium difficile colitis[J]. Curr Opin Crit Care, 2007, 13: 450–455.

[121] Malnick SD, Zimhony O. Treatment of Clostridium difficile-associated diarrhea[J]. Ann Pharmacother, 2002, 36: 1767–1775.

[122] McFarland LV, Elmer GW, Surawicz CM. Breaking the cycle: treatment strategies for 163 cases of recurrent Clostridium difficile disease[J]. Am J Gastroenterol, 2002, 97: 1769–1775.

[123] Eyre DW, Walker AS, Wyllie D, Dingle KE, Griffiths D, Finney J, et al. Predictors of first recurrence of Clostridium difficile infection: Implications for initial management[J]. Clin Infect Dis, 2012, 55 Suppl 2: S77–S87.

[124] Hu MY, Katchar K, Kyne L, Maroo S, Tummala S, Dreisbach V, et al. Prospective derivation and validation of a clinical prediction rule for recurrent Clostiridium difficle infection[J]. Gastroenterology, 2009, 136: 1206–1214.

[125] Kelly JP. Can we identify patients at high risk of recurrent Clostridium difficile infection?[J]. Clin Microbiol Infect, 2012, 18 Suppl 6: 21–27.

[126] Fekety R, McFarland LV, Surawicz CM, Greenberg RN, Elmer GW, Mulligan ME. Recurrent Clostridium difficile diarrhea: Characteristics of and the risk factors for patients enrolled in a prospective, randomized, double-blinded trial[J]. Clin Infect Dis, 1997, 24(3): 324–333.

[127] Samie AA, Traub M, Bachmann K, Kopischke K, Theilmann L. Risk factors for recurrence of Clostridium difficile-associated diarrhea[J]. Hepatogastroenterology, 2013, 60(126): 1351–1354.

[128] LaBarbera FD, Nikiforov I, Parvathenani A, Pramil V, Gorrepati S. A prediction model for Clostridium difficile recurrence[J]. J Community Hosp Intern Med Perspect, 2015, 5(1): 26033.

[129] Hookman P, Barkin JS. Clostridium difficile associated infection, diarrhea and colitis[J]. World J Gastroenterol, 2009, 15: 1554–1580.

[130] Tabak YP, Zilberberg MD, Johannes RS, Sun X, McDonald LC. Attributable burden of hospital-onset Clostridium difficile infection: a propensity score matching study[J]. Infect Control Hosp Epidemiol, 2013, 34: 588–596.

[131] Campbell R, Dean B, Nathanson B, Haidar T, Strauss M, Thomas S. Length of stay and

hospital costs among high-risk patients with hospital-origin Clostridium difficile-associated diarrhea[J]. J Med Econ, 2013, 16: 440–448.

[132] Magalini S, Pepe G, Panunzi S, Spada PL, De Gaetano A, Gui D. An economic evaluation of Clostridium difficile infection management in an Italian hospital environment[J]. Eur Rev Med Pharmacol Sci, 2012, 16(15): 2136–2141.

[133] Skovrlj B, Guzman JZ, Silvestre J, Al Maaieh M, Qureshi SA. Clostridium difficile colitis in patients undergoing lumbar spine surgery[J]. Spine, 2014, 39: 1167–1173.

[134] Mittal C, Hassan S, Arshad S, Jeepalyam S, Bruni S, Miceli M, et al. Clostridium difficile infection in liver transplant recipients: a retrospective study of rates, risk factors and outcomes[J]. Am J Transplant, 2014, 14: 1901–1907.

[135] Lee DY, Chung EL, Guend H, Whelan RL, Wedderburn RV, Rose KM. Predictors of mortality after emergency colectomy for Clostridium difficile colitis: an analysis of ACS-NSQIP[J]. Ann Surg, 2014, 259: 148–156.

[136] Barbut F, Surgers L, Eckert C, Visseaux B, Cuingnet M, Mesquita C, et al. Does a rapid diagnosis of Clostridium difficile infection impact on quality of patient management?[J]. Clin Microbiol Infect, 2014, 20(2): 136–144.

[137] Kundrapu S, Sunkesula VC, Jury LA, Sethi AK, Donskey CJ. Utility of perirectal swab specimens for diagnosis of Clostridium difficile infection[J]. Clin Infect Dis, 2012, 55(11): 1527–1530.

[138] Carroll KC. Tests for the diagnosis of Clostridium difficile infection: the next generation[J]. Anaerobe, 2011, 17: 170–174.

[139] Kyne L, Warny M, Qamar A, Kelly CP. Asymptomatic carriage of Clostridium difficile and serum levels of IgG antibody against toxin A[J]. N Engl J Med, 2000, 342: 390–397.

[140] Planche T, Aghaizu A, Holliman R, Riley P, Poloniecki J, Breathnach A, et al. Diagnosis of Clostridium difficile infection by toxin detection kits: a systematic review[J]. Lancet Infect Dis, 2008, 8: 777–784.

[141] Brecher SM, Novak-Weekley SM, Nagy E. Laboratory diagnosis of Clostridium difficile infections: there is light at the end of the colon[J]. Clin Infect Dis, 2013, 57: 1175–1181.

[142] Lyerly DM, Barroso LA, Wilkins TD. Identification of the latex test-reactive protein of Clostridium difficile as glutamate dehydrogenase[J]. J Clin Microbiol, 1991, 29: 2639–2642.

[143] Schmidt ML, Gilligan PH. Clostridium difficile testing algorithms: what is practical and feasible?[J]. Anaerobe, 2009, 15: 270–273.

[144] Planche TD, Davies KA, Coen PG, Finney JM, Monahan IM, Morris KA, et al. Differences in outcome according to Clostridium difficile testing method: a prospective multicentre diagnostic validation study of C difficile infection[J]. Lancet Infect Dis, 2013, 13: 936–945.

[145] Ros PR, Buetow PC, Pantograg-Brown L, Forsmark CE, Sobin LH. Pseudomembranous colitis[J]. Radiology, 1996, 198: 1–9.

[146] Merine DS, Fishman EK, Jones B. Pseudomembranous colitis: CT evaluation[J]. J Comput Assist Tomogr, 1987, 2: 1017–1020.

[147] Fishman EK, Kavuru M, Jones B, Kuhlman JE, Merine DS, Lillimoe KD, et al. Pseudomembranous colitis: CT evaluation of 26 cases[J]. Radiology, 1991, 180: 57–60.

[148] Boland GW, Lee MJ, Cats AM, Gaa JA, Saini S, Mueller PR. Antibiotic-induced diarrhea: